ALBERTO VILLOLDO

Erneuere deinen Körper

arkana

ALBERTO
VILLOLDO

ERNEUERE DEINEN KÖRPER

Die revolutionäre Heilkraft von Pflanzenmedizin und schamanischer Seelenreinigung

*Aus dem amerikanischen Englisch
von Jochen Lehner*

arkana

Die englische Originalausgabe ist 2019 unter dem Titel
»Grow a New Body – How Spirit and Power Plant Nutrients Can Transform Your Health«
bei Hay House, Inc., in New York, USA, erschienen.

Teile des Buches sind bereits unter dem Titel »One Spirit Medizin« 2015 im Arkana Verlag erschienen. Beim vorliegenden Titel handelt es sich um eine aktualisierte erweiterte Neuausgabe der 2015 publizierten Fassung.

MIX
Papier | Fördert gute Waldnutzung
FSC® C014496

Penguin Random House Verlagsgruppe FSC® N001967

5. Auflage
Deutsche Erstausgabe

in der Penguin Random House Verlagsgruppe GmbH,
Neumarkter Straße 28, 81673 München
produktsicherheit@penguinrandomhouse.de
(Vorstehende Angaben sind zugleich Pflichtinformationen nach GPSR)

Originally published in 2019 by Hay House, Inc., US
Lektorat: Ralf Lay
Umschlaggestaltung: ki 36 Editorial Design, München, Daniela Hofner,
unter Verwendung einer Layoutvorlage von © UNO Werbeagentur GmbH
Umschlagmotiv: © Wagner Campelo / getty images
Textauszüge mit freundlicher Genehmigung: S. 172 aus: Joseph Campbell, Der Heros in tausend Gestalten. Aus dem Amerikanischen von Karl Koehne. S. 17. © Insel Verlag Berlin 2011;
S. 330 aus: T. S. Eliot, Vier Quartette. Übertragung und Nachwort von Norbert Hummelt.
© Valerie Eliot. © Suhrkamp Verlag Berlin 2015;
S. 338 aus: Joseph Campbell, Der Heros in tausend Gestalten. Aus dem Amerikanischen von Karl Koehne. S. 178. © Insel Verlag Berlin 2011
Satz: Buch-Werkstatt GmbH, Bad Aibling
Druck und Bindung: GGP Media GmbH, Pößneck
Printed in Germany
ISBN 978-3-442-34270-9

www.arkana-verlag.de

Für Patty Gift
in Liebe und ewiger Dankbarkeit

Inhalt

Vorwort

Durch meinen Beruf war ich schon lange mit Alberto Villoldos Arbeit vertraut und hatte von Kollegen, auf deren Urteil ich mich verlasse, viel Gutes über ihn vernommen, aber bis zum Frühjahr 2016 hatte ich noch keines seiner Bücher gelesen oder ihn sprechen gehört. Ich joggte damals in einem Hotel in Toronto auf dem Laufband und lauschte dabei einem von Hay House Radio produzierten Interview mit ihm. Darin berichtete er, wie sterbenskrank er gewesen war, als er alle möglichen Parasiten im Körper hatte, die sich bei ihm in Leber, Lunge und Gehirn breitmachten. Ich hörte, dass er sich buchstäblich einen neuen Körper hatte »wachsen lassen«, wie er sich ausdrückte, und wusste sogleich intuitiv, dass ich bei ihm lernen wollte. Hier hatte ich es mit etwas ganz Echtem zu tun, mit einem Mann, der durchs Feuer gegangen und unversehrt geblieben war.

Das Phänomen der Spontanheilung kannte ich natürlich, ich hatte selbst bei etlichen meiner Patientinnen überraschende Heilungen bei verschiedenen Krankheiten erlebt. Aber ich hatte noch nie jemanden davon sprechen hören, wie es ist, die Unterwelt aufzusuchen, dort seiner Sterblichkeit, ja dem unmittelbar bevorstehenden Tod zu begegnen und dann mit einer genauen Wegbeschreibung für die Heilung zurückzukehren, die neben tiefer geistiger und sogar spiritueller Durchdringung auch noch wissenschaftliche Exaktheit zu bieten hatte.

Und das Schönste: Die Lehren aus Albertos persönlicher Reise und das anschließend von ihm entwickelte Programm der Verjüngung sind für uns alle nützlich und können von jedem angewandt werden. Ihn hat eine Gesundheitskrise auf diesen Weg geführt, aber Sie müssen nicht erst vor einer Lebertransplantation oder Schlimmerem stehen, um in diesen Prozess einzusteigen. Tatsächlich ist es nämlich nicht so, dass die Jahre zwangsläufig Niedergang und Krankheit oder sogar chronische Krankheiten mit sich bringen. Albertos Arbeit gibt uns Aufschluss über einen anderen Weg, über eine Kraft, die uns allen mitgegeben ist.

Die moderne Medizin kann uns auf dieser Reise kein allein selig machender Wegweiser sein. Man muss sogar sagen, dass sie uns in gewisser Hinsicht ganz elend im Stich gelassen hat. Denn in den meisten sogenannten Industrieländern nehmen zum Beispiel 65-Jährige durchschnittlich sechs verschreibungspflichtige Medikamente am Tag ein, wobei es aber in erster Linie darum geht, den Tod in Schach zu halten – nicht etwa darum, ein lebenswertes Leben herbeizuführen beziehungsweise zu ermöglichen.

Alberto Villoldos Programm »Erneuere deinen Körper« (»Grow a New Body«) ist dagegen nachweislich genau darum bemüht und bringt auch den ersehnten Erfolg. Ich selbst habe noch nie so vollständig beschrieben gesehen, wie vorzugehen ist, wenn man seinen Körper und sein Leben grundlegend zum Besseren hin verwandeln möchte. Als Wissenschaftler und Schamane verbindet Alberto die beiden Welten des westlichen Denkens und der indigenen Kulturen und vereinigt das Beste an akademischer und intellektueller Erkenntnis mit den alten Weisheitstraditionen derer, die der Erde ganz nah sind. Körper, Geist und Seele, nichts bleibt hier unberücksichtigt, und alles, was man darüber wissen muss, finden Sie in diesem Buch.

Ich war so beeindruckt von Albertos Geschichte und seinen dokumentierten medizinischen Erfolgen, dass ich mich zu dem Retreat anmeldete, das er im Januar 2018 in Chile anbot. Bei diesem »Rückzug an einen ruhigen Ort« konnte ich in herrlicher unberührter Umgebung zusammen mit zwanzig anderen Teilnehmern aus aller Welt unter Anleitung erleben, was damit gemeint ist, sich einen neuen Körper »wachsen zu lassen«. Hier erlebte ich nicht nur gemeinsame Mahlzeiten mit Alberto und seiner Frau Marcela, sondern tauchte auch wirklich in das Programm ein.

Von schamanischen Sitzungen bis zur mikrobiologischen Untersuchung von Stuhlproben – hier wurde wirklich kein Aspekt der Heilung übergangen. An allen Teilnehmern waren während dieser gemeinsamen Zeit erstaunliche Veränderungen zu beobachten. In gerade einmal sieben Tagen sah ich die Farbe in ihre Gesichter zurückkehren und das Funkeln in die Augen, und ich konnte verfolgen, wie ihre Schritte wieder federnd wurden. Vor allem wurden wir während dieser Woche eine echte, lebendige Gemeinschaft, in der wir einander unsere Freuden und Kümmernisse mitteilten und wirkliche Nähe empfanden. Wir waren ein weltweiter Stamm von Pionieren, die hautnah und ganz persönlich in die Wissenschaft und Technik eingeführt wurden, die wir brauchten, um unsere DNA zu decodieren, die biologische Uhr zurückzudrehen und untauglich gewordene alte Programme und Giftstoffe mentaler, körperlicher und psychischer Art abzulegen beziehungsweise auszuscheiden.

Als Alberto mir erzählte, das Programm, das wir da absolvierten, sei eigentlich schon in seinem Buch *One Spirit Medizin* umrissen, machte ich den Vorschlag, es zu überarbeiten und mit dem neuen Titel *Erneuere deinen Körper* zu versehen. Mein Gefühl sagte mir, dass es angesichts der rasant um sich greifenden chronisch degenerativen Krankheiten und generellen Gesundheitskrise in unserer Zeit geboten war, das Augenmerk in diesem Buch besonders auf die körperliche Gesundheit zu richten. Wie Alberto nicht müde wird zu betonen, müssen wir uns *keinesfalls* mit körperlichem Verfall und chronischen Krankheiten im Alter abfinden. Jeder von uns kann sich einen neuen Körper »wachsen lassen«, und wir müssen dazu nur wissen, wie wir Darm und Gehirn entgiften, die Gene des langen Lebens einschalten (damit sich unsere »Gesundheitsspanne« so weit wie möglich der Lebensspanne annähert), unsere ablaufende Lebensuhr zurücksetzen und, was vielleicht das Wichtigste ist, Geist und Herz für eine neue Art, zu leben und zu denken, öffnen können.

So viel zur Vorgeschichte. Was Sie jetzt in den Händen halten, ist das Lebenswerk eines wahren Heilers, eines Wegbereiters und Visionärs. Für jeden gibt es hier Wissen und Weisheit zu entdecken.

Machen Sie sich auch klar, dass es sowohl in der »One Spirit Medizin« als auch im Programm »Erneuere deinen Körper« zuallererst um die Beziehung zu unserem eigenen Geist geht. Es ist »der Eine Geist«, den Alberto auch im Buchtitel *One Spirit Medizin* anspricht. Wie er uns so anschaulich vor Augen führt, ist dieser Geist ein Spiegelbild unserer Gedanken und Überzeugungen und bildet sie in der uns umgebenden physischen Realität genau ab. Solange wir beim alten (und in unserer westlichen Kultur leider immer wieder bestärkten) Muster der Schuldzuweisungen und des erhobenen Zeigefingers bleiben, laufen auch immer wieder die gleichen alten Programme ab und lassen dieselben alten, gleichsam »in der Familie liegenden« Krankheiten entstehen. Nichts wird sich dann ändern. Aber wir können auch ganz anders vorgehen.

Das Buch *Erneuere deinen Körper* bietet uns präzise zugeschnittene und sowohl wissenschaftlich als auch spirituell fundierte Übungen und Praktiken, die uns erlauben, mit überkommenen Glaubenssätzen und Verhaltensweisen zu brechen, die uns in unserer Familie und der Gesellschaft sozusagen als Erbstücke zufallen. Alberto lässt uns ganz neu sehen, was alles möglich ist und wie unsere bessere Realität aussehen könnte. Sie finden hier die Schlüssel zu all dem, was an Glück, Gesundheit und Freude in uns angelegt ist.

Um die wunderbare Reise zu dem neuen Körper anzutreten, der Ihnen von Natur aus zusteht, müssen Sie nicht an einem schamanischen Retreat teilnehmen, noch nicht mal aus dem Haus gehen. Tun Sie nur einfach einen ersten Schritt, lassen Sie sich von Alberto führen, schenken Sie sich einen neuen Körper und ein neues Leben.

Christiane Northrup
Autorin der New-York-Times-*Bestseller*
Göttinnen altern nicht *und* Vom Schatten ins Licht

Einleitung

Die Gaben der One Spirit Medizin

Sie können sich einen neuen Körper »wachsen lassen«. Sie wissen, dass Sie es können, schließlich haben Sie sich schon einmal einen Körper wachsen lassen. Zehn Finger, zehn Zehen, die ganze ausgesuchte Schönheit Ihrer körperlichen Erscheinung wuchs nach genauer Anweisung aus einer Eizelle und einer Samenzelle heran – und um sich jetzt einen neuen Körper wachsen zu lassen, brauchen Sie nur die passwortgeschützten Abschnitte Ihrer DNA zu hacken und die gleichen Codes zu aktivieren.

Mir gelang das, und deshalb weiß ich, dass es geht. Ich hatte nämlich keine andere Wahl.

In dieser Zeit lief alles gut für mich. Beruflich schwebte ich von Erfolg zu Erfolg: Autor von zwölf Büchern, darunter auch Bestseller, und darüber hinaus war ich Medizin-Anthropologe mit einem Dr. phil. in Psychologie sowie Lehrer und Heiler mit weltweiter Anhängerschaft. Die von mir gegründete Four Winds Society wuchs rasant, und es hatten bereits gut fünftausend Studenten unser Ausbildungsprogramm in Energiemedizin absolviert oder mich auf Reisen ins Amazonasgebiet und in die Anden begleitet. Und das waren nur die nach außen hin sichtbaren Erfolge. Hinzu kamen die vielen Herzensgeschenke, die ich auf meinem spirituellen Weg empfangen hatte und deren kostbarstes eine geliebte Partnerin ist, die mit mir diesen be-herzten Weg geht.

Es sah wirklich so aus, als könnte das Leben kaum noch besser werden. Dann der Absturz. Urplötzlich befand ich mich in einem Überlebenskampf, der mir alles abverlangte, was ich mir in dreißig Jahren Lehrzeit bei begnadeten und weltweit führenden Heilern angeeignet hatte. Ich bin Neurowissenschaftler und darüber hinaus ein Schamane, ausgebildet in den uralten Heilweisen der indigenen Völker im Dschungel und in den Bergen Südamerikas.

Der Amazonas-Regenwald hat wenig mit dem Beverly Hilton gemein. Wenn ich den Leuten erzähle, was ich so mache, sagen viele: »Sind Sie noch bei Trost?« Ich kann solche Bedenken nachvollziehen. Der Weg des Schamanen ist nicht jedermanns Sache. Die Ausbildung ist anspruchsvoll und streng, und die langen Aufenthalte im Dschungel forderten einen hohen Preis von mir.

Ich hielt mich gerade in Mexiko auf und war als Hauptredner einer Tagung über Wissenschaft und Bewusstsein vorgesehen, als mich völlig unverhofft eine lähmende Kraftlosigkeit überfiel. Ich konnte keine dreißig Schritte machen, ohne vor Erschöpfung schier zusammenzubrechen. Freunde schoben das auf meinen übervollen Reiseplan, aber ich wusste sofort, dass da etwas ganz und gar nicht in Ordnung war.

Ein paar Tage vor diesem Trip hatten mich Tropenmediziner in Miami von Kopf bis Fuß durchgecheckt und alle möglichen Laboruntersuchungen veranlasst. Die Untersuchungsergebnisse erreichten mich in Mexiko, und was ich zu hören bekam, klang überhaupt nicht gut. Offenbar hatte ich mir in den Jahren meiner Forschungen in Indonesien, Afrika und Südamerika eine ganze Latte übelster Mikroorganismen eingefangen, darunter fünf Arten von Hepatitisviren, vier bis fünf verschiedene lebensgefährliche Parasiten und diverse toxische Bakterien. Herz und Leber standen nach Auskunft der Ärzte vor dem Kollaps, mein Gehirn wimmelte von Parasiten.

Der Satz, der mich endgültig umwarf, lautete: »Es sitzt im Gehirn, Doktor Villoldo.« Ironischerweise hatte ich eben erst ein Buch zu diesem Thema veröffentlicht: *Das erleuchtete Gehirn. Mit Schamanismus und Neurowissenschaft das Geheimnis gesunder Zellen entdecken.* Die Ärzte rieten mir dringend, mich schon mal für eine Lebertransplantation vormerken zu lassen. Mein Herz, dachte ich, würde sich schon wieder erholen, aber woher sollte ich ein neues Gehirn bekommen?

Nach der Tagung reiste Marcela, meine Frau, wie geplant ins Amazonasgebiet, um eine unserer von der Four Winds Society ausgehenden Expeditionen zu leiten. Ich stand im Abflugbereich des Flughafens Cancún und hielt mir die Alternativen vor Augen: Gate 15 führte zum Flug nach Miami und zur Aufnahme in ein medizinisches Zentrum der Spitzenklasse, während an Gate 4 der Flug nach Lima und in den Amazonas-Regenwald wartete, wo ich mit Marcela im Land meiner spirituellen Wurzeln sein würde. Die Laborwerte wiesen mich als todgeweihten Mann aus. Miami war die naheliegende Wahl. Ich bestieg also den Flieger und machte es mir in meinem Sitz bequem, aber als die Flugbegleiterin mir ein feuchtes Tuch reichte, richtete mich ein Urinstinkt kerzengerade auf. Ich nahm allen Mut zusammen und entschloss mich, meine Zukunft in dem zu suchen, was ich selbst lehrte, und dieser Weg führte eindeutig nach Lima. Hier meine Tagebuchnotiz an diesem Abend:

Ich wusste, dass ich in den Dschungel musste. Sonst würde ich meine Medizin an der falschen Stelle suchen. Jetzt kann ich bei der Frau sein, die ich liebe, und kehre in den Garten zurück, von dem mein spiritueller Weg ausging.

Die Schamaninnen und Schamanen nahmen mich sehr herzlich auf. Es waren Freunde, die mich seit Jahrzehnten kannten. Und wer kannte mich besser als Mutter Erde? Sie empfing mich, wie es nur eine Mutter kann. Als ich mich an sie drückte, hörte ich sie sagen: »Willkommen daheim, mein Sohn.«

In der gleichen Nacht gab es eine Zeremonie mit einem Gebräu aus der Lianenart Banisteriopsis caapi, das von den Schamanen für Visionen und zu Heilzwecken verwendet wird. Ich war zu schwach, um daran teilzunehmen, und blieb in unserer Hütte am Fluss. Marcela nahm für uns beide an der Zeremonie teil. Ich hörte den Schamanen pfeifen, seine eindringlichen Gesänge wehten übers Wasser zu mir herüber. Ich befand mich dabei in einem leicht meditativen Zustand.

Stunden später kam Marcela zurück. Sie lächelte. Mutter Erde hatte in dieser Nacht zu ihr gesagt: »Ich bin es, die auf der Erde alles wachsen lässt. Ich schenke Alberto eine neue Leber. Wie alles Übrige zu heilen ist, weiß er selbst.« Am nächsten Tag schrieb ich in mein Tagebuch:

Nach dem morgendlichen Yoga erschien mir am helllichten Tag ein Wesen. Ich sah es aus dem Fluss steigen, als wäre es ein Traum – ein Geist. Es berührte mich an der Brust und sagte, ich sei ein Kind der Pachamama und Sie werde nach mir sehen, denn meine Arbeit auf der Erde sei noch nicht getan.

Mit meiner Rückkehr in das Amazonasgebiet begann auch meine Heilung. Zunächst gab es jedoch eine Menge zu tun, schließlich war ich sehr schwer erkrankt. Ich musste mich in meine biologischen Codes einhacken und die für Gesundheit zuständigen Gene einschalten, die mir erlauben würden, ein neues Gehirn, ein neues Herz und eine neue Leber entstehen zu lassen. Und ich musste mich selbst daran erinnern: »Garantien gibt es keine, Alberto. Den Körper wiederherzustellen ist nicht dasselbe wie Heilung. Vielleicht kann der Körper nicht wiederhergestellt werden, vielleicht stirbst du. Aber auf jeden Fall wird deine Seele geheilt werden.«

Vom Amazonas aus flogen Marcela und ich nach Chile und erreichten schließlich unser Zentrum für Energiemedizin unweit des Aconcagua, des höchsten Gipfels Amerikas. Sein Name bedeutet in der alten Inka-Sprache »Wohin du kommst, um Gott zu begegnen«. Genau das stand jetzt für mich an. Es war Zeit für die Begegnung, die ich so lange aufgeschoben hatte.

Mein Körper war eine Art Landkarte der Dschungel und Gebirge, in denen ich als Anthropologe gearbeitet und mir all die tödlichen Viecher eingefangen hatte, die sich jetzt in mir breitmachten. Der Dschungel ist ein lebendes Biologielabor, und wenn man sich lange genug dort aufhält, wird man selbst zum Bestandteil des Experiments. Ich kannte Anthropologen, die an ebenden Parasiten gestorben waren, die ich jetzt hatte.

Tatsächlich kommen die meisten Krankheiten in den ursprünglichen Regenwäldern des Amazonasgebiets nicht vor, aber um als Mensch dorthin zu gelangen, muss man die verseuchten Außenbezirke der westlichen Zivilisation durchqueren. Den Indios würde es nicht in den Sinn kommen, ihre Nester zu beschmutzen und ihr Trinkwasser verderben zu lassen. Der weiße Mann dagegen umgibt sich mit einem Meer von Unrat und Abwasser.

Was ich von den Schamanen im Amazonasgebiet an spiritueller Medizin bekam, bewirkte sehr viel, aber zur Ergänzung war auch noch moderne westliche Wissenschaft angezeigt. Ich bekam von den Ärzten ein Wurmmedikament von der gleichen Art, wie ich es auch meinem Hund verabreiche, und dazu gab es Antibiotika gegen die sonstigen Parasiten. Mein Gehirn war förmlich überschwemmt von Entzündungsstoffen, freien Radikalen und abgestorbenen oder absterbenden Parasiten. Da musste dringend entgiftet werden, sonst würde ich völlig durchdrehen.

Wie sehr ich bereits neben mir stand und mein benebeltes Gehirn mich beeinträchtigte, zeigte sich, wenn ich versuchte, mit Marcela Scrabble zu spielen. Das Spiel wurde zum Barometer meiner geistigen Verfassung. Ich kam einfach nicht mehr an Wörter heran, die ich eigentlich kannte. Dann kam mir nach und nach mein Ich-Gefühl abhanden. In mühsam beherrschter Panik dachte ich: »Was, wenn ich vergesse, wer ich bin? Was, wenn ich das Bewusstsein meiner selbst verliere?« Aus der Ferne starrte mich der Wahnsinn an. Ich sah ihn, ich spürte ihn, ich atmete ihn. Und ich spürte, wie die Angst bis in die letzten Winkel meiner selbst drang.

Diese Angst, mich selbst zu verlieren, gab aber eigentlich den Anstoß zu meiner Rettung. Die nächsten drei Monate sah ich mir den Wahnsinn, den ich erfuhr, einfach an. Die Buddhisten verfügen über eine Praxis, die »Selbsterforschung« genannt wird und ungemein wirksam ist. Sie beginnt mit der Frage: »Wer bin ich?« Ein weiterer Schritt ist die Frage: »Wer stellt diese Frage?« Bei mir war es die Frage: »Wer wird da verrückt?«

Ich konnte mich nirgendwo verstecken. Der zunehmende Wahnsinn war nicht zu übersehen, für mich nicht und für andere nicht. Aber da war nicht nur eine finstere Tiefe, in der meine Zuversicht versank, sondern zugleich erlebte ich ungeahnte Höhenflüge der Seele. Mir dämmerte, was ich schon immer war und auch nach dem Tod meines Körpers sein würde. Kurz, ich erlebte nicht nur zermürbende Angst, sondern auch die göttliche Liebe und ahnungsweise ein Einssein, wie ich es noch nie empfunden hatte.

Ich rief meinen Freund David Perlmutter an, einen Neurologen, der zusammen mit mir das bereits erwähnte Buch *Das erleuchtete Gehirn* verfasst hatte. Wir entwarfen eine Strategie, um die Produktion von Nervenstammzellen für die Reparatur meines Gehirns anzukurbeln. Wir würden hochwirksame Antioxidanzien und extreme Ketose[1] einsetzen. Im Laufe der nächsten drei Monate begriff ich zunehmend, dass unbewältigte Gefühle krank machen und dass ich mit meinem Ärger und meiner Angst zurande kommen musste, wenn ich gesund werden wollte. Mal regte sich die Energie und kam ins Fließen, mal stockte sie wieder, um dann erneut in Fluss zu kommen. Die Zeit zog wie ein träger Strom an mir vorbei, und ich entstieg ihm. Ich wusste, ich musste mich mit der Ewigkeit anfreunden. In dieser Nacht träumte ich:

Zusammen mit Freunden betrachte ich ein mit Blumen bedecktes Grab. Ich bin dort beigesetzt worden. Meine Freunde sagen, ich könne hier bleiben, wenn ich wolle. Aber ich erwidere ihnen, dass ich dieses Stück Boden nicht brauchen werde. Ich sehe meine Seele aus dem Boden aufsteigen.

Bei all den spirituellen Reichtümern, die mir in Träumen zufielen, war mir körperlich nach wie vor elend zumute. Ich fühlte mich innerlich am Rand des Abgrunds taumeln.

Ich hatte die Wahl. Ich konnte in der Welt der Geister bleiben. Nur dass eine Stimme mir sagte, meine Arbeit sei noch nicht abgeschlossen. Dann musste ich also ins äußere Leben zurückkehren. Doch zuvor musste ich dem Totenreich einen Besuch abstatten. Ich träumte:

Ich bin mit Marcela an einem Fähranleger. Viele Menschen möchten an Bord. Marcela und ich haben ein Boot nur für uns, es hat einmal meinem Vater gehört. Ein paar Leute helfen uns, es zu Wasser zu lassen. Ich kann es steuern, mein Vater hat es mir beigebracht. Nicht mein leiblicher Vater, sondern der himmlische Vater.

Ich werde mit meinem eigenen Schiff über das große Wasser fahren, nicht mit all den anderen auf der Fähre. Ich unternehme die Reise ins Totenreich nicht zusammen mit den Sterbenden. Meine Schamanenfrau ist bei mir.

Meine neue Lebensaufgabe würde darin bestehen, ein Schamane zu sein! Merkwürdig, war ich dem Ruf nicht schon vor langer Zeit gefolgt? Und hatte ich nicht sogar ein Buch mit dem Titel *Das geheime Wissen der Schamanen* darüber geschrieben?

Jetzt bot mir der Geist ein neues Leben innerhalb dieses Lebens an, und ich war aufgerufen, mich ganz auf die neue Bestimmung einzulassen – ohne mich wichtig zu nehmen, ohne der subtilen Verführung weltlicher Errungenschaften zu erliegen. Mein äußeres Leben mochte bleiben, wie es war, aber meine Haltung musste sich ändern. Ich fühlte mich befreit, und in der Nacht träumte ich:

Ich bin an eine Beatmungsapparatur angeschlossen, und Freunde verabschieden sich von mir. Ich kann nicht sprechen, bin aber reine Glückseligkeit. Jetzt werden die lebensverlängernden Maßnahmen eingestellt, und ich muss mich irgendwie aus dieser Apparatur herausziehen, um wieder zum Leben zu erwachen. Mir geht auf, dass ich nicht sterben muss, um die Ewigkeit zu finden. Ich reiße mir die Schläuche aus dem Mund und atme. Ich lebe!

Mir wurde klar, dass ich nicht sterben musste. Ich konnte bleiben und mich heilen – und dann anderen helfen, ebenfalls gesund zu werden. Dafür entschied ich mich, und von da an spürte ich, wie mein Geist sich nach und nach wieder im Körper verwurzelte. Der Nebel in meinem Gehirn lichtete sich, das ehrfürchtige Staunen kehrte zurück, und ich machte die Erfahrung einer Einheit, in der Leben und Tod ineinanderfließen und wo ich in der Grenzenlosigkeit existiere.

Mein guter Freund Mark Hyman, Autor des Buchs *Food: What the Heck Should I Eat?* (etwa: »Lebensmittel: Was zum Teufel soll ich denn essen?«), half mir dabei, eine Heilernährung für den Körper zusammenzustellen. Er und ich haben zusammen einwöchige Entgiftungsprogramme an exotischen Orten geleitet. Sein Ernährungsplan für mich umfasste beispielsweise grüne Säfte am Morgen sowie Superfoods und Nahrungsergänzungen, die auch Leber und Gehirn entgiften.

Ich bin ganz gesund geworden. Sogar mehr als das. Ich bin ein neuer Mensch. Mein Kopf funktioniert besser denn je. Gehirn und Herz haben ein »Upgrade« erhalten. Und ich habe eine neue Leber – keine gespendete, sondern meine eigene, nur gänzlich regeneriert. Ich hatte die Möglichkeit bekommen und genutzt, mir einen neuen Körper wachsen zu lassen.

Chirurgen wissen schon lange, dass die Leber das einzige Organ des Körpers ist, das sich selbst dann noch regenerieren kann, und zwar innerhalb von zwei Monaten, wenn man es zu 80 Prozent entfernt. Diese erstaunliche Fähigkeit dürfte aus einer weit zurückliegenden Zeit stammen, in der unsere Vorfahren durch Ausprobieren herausfanden, welche Früchte und Pflanzen essbar sind – und dabei kam es zwangsläufig zu Vergiftungen.

Aber die Leber ist nicht das einzige regenerationsfähige Organ. Ihr Herz erneuert sich innerhalb von fünfzehn Jahren vollständig, Ihre Knochen sind nicht älter als zwei Jahre, Lunge und Haut sind ungefähr zwei bis vier Wochen alt, und Ihre Därme haben sämtliche Zellen innerhalb der letzten drei Tage erneuert. Während meiner Genesung begann ich zu verstehen, dass Alterung dann einsetzt, wenn die Regenerationsfähigkeit des Körpers nachlässt und kranke oder absterbende Zellen nicht mehr durch gesunde ersetzt werden. Stellen Sie sich vor, wie es wäre, wenn Sie Ihren Körper dazu bringen könnten, nur strahlend gesunde und vitale neue Zellen auszubilden.

Das Geheimnis lag in den Heilpflanzen des Amazonas-Tieflands. Wie sich herausstellte, können uns die von den Schamanen des Regenwalds besonders geschätzten Pflanzen dabei helfen, in die passwortgeschützten Bereiche unserer DNA zu gelangen, wo die Anleitungen zur Ausbildung eines neuen Körpers gespeichert sind. Aber die Pflanzenstoffe allein genügten nicht, sie öffneten nur den Tresor, in dem die Instruktionen aufbewahrt werden. Ihre ganze Kraft wurde erst durch die in diesem Buch dargestellten spirituellen Praktiken entfesselt.

In meinem Buch *Das erleuchtete Gehirn* habe ich den wissenschaftlichen Stand zum Thema »Neuroplastizität« referiert und auch beschrieben, wie Sie die Produktion von Nervenstammzellen für die Reparatur des Gehirns mit Omega-3-Fettsäuren ankurbeln können. Während meiner Genesung fand ich heraus, dass nicht nur das Gehirn Stammzellen produziert. Jedes andere Organ im Körper leistet das ebenfalls; aber wir müssen lernen, wie man die genetischen Schalter betätigt, die Reparaturen und Regeneration einleiten. Pluripotente Stammzellen (die sich zu jedem Zelltyp des Körpers differenzieren können) ermöglichen Ihnen die Ausbildung eines gesünderen und widerstandsfähigeren neuen Körpers. Ich nenne dieses System »One Spirit Medizin«, weil für die Erneuerung des Körpers die Kraft des Einen Geistes erforderlich ist. Diät, Vitamine, Nahrungsergänzungen und Superfoods schaffen das allein nicht. Die Erfahrung der Einheit gehört unbedingt dazu, das Bewusstsein einer Wirklichkeit, in der unsere Trennung von der Schöpfung und voneinander reine Einbildung ist, ein Streich, den uns der Verstand spielt. In Wahrheit sind wir *eins.*

Im Rahmen der One Spirit Medizin biete ich jetzt das Programm »Erneuere deinen Körper« an, das sich auf die neuesten Befunde der Neurowissenschaft stützt. Ich veranstalte es seit zehn Jahren für Menschen, die an unseren einwöchigen Entgiftungs-und-Heil-Retreats der Four Winds Society teilnehmen. Sie gehen mit einem erneuerten Körper und Gehirn nach Hause. In dieser Neuausgabe meines Buchs *One Spirit Medizin* möchte ich jetzt auch Sie mit dem ganzen Ansatz und seinen Verfahren und Praktiken vertraut machen, die Sie bei einem solchen Retreat kennenlernen würden – einschließlich der Heilpflanzen und spirituellen Praktiken, mit denen Sie zur Gesundheit zurückfinden und ein Leben lang gesund bleiben können.

Meine Gesundheitskrise mag ein wenig extrem gewesen sein. Tatsache ist aber, dass wir alle mit den toxischen Kräften des modernen Lebens, die unsere Verfassung aus dem Gleichgewicht bringen und unser Wohlbefinden untergraben, zu kämpfen haben. Mit dem in diesem Buch verarbeiteten Wissen können Sie erreichen, dass Ihre »Gesundheitsspanne« – die Zeit, die Sie bei optimaler Gesundheit sind – so lang wird wie Ihre Lebensspanne.

Bei einer meiner Klientinnen hatte man fortgeschrittene Osteoporose festgestellt, und ein Jahr nach ihrer Teilnahme am Programm »Erneuere deinen Körper« war ihre Knochendichte wieder so wie in ihren Zwanzigern. Dieses Krankheitsbild ist durchaus nicht ungewöhnlich. Der Weltgesundheitsbehörde WHO zufolge gehört die Osteoporose mittlerweile weltweit zu den zehn häufigsten Erkrankungen. Vermutlich hat diese besorgniserregende Entwicklung mit unserer allzu sauren Ernährung zu tun, die den Körper zwingt, Kalzium zur Neutralisierung statt für den Knochenaufbau zu verwenden. Außerdem versagen die meisten der bei Osteoporose eingesetzten Medikamente oder haben so schreckliche Nebenwirkungen, dass man sie als gefährlich einstufen muss. Die neuesten wissenschaftlichen Erkenntnisse machen deutlich, dass die in meinem Programm und anderen verwendeten Nahrungsergänzungen vorbeugend gegen Osteoporose wirken und sogar verlorene Knochendichte wieder zunehmen lassen. Dr. Roman Thaler und seine Mitarbeiter an der Mayo Clinic kamen zu dem Ergebnis, dass »aus der Nahrung stammendes Sulforaphan auf epigenetischem Wege die Osteoblasten-Aktivität anregt und die Knochenresorption durch die Osteoklasten verlangsamt, sodass sich die Knochen-Homöostase in dem Sinne ändert, dass der Knochenaufbau verstärkt und/oder der Knochenabbau abgeschwächt wird. Damit ist Sulforaphan Mitglied einer neuen Klasse von Verbindungen, die man für neue Strategien im Kampf gegen Osteoporose in Betracht ziehen könnte.«[2] Sie können sich demnach sogar neue Knochen wachsen lassen und verlorene Knochendichte zurückgewinnen! In Kapitel 6 werden Sie mehr über Sulforaphan und andere Pflanzenstoffe erfahren, die dazu in der Lage sind.

Derweil verbreiten sich Fettleibigkeit, Diabetes, Aufmerksamkeitsdefizit-Hyperaktivitätsstörungen (ADHS), Autismus und Alzheimer mit erschreckender Schnelligkeit. Eines von drei Kindern, die heute in Nordamerika zur Welt kommen, wird bereits mit fünfzehn Jahren an Typ-2-Diabetes erkrankt sein. Für die Hälfte der ansonsten gesunden 85-jährigen Amerikaner besteht ein Risiko, an Alzheimer zu erkranken; und weltweit gibt es etwa 47 Millionen Demenzkranke, davon leiden circa 65 Prozent an Alzheimer.[3] Die Alzheimer-Krankheit wird auch »Typ-3-Diabetes« genannt, weil hier anscheinend ein Zusammenhang mit glutenreicher Weizenkost und einer Stressüberlastung des Gehirns besteht.

Die horrende Zunahme von Demenz und Diabetes ist keineswegs unvermeidlich; diesem Schicksal können wir durch eine gesunde Lebensweise entgehen. Bei einer finnischen Studie mit 1200 Teilnehmern, die als Risikogruppe für den Niedergang der kognitiven Funktionen eingeschätzt wurden, zeigte sich, dass diejenigen, die bei einer vollwertigen Ernährung mit nativem Olivenöl, fettreichem Fisch und nahrhaftem Obst und Gemüse blieben, sich nicht nur die Gesundheit ihres Gehirns bewahren konnten, sondern sie gegenüber der Kontrollgruppe um 30 Prozent steigerten.[4]

Mit dem Programm »Erneuere deinen Körper«, das ich bei Retreats und jetzt auch in diesem Buch anbiete, können Sie sich von vielen der heutigen Zivilisationskrankheiten wieder erholen. Aber es vermag noch mehr. Die Medizinmänner und -frauen der alten Zeit waren Meister der Prävention. Man muss nicht erst ernsthaft erkranken, um körperliche, psychische und spirituelle Leiden mit der Wurzel auszureißen und das Leben wieder ins Gleichgewicht zu bringen. Wenn Sie dieses Programm umsetzen, können Sie sich schon nach ein paar Tagen besser fühlen, und nach einer Woche werden Sie geistig klarer, weil die Heilung Ihres Gehirns in Gang kommt. Sie sind dann auf dem besten Weg zu einem neuen Körper, der schneller heilt und schöner altert, und zu einem Gehirn, das Ihnen wirklich dient, wenn Sie sich tief mit dem Geist verbinden und neuen Lebenssinn finden möchten.

Zum Gebrauch dieses Buchs

Ich habe das Buch so aufgebaut, dass Sie schrittweise an die Gestaltung eines neuen Körpers herangeführt werden, der Sie in Ihrem weiteren Leben begleiten wird. Dafür benötigt Ihr Gehirn ein Upgrade, damit Sie einen Bewusstseinszustand wahren können, den ich »Einssein« oder »Einheit« nenne. Um den größten Gewinn aus dem Ganzen zu ziehen, empfehle ich Ihnen, die Kapitel in der vorgegebenen Reihenfolge zu lesen und auch gleich die Ernährungsempfehlungen auszuprobieren sowie die Übungen auszuführen.

Im ersten Teil, »Den inneren Heiler finden«, stelle ich Ihnen die One Spirit Medizin vor, führe Sie in die unsichtbare Welt strahlender, lebendiger Energie ein, die sich in der sichtbaren Welt der Sinne bekundet, und spreche schließlich von der Rolle des Geistes als harmonisierender

Kraft für Ihre Gesundheit. Es wird auch von jener tyrannischen Mentalität die Rede sein, die uns seit dem Beginn des Ackerbaus beherrscht, die unsere Gesundheit und unser Wohlergehen untergräbt und dafür sorgt, dass wir im Kriegszustand mit uns selbst und anderen leben.

Der zweite Teil, »Das Alte ablegen«, befasst sich mit den unzähligen Umweltgiften, denen wir ausgesetzt sind, und den sogenannten endogenen Giftstoffen, die im Körper selbst entstehen. Hier erfahren Sie, wie Körper und Gehirn entgiftet werden können, was es mit dem »zweiten Gehirn« im Verdauungstrakt auf sich hat und wie Sie Ihre gesunde Darmflora (Ihr Mikrobiom) so auffrischen können, dass Giftstoffe abgefangen werden, bevor sie ins Blut oder Gehirn gelangen. Sie lernen hier Superfoods kennen, die gute Dienste für ein funktionierendes Gehirn und einen gesunden Verdauungsapparat leisten. Weiterhin geht es in diesem Teil um die Giftigkeit von Getreide und Zucker, um die krank machende Wirkung einer eiweißreichen Ernährung und um die Ketose zur Unterstützung der Fettverbrennung sowie der Produktion von Nervenstammzellen, mit denen sich das Gehirn selbst reparieren und auf dem neuesten Stand halten kann.

Im dritten Teil, »Den schleichenden Tod überwinden«, lernen Sie, untaugliche psychische Muster zu überwinden, die aus Ärger und Angst entstehen. Und Sie erfahren, wie Gehirnnährstoffe zur Verbesserung der höheren Gehirnfunktionen und zur Stressbewältigung beitragen können. Hier lernen Sie auch die Mitochondrien kennen, die »Kraftwerke« unserer Zellen. Sie bekommen sie von Ihrer Mutter vererbt, sie repräsentieren die weibliche Lebenskraft. Sie werden erfahren, wie Sie die sogenannten Todesuhren der Zellen zurücksetzen können, um dafür die von den Mitochondrien gesteuerten »Langlebigkeitsmoleküle« einzuschalten. Außerdem geht es darum, wie freie Radikale und Entzündungszustände den Körper beeinflussen und wie man die entstandenen Schäden beheben kann. Schließlich lernen Sie auch schamanische Heilverfahren kennen, die der Regeneration von Körper und Gehirn dienen.

Der vierte Teil, »Wiedergeburt aus der Stille«, hilft Ihnen, ungesunde alte Denkmuster abzulegen, damit Sie erleben können, wie One Spirit Medizin heilt. Sie werden lernen, überholte Erzählungen von Ihrer Vergangenheit auszusortieren und sich eine neue, eher befreiende persönliche Geschichte zu eigen zu machen. Ängste vor Verlust und Veränderung werden von Ihnen abfallen, und Sie werden einen neuen Sinn und Zweck Ihres Lebenswegs entdecken.

Im fünften Teil, »Erneuere deinen Körper – das Programm«, setzen Sie das Gelernte um. Sie widmen dem Programm eine volle Woche und wiederholen das alle drei Monate. Hier lernen Sie, wie Sie Ihre Ernährung – was Sie essen und wann Sie essen – so zu ändern, dass Sie in die Ketose eintreten und dadurch die Hirnregionen aktiviert werden, die Ihnen die Erfahrung der Einheit erlauben. Außerdem erlernen Sie den Umgang mit Neuronährstoffen, erhältlich im Bioladen oder Reformhaus, die Körper und Gehirn entgiften und die Gene für Gesundheit und langes Leben einschalten. Und schließlich lernen Sie auch noch, wie man eine Seelenrückführung macht, um sich die Unschuld und schiere Lebendigkeit neu zu erschließen, die eine traumatische Kindheit Ihnen womöglich genommen hat.

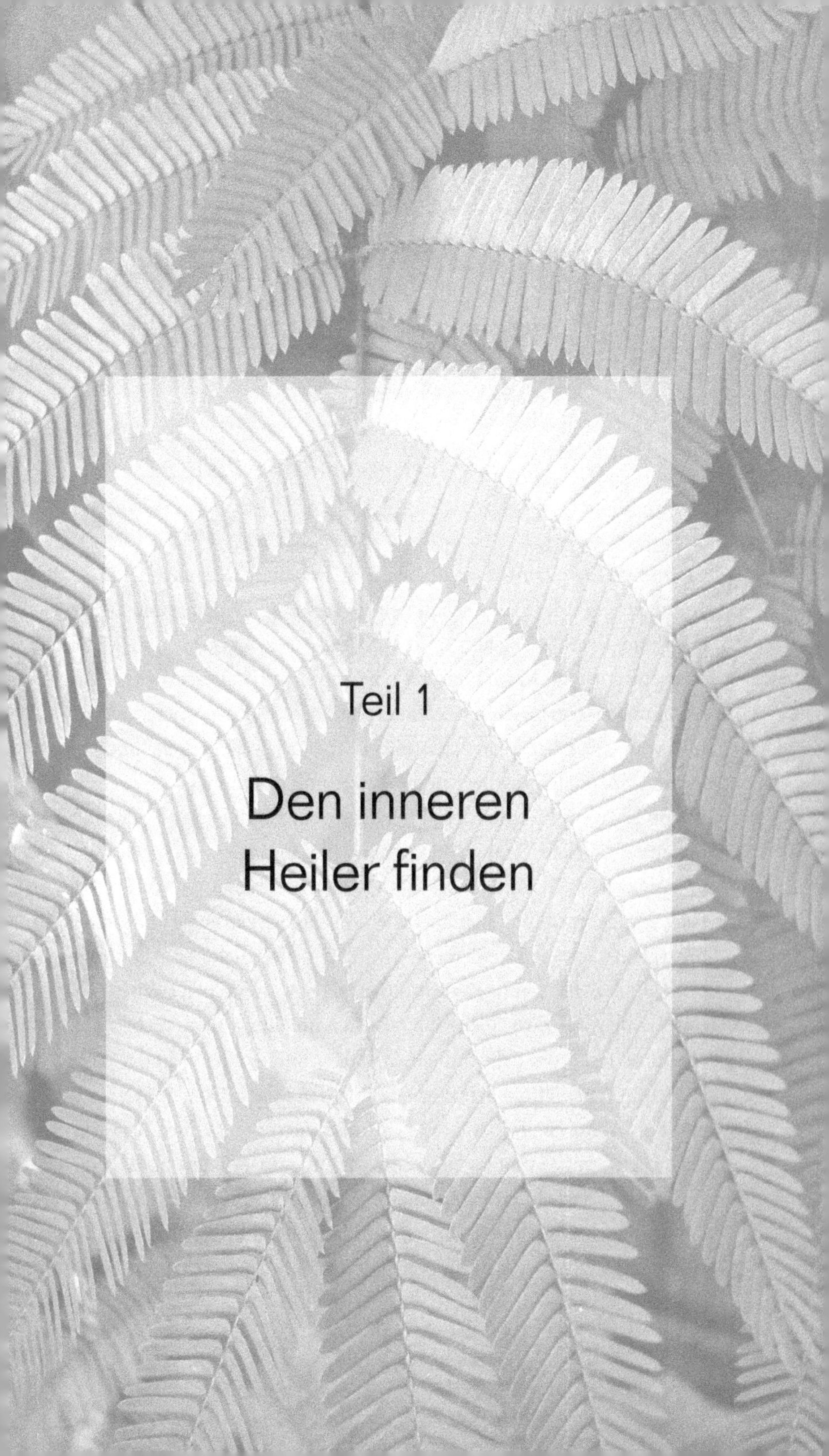

Teil 1

Den inneren Heiler finden

EINS

Die Medizin der Schamanen

Nur ein paar Tage bis zum Wohlfühlen

In unseren sogenannten westlichen Gesellschaften haben wir keine Gesundheits-, sondern eine Krankheitsversorgung, die Tausende Gebrechen und unzählige Heilmittel kennt. In der One Spirit Medizin gibt es dagegen nur eine Krankheit und eine Kur. Die Krankheit heißt »Entfremdung« – von unseren Gefühlen, von unserem Körper, von der Erde und vom Geist. Symptome dieser Krankheit sind körperliche und seelische Leiden. Heilung liegt in der Erfahrung der Einheit. Sie stellt die innere Harmonie wieder her und leitet die Genesung von allen Krankheiten ein, wie auch immer sie entstanden sein mögen.

Wenn unser Denken, unser Fühlen, unsere Beziehungen oder unser Körper nicht mehr rundlaufen, lassen wir das gern so lange unbeachtet, bis irgendetwas ganz schiefgeht – und bis bedenkliche Diagnosen gestellt werden, Beziehungen zerbrechen, geliebte Menschen sterben oder unser Alltag aus dem Ruder läuft. Stehen die Dinge noch nicht gar so schlimm, lesen wir Selbsthilfebücher oder buchen Workshops. Wenn es richtig ernst wird, vertrauen wir uns den Spezialisten an: Onkologen bei Krebs, Neurologen bei Fehlfunktionen von Gehirn und Nervensystem und Psychologen, wenn wir inneren Frieden finden oder uns mit unserer Herkunftsfamilie aussöhnen möchten. Doch das sind lauter Einzelmaßnahmen, die nur vorübergehend helfen. Um wirklich heil und ganz zu werden, müssen wir uns auf das vor Jahrtausenden entdeckte Originalrezept für unser Wohlergehen besinnen: die One Spirit Medizin.

In der One Spirit Medizin gilt, dass die Heilung und Gesunderhaltung des Körpers am besten dann gelingt, wenn man kontinuierlich einen neuen Körper »nachwachsen« lässt. Hier wird der Körper als *System* betrachtet und nicht als ein Sammelsurium von Teilen, die man bei Funktionsstörungen medizinisch wiederherstellen oder auswechseln kann. Das Herz lässt sich nur heilen, wenn wir uns auch um Bauch und Gehirn kümmern – und umgekehrt. Und das Nachwachsen Ihres neuen Körpers kann schon innerhalb einer Woche beginnen. Im Center for Energy Medicine, das ich leite, geben alle Teilnehmer an, 75 Prozent ihrer Symptome seien bereits nach einer Woche gebessert. Das können Sie mit dem in diesem Buch vorgestellten Programm ebenfalls erreichen.

Zwei verbreitete Ernährungsgewohnheiten verhindern in der Regel die Erneuerung des Körpers: zu viel Zucker und zu viel Eiweiß. Von den Schattenseiten des Zuckers und all der überzuckerten Limonadengetränke ist schon seit einiger Zeit viel die Rede, und beim Eiweiß zeigen die neuesten Forschungsergebnisse, dass bei unseren steinzeitlichen Vorfahren – die in erster Linie Sammler und nur gelegentlich mäßig erfolgreiche Jäger waren – periodischer Eiweißmangel vorkam. Und wie sich inzwischen zeigt, schädigt ein Überangebot an Eiweiß die Programme unserer DNA, von denen die Länge unseres Lebens gesteuert wird. Doch davon später mehr.

Wir alle möchten gern so lange gesund bleiben, wie wir leben. One Spirit Medizin behandelt nicht nur Symptome, sondern möchte unser Wohlbefinden sichern und setzt deshalb bei der Grundursache unserer körperlichen, geistigen und seelischen Leiden an. Die Wörter »heil« und »heilen« bedeuten »ganz, vollständig, unversehrt, gesund« beziehungsweise »gesund/heil machen oder werden«. Daneben haben sie aber auch eine religiöse Bedeutung, und zwar »erlösen, retten«. Wenn die Entgiftung Ihres Gehirns in Gang kommt, wird Ihr Körper zu seiner natürlichen Fähigkeit der Selbstheilung zurückkehren, Ihre Beziehungen werden nicht mehr zum psychischen Schlachtfeld entarten, Ihr Gefühl des Getrenntseins von der Natur und vom Geist wird verfliegen.

Im Kern geht es bei unserem Programm »Erneuere deinen Körper« um ein neues Ernährungsdenken, das sich mit Fragen der Wahl unserer Nahrungsmittel und der Zeitwahl für die Mahlzeiten befasst, mit intermittierendem Fasten, mit Einschränkung des Eiweißverzehrs und mit Fett als einem Brennstoff, der dem Gehirn auf die Sprünge hilft. Weiterhin steht für Sie eine *Visionssuche* an, eine sorgfältig geplante Begegnung mit der unsichtbaren Welt irgendwo draußen in der Natur, die das körpereigene Selbstreparatur- und Regenerationssystem in Schwung bringt und Sie wieder mit dem verbindet, worauf Sie wirklich aus sind. Bei indigenen Völkern ist es ganz selbstverständlich, dass man in die Wildnis hinausgeht und Visionen sucht. Die Christen der Frühzeit gingen in die Wüste, um dort zu fasten und zu beten. Aber Ihre visionäre Offenbarung kann überall stattfinden – sogar in einem Park oder daheim im eigenen Garten.

Vorbereitung des Gehirns

Wenn es gelingen soll, einen neuen Körper nachwachsen zu lassen, müssen wir das Gehirn entgiften und für eine höhere Intelligenz bereit machen.

Mutter Natur sieht für jede *Spezies* ein langes Leben vor. Sie möchte, dass es Bienen, Schmetterlinge, Wale und Menschen noch lange gibt. Aber es ist ihr nicht wichtig, ob die einzelne Biene, der einzelne Wal oder Sie oder ich ein langes Leben haben. Um das zu erreichen, gibt sie dem einzelnen Wesen den Drang mit, sich fortzupflanzen. Je mehr Nachwuchs, desto besser sind die Chancen für das Überleben der Art. Sie setzt auf die Jugend und gibt uns einen Drang nach sexuellem Kontakt mit. Man kann nur staunen, wie schnell Kinder nach Verletzungen und Knochenbrüchen wieder obenauf sind und wie schwer sich ältere Menschen tun, nach solchen Unfällen wieder auf die Beine zu kommen. Die Jungen verlieben sich und zeugen Kinder. Die Jungen sind die Stärksten, und die Stärksten überleben.

Die Natur begünstigt nicht nur den Stärkeren, sondern auch den Klügeren. Intelligenz steckt Muskeln, Sehnen und Zähne allemal in die Tasche. Außerdem richtet die Natur es so ein, dass nur bei zwei der Millionen Spezies dieser Erde ein hohes Alter erreicht wird, bei Menschen und Orcas. Bei allen anderen Arten sterben die weiblichen Tiere, wenn sie nicht länger vermehrungsfähig sind. Orcas und Menschen haben Gehirne, die zu den größten überhaupt gehören und zu großer Intelligenz fähig sind. Orca-Großmütter machen die Jungen mit dem Leben im Meer vertraut und zeigen ihnen die kleinen Buchten, in denen sie jagen können. Eine ähnliche Rolle, die menschliche Großmütter traditionell gespielt haben, hat in moderner Zeit erheblich an Bedeutung verloren.

Die Natur liebt Intelligenz. In weit zurückliegender Zeit war damit *Spiritualität* gemeint und nicht etwa Religion. Religion besteht aus festen Überzeugungen und Dogmen, die besagen, wie es in der Welt zugeht und wer unsere Feinde sind. In der Spiritualität geht es darum, den Geist und das Gewebe des Kosmos zu erforschen, und das geschieht durch die Erfahrung der Einheit, wie es die Alten genannt haben.

Wie wir später erörtern werden, setzt Spiritualität die Aktivierung von Gehirnregionen voraus, die zur Energiegewinnung bevorzugt Fett verbrennen. Das sind die Regionen, die für Kreativität, Forscherdrang, Musik und Wissenschaft zuständig sind – und für die Fähigkeit, unsere biologische Programmierung zu hacken und auf Gesundheit und langes Leben zu programmieren. Die höheren Gehirnzentren können mit Glukose allein nicht richtig arbeiten. Glukose ist eher der Brennstoff, den der Körper für alltägliche Lebens- und Überlebensfunktionen einsetzt.

Wie gehen wir vor?

Unser heutiges von Bildschirmen beherrschtes Stakkato-Leben mit seiner Ausrichtung auf schnelle Bedürfnisbefriedigung sorgt dafür, dass wir ständig im Stress sind. Wir müssen jetzt wieder »runter« von all den Stresshormonen, die uns unter Flucht-Abwehr-Spannung halten, und uns mehr um die Produktion anderer Stoffe im Gehirn kümmern, die uns zu Gesundheit, Gelassenheit und Freude tendieren lassen. Bloßes Rezitieren der heiligen Silbe OM und alleiniges Sprechen von Gebeten führen uns nicht zur Erfahrung der Einheit. Sie brauchen dazu eine Gehirnchemie, die genau diese Erfahrung begünstigt. Das kann mit der Hilfe von Nervennährstoffen geschehen, die der Zirbeldrüse die Produktion von DMT oder Dimethyltryptamin ermöglichen. Dabei handelt es sich um eine Verbindung, die manche als »Spirit-Molekül« bezeichnen.

DMT kommt nicht nur im menschlichen Gehirn vor, sondern überall in der Natur, in allen Pflanzen und Tieren, auch in Bäumen. Es ist ein Hauptbestandteil des »Ayahuasca« genannten psychedelischen Gebräus, das von Heilern im Amazonas-Regenwald zur Förderung von Visionen verwendet wird. Dieses Glücksmolekül bietet unserem Gehirn die stoffliche Grundlage für die Erfahrung der Einheit. Unser Gehirn erzeugt DMT beim Träumen, bei der Meditation, während der Liebesvereinigung und vor allem dann, wenn wir sterben. Unser Gehirn kann jedoch diesen Stoff nicht produzieren, wenn es von Stressmolekülen überflutet ist. Dazu müssen wir uns erst einmal abregen, und das setzt voraus, dass wir uns anders ernähren.

Wir müssen uns auf eine an pflanzlichen Nährstoffen und sekundären Pflanzenstoffen reiche Ernährung umstellen. Gerade die sekundären Pflanzenstoffe stehen für die antioxidativen, entzündungshemmenden und viele andere erstaunliche Eigenschaften bestimmter Pflanzen. Die Pflanzen, die Sie während unseres einwöchigen Programms »Erneuere deinen Körper« bevorzugt anwenden werden, sind voller epigenetischer Modifikatoren, die über fünfhundert für Gesundheit zuständige Gene einschalten und über zweihundert Krankheitsgene abschalten. Außerdem werden Sie zur Unterstützung Ihres Gehirns Nervennährstoffe zu sich nehmen.

Wenn Sie körperlich und geistig wieder ins Lot kommen möchten, ist es ganz wichtig, Gehirn und Körper von Giftstoffen zu befreien. Sie können nicht psychisch gesund werden, solange Ihre Gedanken unaufhaltsam wirbeln, weil Ihr Gehirn durch Kindheitstraumata oder Pestizide in der Nahrung oder Quecksilber aus Ihren Zahnfüllungen geschädigt ist. Was Sie im Rahmen dieses Programms an Nahrungsergänzungen zu sich nehmen, wird Ihnen ermöglichen, jede einzelne Zelle Ihres Körpers von den Giftstoffen zu befreien, die sich hier im Laufe der Jahre abgelagert haben.

Eine Schlüsselfunktion hat schließlich noch die Sanierung Ihres Mikrobioms, das sind die abertausend Arten gesundheitsfördernder Bakterien, die unter anderem Ihre Mundhöhle, Ihre Haut und Ihren Darm besiedeln. Insbesondere die Verbesserung Ihres Darm-Mikrobioms, meist einfach »Darmflora« genannt, wird für Ihr Gehirn eine große Hilfe sein, weil es ihm die Herstellung der Neurotransmitter erlaubt, die Sie für die Erfahrung der Einheit brauchen.

Geistige Vorbereitung

Zur Erneuerung Ihres Körpers brauchen Sie nicht zu rasseln oder zu trommeln wie die Schamanen früherer Zeiten. Notwendig ist aber, dass Sie Ihren allzu umtriebigen Denkapparat einmal zur Ruhe bringen, damit Sie zu Ihrem undomestizierten Naturzustand zurückfinden können: zu dem, was Sie ohne alle Rollen und Erwartungen, ohne SMS und To-do-Listen sind, zu Ihrem ursprünglichen, authentischen Ich. Sie werden sich während Ihrer Visionssuche und Seelenrückführung in der Stille Ihrer Innenwelt begegnen.

Schamanische Übungen werden Sie darin unterstützen, längst nicht mehr aktuelle Geschichten über Ihre Vergangenheit sowie einschränkende Überzeugungen und schädliche Verhaltensweisen abzulegen, damit Sie sich ein neues von Sinn und Gesundheit erfülltes Leben gestalten können. All das wird Sie zur Erfahrung der Einheit führen.

Sie werden hundert Jahre alt werden

Der Philanthrop Armand Hammer soll gesagt haben: »Wenn ich gewusst hätte, dass ich so alt werde, hätte ich besser auf mich geachtet.« Eine heute 65-jährige Amerikanerin hat eine statistische Lebenserwartung von fast 85 Jahren, bei Europäerinnen sind es etwa 84 und bei Japanerinnen sogar 87 Jahre. Doch ob Sie nun Mann oder Frau sind, richten Sie sich schon mal darauf ein, dass Sie hundert Jahre alt werden können. Aber die letzten Dekaden dieses Lebens wollen Sie bestimmt nicht ans Bett gefesselt sein oder erleben müssen, dass Ihnen die Namen Ihrer Enkel nicht mehr einfallen. Sie möchten sich in dieser Zeit pudelwohl fühlen, Sie möchten sich Ihren Humor, Ihre Vitalität, Ihre Sexualität und Ihre Gesundheit bis in die letzten Tage Ihres Lebens bewahren.

Wohlhabende und gebildete Menschen leben länger, daran ist nicht zu zweifeln. In einer amerikanischen Studie zur Frage des Zusammenhangs zwischen Einkommen und Lebenserwartung stellen Raj Chetty und seine Mitarbeiter fest, dass Frauen, die zum reichsten Hundertstel gehören, im Durchschnitt zehn Jahre älter werden als Frauen des ärmsten Hundertstels. Bei Männern beträgt der Unterschied sogar annähernd fünfzehn Jahre.[5] Wie gut Sie sich ernähren und für sich sorgen, wie viel Sie sich bewegen, wie viel Zeit und Kraft Sie für das Überleben Ihrer Familie aufwenden müssen – all das wirkt sich auf Ihre Gesundheit und Lebenserwartung aus. Bürger mit höherer Bildung geben auch mehr Geld für Nahrungsergänzungsmittel aus.

Mit unserem Programm »Erneuere deinen Körper« sind Sie unabhängig von Ihrer finanziellen Situation in der Lage, Ihre Gesundheits- und Lebensspanne zu verlängern. Dazu werden Sie viel Gemüse auf Ihren Speiseplan setzen, außerdem aber auch Fett, wenig Eiweiß (zum Beispiel Fisch) und Obst. Die Bewohner des Regenwalds kennen die in diesem Buch vorgestellten Supernährstoffe, die in der Lage sind, die in jeder Zelle schlummernden Antioxidationsmechanismen aktiv werden zu lassen, das Treiben der freien Radikale im Gehirn einzuschränken und die Gene des langen Lebens einzuschalten, die Alterskrankheiten entgegenwirken. Dafür brauchen Sie nicht viel Geld, Sie müssen nur schlau sein.

Wie bereits erwähnt wurde, beruht die Ernährung im Rahmen des Programms auf dem Umstand, dass unsere Vorfahren immer wieder Zeiten des Eiweißmangels erlebten. Etliche Bücher wurden inzwischen über »Paleo-Ernährung« geschrieben, die Steinzeitkost unserer frühen Vorfahren. Viele dieser Bücher finde ich verfehlt, aber einige sind sehr gut. Kaum einer dieser Autoren hat sich intensiv mit Gartenbau oder zeitgenössischen Sammlern und Jägern auseinandergesetzt, sie haben nur über die Forschungsergebnisse anderer gelesen. In den Jahren, die ich im Amazonasbecken zugebracht habe, ist mir aufgefallen, dass die dort lebenden Regenwaldbewohner, sofern sie sich noch ungefähr so ernährten wie ihre steinzeitlichen Vorfahren, von den heutigen Zivilisationskrankheiten verschont bleiben. Sie essen zwar auch Fleisch, aber nicht jeden Tag und bestimmt nicht als Bacon-Cheeseburger! Je nach Jagdglück langten sie ordentlich zu, und dann gab es wieder nichts. Heute wissen wir, dass ein sinnvoller Wechsel von Essen und Fasten der Schlüssel zur Regeneration ist, zu dem, was wir hier »den Körper nachwachsen lassen« nennen. Wir können damit unser Gehirn entgiften und so ausbauen, dass es der Erfahrung der Einheit dienen kann. (Genauso wichtig wie die Ernährung ist für diese indigenen Völker natürlich der Umstand, dass sie stressfrei und in der Erfahrung der Einheit mit allem Lebendigen leben.)

Sie brauchen die Gesundheit nicht da draußen zu suchen. Blicken Sie einfach nach innen – da ist die One Spirit Medizin zu finden.

ZWEI

Der Geist und die unsichtbare Welt

Das Meer des Bewusstseins ist überall das gleiche Meer, aber jeder von uns sieht es von seinem eigenen Küstenabschnitt aus. Die Welt des Geistes ist uns allen gemeinsam, und alle Lebewesen können sie wahrnehmen, aber sie wird doch selten gesehen. Der Schamane ist der Meister dieser anderen Welt, mit einem Fuß steht er in der Welt der Materie, mit dem anderen in der des Geistes.

Villoldo/Jendresen: Dance of the Four Winds

Vor Jahrzehnten habe ich einen ganzen Sommer mit Forschungen im Amazonas-Regenwald zugebracht. Finanziert wurde das Ganze von einem Schweizer Pharmakonzern, dem es darum ging, irgendeine Rinde oder Wurzel zu finden, die man zum nächsten Heilmittel für Krebs aufbauen konnte. Der Dschungel ist schließlich die Apotheke der Natur, voller exotischer Pflanzen, deren Heilkräfte noch gar nicht entdeckt sind. Ich war Monate im Kanu unterwegs und besuchte Dörfer, in denen man noch nicht viele Weiße gesehen hatte. Überall stellte sich heraus, dass Krebs, Alzheimer oder Herzkrankheiten unbekannt waren, sogar bei den Alten. Keine Frage, diese Naturvölker verfügten über ein Gesundheitswissen, das uns im Westen unbekannt war. Worin lag das Geheimnis?

Bei meiner Rückkehr hatte ich nichts Greifbares vorzuweisen. Meine Sponsoren waren überhaupt nicht begeistert, sie konnten kaum glauben, dass ich nicht die Zutaten für ein neues umsatzrekordverdächtiges

Medikament mitbrachte, das uns alle reich machen und auch noch Leben retten würde. Ich brachte allerdings etwas mit, was mir viel wertvoller erschien, nämlich das Wissen einiger Amazonas-Heiler, die mich unter ihre Fittiche genommen hatten. Demnach war es so, dass es sehr wohl zwei magische Gesundheitszutaten gab. Das erste dieser beiden Mittel ist in die unsichtbare Matrix des Universums eingebunden – es ist das, was ich »Einheit« nenne. Das zweite besteht in den Pflanzen, die der Gesundheit dienen, aber nicht gegen bestimmte Krankheiten eingesetzt werden können. Erst nach Jahren der Lehrzeit bei indigenen Heilern begann ich zu erfassen, wie diese beiden Zutaten zusammenwirken.

Wer einmal diese unsichtbare Matrix aus einander überlagernden Bewusstseinsfeldern erfahren hat, dem geht auf, dass die sichtbare Welt der Dinge, die stoffliche Welt, nicht die einzige Realität ist. Sie ist nicht einmal der wichtige oder vorrangige Teil der Wirklichkeit. Die sichtbare und die unsichtbare Welt sind mit geradezu mathematischer Präzision miteinander verwoben, und wessen Augen sich dafür geöffnet haben, der kann sich tanzend zwischen ihnen bewegen.

In früheren Zeiten kannten sich die Menschen gut mit diesen beiden Welten aus. In den hinduistischen Veden wird die unsichtbare Welt »Akasha« genannt, sie bezeichnet die unendliche Weite des Raums – das Weisheitsfeld, auf dem der ganze Kosmos ruht. Während der Kosmos nach Auffassung der modernen Naturwissenschaft aus Energie und Materie besteht, sehen die indigenen Völker ihn als ein lebendiges und intelligentes Feld, das sie »Geist« nennen.

Die zweite Zutat stammt aus der Pflanzenwelt, aus Sträuchern, Wurzeln und Kräutern, die Gesundheitsgene aktivieren und zu Krankheiten disponierende Gene ausschalten. Wir bezeichnen sie heute als »epigenetische[6] Modifikatoren«, und wissenschaftlich tragen sie den Namen Nrf2-Aktivatoren. Wie entsprechende Nahrungsergänzungsmittel anzuwenden sind und wie sie wirken, erfahren Sie in einem späteren Kapitel.

Allgegenwärtiger Geist

Geist ist ein grenzenloses und unsichtbares Energiefeld, mit dem wir uns verbinden, um die Welt ins Dasein zu träumen. Er ist keine Gottheit mit menschlichen Anwandlungen und Launen, kein eifersüchtiges und zorniges Wesen, wie wir sie aus der griechischen und römischen Mythologie und anderswoher kennen. Geist verlangt von niemandem, seinen Erstgeborenen zu opfern, er ruft uns nicht auf, die Ungläubigen zu erschlagen, er vernichtet keine Städte, nur weil deren Einwohner vom Weg abgekommen sind. Geist ist die schöpferische Matrix, die dem Kosmos erlaubt, sich zu entwickeln und zu erneuern.

Geist ist stets und ständig in Ihrem Leben gegenwärtig. Sie sind Fleisch und Blut gewordener Ausdruck seines grenzenlosen Potenzials. Er birgt die gesamte Schöpfung in sich, und da Sie nicht vom Geist zu trennen sind, ist es Ihnen gegeben, die Einheit der gesamten Schöpfung in sich zu erfahren. Ihr persönliches Bewusstsein ist allerdings nur ein Tropfen im weiten Meer des Bewusstseins. Anders als Ihr Verstand, der Sie als den Mittelpunkt der Welt sieht, kennt Ihr spirituelles Bewusstsein keine zwanghafte Beschäftigung mit einem Ich.

Das Wissen um unsere Individualität, die uns in unserer alltäglichen Realität so viel bedeutet, verblasst, wenn wir uns in der unsichtbaren Welt im alles umfassenden Zustand der Einheit befinden. Wenn das Ich-Gefühl dann zurückkehrt und wir uns in der Welt und im gewöhnlichen Bewusstsein wiederfinden, kommen uns die Probleme des Alltags auf einmal nicht mehr so drückend vor.

Wer sich dem Geist zuwendet und sich auf ihn einlässt, wird feststellen, dass er auf unsere Bitte um Hilfe immer mit dem antwortet, was wir tatsächlich gerade benötigen, auch wenn wir die Antwort vielleicht nicht ganz oder nicht sofort verstehen. Zudem handelt es sich um eine Wechselbeziehung: Wenn der Geist ruft, müssen wir bereit sein zu antworten, unabhängig davon, ob wir verstehen, was von uns verlangt wird, und ob wir Lust dazu haben oder nicht. Die biblische Geschichte von Jonas, der von einem Wal verschluckt wurde, als er Gottes Ruf nicht folgte, macht sehr deutlich, dass es besser ist, auch auf Gottes Flüstern sofort zu reagieren.

Als meine Kinder noch klein waren, habe ich zum Geist gesagt, ich würde seinem Ruf folgen, wenn sie ein wenig größer seien. Ich benutzte meine Kinder als Vorwand, um mich vor meiner Mission zu drücken. Wenn wir den Geist vertrösten – auf eine Zukunft, in der wir genügend Geld oder genügend Zeit haben oder richtig gut ausgeschlafen sind –, wird die Abmachung mit ihm möglicherweise hinter unseren Wünschen und Erwartungen zurückbleiben. Das erinnert mich an einen Kollegen an der San Francisco State University, an der ich lehrte. Er hatte sich stets gewünscht, Cello zu spielen, und erzählte immer wieder, dass er sich nach der Pensionierung der Musik widmen würde. Leider starb er eine Woche nach seinem Eintritt in den Ruhestand.

Eine harmonisierende Kraft

Schlimme Dinge passieren uns, weil wir gesündigt, das heißt gegen die Regeln eines übernatürlichen Gottes verstoßen oder durch irgendetwas den Unmut der Götter auf uns gezogen haben – so ist es den meisten von uns beigebracht worden. Doch der Geist ist keine launische, rächende Gottheit, die unseren Gehorsam auf die Probe stellt und Vergeltung übt, wenn wir Fehler machen. Der Geist ist überhaupt keine Gottheit, sondern die große ausgleichende Kraft des Lebens. Er stellt den Einklang wieder her, verhängt aber keine Strafen.

Missgeschick und Krankheit zeigen lediglich eine Störung der natürlichen Harmonie an. Dazu kommt es, wenn wir der Weisheit der unsichtbaren Welt entfremdet sind, wenn wir in Geschichten gefangen sind, die uns kleiner, hilfloser und schwächer machen, als wir sind. Solange wir nur die materielle Welt sehen, führt unser Überlebensinstinkt das Ruder. Dann nehmen wir an, Krankheiten, Konflikte und Leid seien nur dann zu überwinden, wenn wir kämpfen und die gegnerischen Kräfte niederringen. Wir merken nicht, dass Krankheit, Konflikt und Leid überhaupt erst durch das eigennützige und manipulative Verhalten entstehen, mit dem wir sie in Schach zu halten versuchen.

Damit ist aber nicht gesagt, dass wir sämtliche Missgeschicke selbst auf uns ziehen. Alles Leid entsteht aus einem gestörten Gleichgewicht, aber mitunter sind wir nicht selbst direkt daran beteiligt. Das Ebolavirus kann hier als Beispiel dienen. Dieses tödliche Virus kam ursprünglich nur in einem unter 20 Quadratkilometer großen afrikanischen Waldgebiet vor. Als der Wald aus kommerziellen Gründen abgeholzt wurde, verlor das Virus sein natürliches Verbreitungsgebiet – es war praktisch gezwungen, Tiere und Menschen im weiteren Umland zu befallen. Wahrscheinlich hatten die meisten der am Ebolafieber erkrankten Menschen nicht direkt etwas mit der Rodung der Wälder zu tun, aber sie litten trotzdem sehr darunter.

Die meisten Mikroben können uns nur schaden, wenn bereits körperliche Störungen vorliegen oder unser Immunsystem nicht angemessen reagiert. 85 Prozent des darmeigenen Immunsystems hängen von der Beschaffenheit der Darmflora ab. Wir können einen Befall mit gefährlichen Parasiten nicht ausschließen, aber wir sind in der Lage, ungesunde Verhältnisse im Darm zu bereinigen. Ungleichgewichte deuten auf eine gestörte Beziehung zum Geist hin. Wenn Sie sich ein glücklicheres und gesünderes Leben ins Dasein träumen möchten, müssen Sie Ihre Beziehung zum Geist in Ordnung bringen. Doch davor müssen Sie Ihren Darm in Ordnung bringen (mehr dazu im vierten Kapitel).

Der Schleier zwischen den Welten

Bei unserem Bemühen um die wissenschaftliche Erforschung des Universums haben wir es versäumt, persönlich das unsichtbare Reich des Geistes zu erforschen und nachzusehen, was es da gibt. Im Westen studieren wir mithilfe des denkenden Geists die Natur und versuchen, die Tiefen der Mathematik zu ergründen, aber wir nutzen diesen Geist nicht, um ihn selbst zu erforschen. Wenn Sie den Geist nach innen wenden und ihn sich selbst betrachten lassen, finden Sie Frieden und sind frei von den Leiden der materiellen Welt. Sie stoßen da auf die Weisheit, die in der gesamten Schöpfung waltet. Ungefähr so, wie ein Mikroskop für die Erforschung des sehr Kleinen taugt, ist der Geist das Instrument für die Erforschung der unsichtbaren Welt. Doch weshalb bleiben wir nicht in der Welt des Geistes, wenn es da so wunderbar ist?

Wir werden mit einem stofflichen Körper in der stofflichen Welt geboren, sagen die Weisen, um uns zu entwickeln und zu wachsen, um innerlich zu reifen und weise zu werden. Dies können wir an einem Beispiel aus der Physik verdeutlichen: In der Verkörperung sind wir gleichsam wie ein Photon in seinem Teilchenzustand und in der unsichtbaren Welt wie ein Photon in seinem Feldzustand. Der Teilchenzustand ist unsere »lokale« Verfassung, in der wir als Wesen von Fleisch und Blut auf der Couch sitzen und lesen. Der Feldzustand ist unsere »nichtlokale« Verfassung, hier reichen wir bis in die fernsten Fernen des Universums und sind eins mit allen Dingen. Im Tod lassen wir den Körper zurück und kehren zu unserer nichtlokalen Natur, das heißt in unseren Feldzustand, in die unsichtbare Einheit zurück. Die Weisen der Frühzeit fanden jedoch heraus, wie sie ihr nichtlokales Ich erfahren konnten, ohne zu sterben: wie man schon in der Welt die Einheit kosten kann.

Unser Feldzustand, in dem wir uns zwischen den Geburten befinden, umfasst die gesamte Schöpfung. Ein Feld ist substanzlos. Wir haben hier einfach nicht genügend »Stoff«, der unser Bewusstsein, unsere Aufmerksamkeit binden könnte. Die Maya bezeichneten das Bewusstsein, das zur Erfahrung dieses Zustands nötig ist, als »Jaguarkörper«, und Jaguar-Schamanen waren Menschen, die den Tod überwunden hatten und zur Wahrnehmung ihres grenzenlosen Feldzustands vorgedrungen waren, um mit diesem Wissen dann zu den Menschen zurückzukehren. Deshalb ist der Jaguar auf dem gesamten amerikanischen Kontinent ein Kraftsymbol, das für die Reise über den Tod hinaus steht, bei der man sich im Feldzustand im Raum des Allwissens umtut, um dann in den verkörperten Zustand der Lebenden zurückzukehren. Wenn wir im Besitz des Jaguar-Wissens sind, geht uns auf, dass es zwischen uns und der unsichtbaren Welt keine verriegelte Pforte gibt und nie gegeben hat. Die unsichtbare Welt ist jederzeit zusammen mit der sichtbaren vorhanden, immer gegenwärtig, stets erreichbar. Wir können ihre Weisheit jederzeit in unsere Welt holen, wenn Heilung und Ausgleich in irgendeiner Form nötig sind.

Das erreichen wir, indem wir die Schaltkreise des Gehirns aktivieren, die uns die Erfahrung unserer Verbundenheit mit allen Objekten und Wesen im Kosmos ermöglichen. Diese höheren Nervenschaltkreise bestehen wie alle Nervenschaltkreise aus verbundenen Gehirnzellen, aus Neuronen, die nicht nur miteinander »verkabelt« sind, sondern auch gemeinsam feuern. Sie befinden sich in dem Gehirnbereich, den wir »Großhirnrinde« oder »Neocortex« nennen und in dem Erfahrungen von Glückseligkeit und Einheit heimisch sind, während andere Gehirnareale eher mit dem Überleben und der Unterscheidung von Freund und Feind zu tun haben. Dieser evolutionsgeschichtlich jüngere Teil des Gehirns hat eine Lieblingsspeise: Ketonkörper, die für das Gehirn wie Düsentreibstoff sind. Die unsichtbare Welt des Geistes können Sie nicht mit Ihrem primitiveren und eher raubtierartigen limbischen Gehirn erkunden, das sich vor allem von Zucker ernährt und immer Angst vor dem Tod und in der Nacht lauernden Gespenstern hat.

Wir nähern uns heute mit unseren Computern und Kommunikationsgeräten dem Punkt, dass wir auf das gesamte Wissen der Welt augenblicklich Zugriff haben. Doch das ist nicht die allerkennende Bewusstheit, die ich meine. Ich spreche vielmehr von dem Vermögen unseres Geistes, den Kosmos im Feldzustand unmittelbar zu erfahren, über alle Grenzen von Raum und Zeit hinaus. Und das ist der »Zaubertrank«, den ich im Amazonasgebiet entdeckte, die Medizin, die alles

Verlangen der Seele stillt und uns befähigt, mit dem Stress des Lebens umzugehen. Mit diesem Trank werden wir selbst die Gestalter eines Lebens, das lang und gesund zu werden verspricht.

Die Barriere zwischen uns und der unsichtbaren Matrix hat viel mit dem überschüssigen Zucker und Eiweiß in unserer Nahrung und mit den Toxinen in unserem Gehirn zu tun. Wenn wir unsere Ernährung umstellen, unser beschädigtes Gehirn wiederherstellen und mehr auf Fett als Brennstoff zurückgreifen, können wir die Barriere durchbrechen, die uns von der für unser höheres Gehirn so mühelos sichtbaren Einheit trennt.

Als die spanischen Eroberer Amerika erreichten, konnten die Ureinwohner Mexikos die ersten Schiffe der Conquistadores schlichtweg nicht sehen. Sie erblickten nur die geblähten weißen Segel, nicht aber die hölzernen Rümpfe. Dabei waren sie weder blind noch dumm, doch Wasserfahrzeuge dieser Größenordnung waren für sie einfach unvorstellbar, und ihr Verstand löschte etwas, was ihre Augen durchaus wahrnahmen. Die moderne Forschung bestätigt, dass unsere geistigen »Voreinstellungen« ein hohes Durchsetzungsvermögen haben und Sinnesdaten, die nicht ins Bild passen, ausfiltern können. Noch vor rund 150 Jahren mokierten sich europäische Ärzte über den Gedanken, dass Krankheiten durch Keime übertragen werden. Sie sahen keine Keime, also konnte es sie auch nicht geben. Manchmal sehen wir Dinge nicht, die wir direkt vor der Nase haben, weil unsere Voreingenommenheit sie einfach ausblendet.

Ein unsichtbares Energiefeld

Wie kann die unsichtbare Welt des Geistes heilen oder überhaupt auf unsere Gesundheit einwirken? Den stofflichen Körper umgibt ein leuchtendes Energiefeld, das unseren Zellen und Genen und dem Mikrobiom (der Gesamtheit aller Mikroorganismen in und auf unserem

Körper) »mitteilt«, wie sie in harmonischem Miteinander leben und agieren können. Dieses Energiefeld ist unsichtbar, aber manche nehmen es als Aura wahr, als einen farbigen Lichthof um die Person. Mit etwas Übung können wir lernen, diese Energie zu spüren. Probieren Sie es gleich mal aus: Reiben Sie Ihre Handflächen ein paar Sekunden lang kräftig aneinander, um sie dann langsam ein wenig voneinander zu entfernen. Spüren Sie Wärme oder etwas wie elektrische Ladung zwischen Ihren Handflächen?

Wir können uns das leuchtende Energiefeld als die Software vorstellen, die der Hardware, unserer DNA, Steuerimpulse für die Reparatur des Körpers gibt. Das läuft über unser Gehirn und Nervensystem und die Chakren[7] oder Energiezentren des Körpers. Sie können Ihr leuchtendes Energiefeld durch Meditation, Naturspaziergänge und Gebet noch verbessern, aber wenn Sie es nicht auf dem neuesten Stand halten oder wenn Ihr Gehirn voller Giftstoffe ist, kann dieses Feld Ihren Körper nicht im optimalen Zustand erhalten, und dann hängt Ihre Gesundheit einfach von den genetisch vererbten Programmen ab. Nun wiederholen Sie mehr oder weniger die körperlichen Störungen und psychischen Dramen, mit denen Ihre Vorfahren lebten und an denen sie starben.

Wir glauben gern, wir seien anders, besser oder aufgeklärter als unsere Eltern, aber oft ist es doch so, dass wir einfach ihre gesundheitlichen und psychischen Probleme in dieser oder jener Form neu inszenieren. Wenn wir unser leuchtendes Energiefeld nicht durch die Erfahrung der Einheit in seine Bestform bringen, leben wir ungefähr so, wie unsere Eltern lebten, und wir sterben auch so, wie sie dahinschieden. In unserem Körper bilden sich Krebszellen, die zu sterben vergessen, und unsere körpereigene Abwehr, die sie in Schach halten soll, kann irgendwann nicht mehr mithalten.

Heute wissen wir, dass der menschliche Körper zu 90 Prozent aus den Bakterien unseres Mikrobioms besteht. Nur in 10 Prozent unseres Körpers wirkt unsere eigene DNA, alles Übrige gehört zum Mikrobiom.

Bedeutet das dann, dass *ich* nur diese 10 Prozent bin? Nein, ich bin das Energiefeld, die ordnende Kraft für diese erstaunliche »Kolonie«, die ein Ich-Gefühl besitzt. Mein Gehirn und Nervensystem sorgen für das harmonische und ausgewogene Zusammenwirken der hundert Billionen Zellen meiner Kolonie. Die Natur hat uns so gemacht und wusste wohl, dass es ratsam war, alles über ein zentrales Gehirn zu koordinieren und nicht jede Zelle mit einem Denkapparat auszustatten – einschließlich der Freiheit, selbst zu entscheiden, was für die Kolonie am besten sei. Denn das ist kein Rezept für Freiheit, sondern eher eins für Massenkeilerei.

Ihr leuchtendes Energiefeld ist ein biomagnetisches Feld, das nicht an Ihrer Hautoberfläche endet, sondern bis in die fernsten Fernen des Universums reicht und dabei zwar schwächer wird, aber nie ganz aufhört. Sterne und Galaxien sind in diesem Energiefeld.

Vielleicht haben Sie schon einmal gehört, dass aus Gedanken Realität wird. Und das geht wie folgt: Ihr leuchtendes Energiefeld ordnet die stoffliche Wirklichkeit ringsum so, dass sie Ihre Gedanken und Überzeugungen getreulich abbildet. Wenn Sie Ihr Energiefeld nicht auf dem neuesten Stand der Erkenntnis halten, sondern bei Ihren alten Gedanken und Storys bleiben – »Mama hat mir mein Leben versaut«, »Der Storch hat mich im falschen Haushalt abgesetzt« oder »Herzkrankheiten liegen bei uns in der Familie« oder was die ständig wiederholten Geschichten auch behaupten mögen –, erzeugen Sie genau diese Realität in Ihrem Leben.

Im östlichen Denken wird dieser Ursache-Wirkungs-Zusammenhang »Karma« genannt. Solange wir an unser Karma gebunden bleiben, verläuft unser Leben sehr wahrscheinlich nicht übermäßig freudig. Niemand lebt gern als Wirkung einer Ursache aus der Vergangenheit, ob es nun die Gene der Familie oder frühe Traumatisierungen sind – es sei denn, man verspürt ein Verlangen danach, einen großen Teil seines Lebens mit Therapien zu vergeuden. Bringen Sie Ihr Energiefeld auf den aktuellen Stand, und Sie können Ihre Gene für Gesundheit und langes Leben ins Spiel lassen und Ihr ganz eigenes, befriedigendes Leben führen. Dazu müssen Sie zuerst Ihr Gehirn entgiften und ihm Neuronährstoffe bereitstellen, die Ihnen die Erfahrung der Einheit ermöglichen. Das wiederum erlaubt Ihnen ein Upgrade Ihres Energiefelds. Ich bezeichne das als »Download der Version 7.0 der menschlichen Software«.

Die Verbesserung unseres leuchtenden Energiefelds ist heute viel schwieriger als vor hundert oder sogar vor zehntausend Jahren bei unseren steinzeitlichen Vorfahren, die im Einklang mit der Natur lebten. Noch vor hundert Jahren gab es die heute in unserem Körper und Nervensystem abgelagerten Giftstoffe wie Pestizide, industrielle Chemikalien, elementares Quecksilber und viele andere nicht oder nur in wesentlich geringerem Maße. Die Erfahrung des Einsseins mit der Schöpfung bietet sich uns kaum noch oder nur für Augenblicke. Da können wir meditieren, soviel wir wollen, die unsichtbare Matrix des Geistes bleibt anscheinend doch unerreichbar.

Aber es muss nicht so sein.

Unser leuchtendes Energiefeld ist der Zugang zu dieser unsichtbaren Matrix des Wissens, in der alles mit allem zusammenhängt und unsere Gedanken jede Zelle unseres Körpers und jedes Molekül im gesamten Kosmos erreichen. Hier bietet uns die Physik eine deutliche Metapher in dem Phänomen, das »Quantenverschränkung« genannt wird: Subatomare Teilchen können auf geheimnisvolle Weise so miteinander »verschränkt« sein, dass sich eine Veränderung der Drehrichtung bei einem der beiden unmittelbar dem anderen mitteilt, selbst wenn sie sich an verschiedenen Enden der Galaxie befinden sollten. Anfangs glaubten die Wissenschaftler, es könne sich um einen Austausch von Signalen handeln, der mit Überlichtgeschwindigkeit vonstattengeht, doch später zeigte sich, dass dieses Phänomen einfach durch die Natur der verschränkten Teilchen gegeben ist. Für die Weisen des Amazonasbeckens und der Anden, bei denen ich gelernt habe, gehört Verschränkung zur Natur der gesamten Schöpfung, sodass wir alle mit allem und miteinander durch Beziehungen verbunden sind. Wie viele Ureinwohner Amerikas sehen sie alle Lebewesen als »meine Verwandten«.

Wenn man am Gesamtbewusstsein der Schöpfung teilhat, erkennt man seine Einheit mit allen Lebewesen und der Natur. Wie könnte man der Erde oder ihren Lebewesen schaden, wenn man um die untrennbare Einheit mit ihnen weiß? Und wenn einem das Wohl aller anderen Lebewesen am Herzen liegt, ist es dann nicht selbstverständlich, dass man gleichzeitig auch für die eigene Heilung sorgt? Wer zur Erfahrung der Einheit erwacht ist, für den kommt es nicht mehr infrage, auf Kosten anderer seine eigenen Interessen durchzusetzen.

Im Zustand der Einheit tut man sich nicht leicht, Agenden abzuarbeiten. Haben Sie jedoch Ihre innige Verflochtenheit mit allem im Universum einmal erlebt, werden künftig wahrscheinlich andere Posten auf Ihrer To-do-Liste stehen, und Sie werden immer besser in der Lage sein, Ihre Liste abzuarbeiten, ohne sich dabei selbst zu sabotieren.

Im Unsichtbaren aufwachen

Während wir schlafen, sind wir in unseren Träumen wach. Sind wir dagegen in der stofflichen Realität wach, schlafen wir in dem Feld, in dem unsere Träume spielen, tief und fest. In Träumen oder bei der Meditation, in tiefer kontemplativer Betrachtung oder durch Musik und Gebet können wir etwas über den unsichtbaren Bereich erfahren. Das sind jedoch vielfach flüchtige Eindrücke, die schon auf dem Weg vom Bett zur Kaffeemaschine verblassen. Im Traum sind wir in dieser Welt der Zeitlosigkeit, wo wir beispielsweise unseren verstorbenen Verwandten begegnen und schon im nächsten Augenblick fantastische Landschaften durchstreifen. Das können ganz lebendige Bilder sein, aber wenn wir dann aufwachen, entgleiten sie uns oft wieder. Im Westen gehören Psychologen, die auf Traumdeutung spezialisiert sind, zu den ganz wenigen, die um die Bedeutung des Träumens wissen. Das ist bei den

Menschen im Amazonasgebiet, bei denen ich gelebt und gelernt habe, ganz anders. Sie berichten einander jeden Morgen von den Träumen der Nacht und beraten, ob darin Antworten auf wichtige Fragen zu erkennen sind, vielleicht auch tiefe Einsichten, von denen das ganze Dorf wissen sollte.

Ist Ihnen schon aufgefallen, dass Ihr Körper im Traum gar nicht körperlich ist, dass Sie nirgendwo schmerzhaft anecken? Im Traum sind wir reine Bewusstheit. In der unsichtbaren Welt existieren wir formlos und ichlos in wohliger, grenzenloser Weite. Hier sind wir unser leuchtendes Energiefeld. Nur in der sichtbaren Welt stoßen wir an Tischkanten, fallen in Abgründe, erleben Schmerz und Krankheit – und hier vor allem lernen und wachsen wir. Für die indigenen Völker, bei denen ich gelebt und gelernt habe, ist das verkörperte Leben nicht die einzige und nicht die höchste Wirklichkeit. Die unsichtbare Welt des Geistes ist die Grundrealität, und das leuchtende Energiefeld ist das, was bleibt und durchgeht.

Während der Erneuerung Ihres Körpers werden Sie auch immer deutlicher erkennen, dass Sie sowohl ein spirituelles als auch ein körperliches Wesen sind, sowohl Feld als auch Teilchen. Und wer einmal um die Unsterblichkeit seiner selbst weiß, lebt von da an angstfrei.

Dieses Wissen vertreibt die Todesfurcht restlos aus jeder Zelle Ihres Körpers. Ihr höheres Gehirn wird Ihnen begreiflich machen, dass es nur Leben auf Leben gibt und der Tod einfach eine kurze Wandlungsphase auf dem Weg von der sichtbaren zur unsichtbaren Existenzform ist.

Und mit der Entdeckung Ihres alterslosen, zeitlosen Ichs sind Sie in der Lage, einen neuen Körper nachwachsen zu lassen, der anders gesund wird, anders altert und anders stirbt.

DREI

Den Tyrannen stürzen

Der Verstand ist nicht bei Verstand

In Museen und Vergnügungsparks zeigen sich Kinder immer wieder von Modellen des grimmigsten aller Dinosaurier angetan, vom Tyrannosaurus Rex. Der Spinosaurus war größer und gefährlicher, die Pflanzenfresser Diplodocus und Apatosaurus waren nahezu doppelt so groß wie der Tyrannosaurus Rex, aber dieser war nun mal der erste, der einem großen Publikum bekannt wurde. Um die Wende zum 20. Jahrhundert rissen sich die Leute in England darum, das Skelett dieser Kreatur anschauen zu können. Der furchterregende Dinosaurier bekam einen angemessen schaurigen Namen, und sein Ruf hat einen beinah mythischen Beiklang. Er steht für den menschlichen Tyrannen, der gnadenlos alle niedermacht, die sich ihm nicht beugen. Inzwischen hat sich zwar herausgestellt, dass der Tyrannosaurus Rex wahrscheinlich Federn hatte, aber in unserer Vorstellungswelt besaß er eine dicke, undurchdringliche Drachenhaut, die ihn zum unbesiegbaren Jäger machte.

Auch im Großkatzenhaus der Zoos lebt der Mythos vom grimmigen Herrscher. Die Reißzähne und die imposante Mähne eines männlichen Löwen beeindrucken den Zoobesucher selbst dann, wenn das Tier hinter der Glasscheibe gähnt. Zwar wissen wir heute, dass die etwas kleinere, geschmeidige Löwin für die Jagd zuständig ist, während »er« mehr oder weniger zuschaut, dennoch bewundern alle staunend *ihn* als den »König der Tiere«.

Der Tyrannosaurus Rex und der männliche Löwe sind von großer Symbolkraft, weil das Bild des übermächtigen Herrschers fest in der menschlichen Psyche verankert ist. Wir haben die Vorstellung von einem kriegerischen Herrscher so tief verinnerlicht, dass uns das denkende Bewusstsein, unser Verstand, als die stärkste Kraft in uns erscheint und alles – Gedanken, Gefühle, Körper und spirituelles Bewusstsein – seinem Kommando untersteht. Von klein auf hören wir immer wieder, was uns vom übrigen Tierreich unterscheide, sei unser großes und komplexes Gehirn. Und tatsächlich glaubt der Verstand, er habe das Sagen und könne über unser Denken und Fühlen, ja unser ganzes Leben bestimmen. Wir glauben, wir müssten nur umdenken, um an unseren Gewohnheiten, Süchten, Beziehungen und Gefühlen das zu ändern, was geändert werden muss. Dann denken wir um und um, aber was unsere Beziehungen, unsere Gesundheit und unsere Gefühlsregungen angeht, tut sich nicht viel.

Ein Sinneswandel setzt nämlich voraus, dass sich in unserem Gehirn etwas ändert. Unser Geist hat zwar seinen Sitz nicht im Gehirn, aber er bedient sich des Gehirns und des Nervensystems. Sobald Ihr Gehirn entgiftet ist und anfängt, seine natürlichen Glücksmoleküle (DMT oder Dimethyltryptamin) zu produzieren, haben Sie es leichter, entgleiste Beziehungen wieder in Ordnung zu bringen, Ihrer Gesundheit auf die Sprünge zu helfen und sich auch psychisch wieder zu stabilisieren. Dann wird sich Ihnen zeigen, dass das gewöhnliche Bewusstsein letztlich nicht dazu taugt, für Gesundheit, Fülle, Liebe und Wohlbefinden zu sorgen. Nicht dass dieses Bewusstsein dabei keine unterstützende Wirkung haben könnte, schließlich ist längst bekannt, dass die Geist-Körper-Verbindung eine Rolle für Gesundheit und Krankheit spielt. Der Alltagsgeist, von dem ich hier spreche, ist das limbische Gehirn, das sich aufspielt und meint, es sei der Chef und müsse alles kontrollieren, während es zugleich von Ärger, Angst und dem Gefühl des Mangels beherrscht ist. Von diesem Teil des Gehirns waren unsere Neandertaler-Vorfahren geleitet. Es wird rebellisch, wenn die Dinge nicht so laufen, wie wir möchten, und es gebärdet sich immer als Kapitän des ganzen Schiffs.

Sie werden auf ein viel wirksameres Mittel stoßen, nämlich die Beziehung zum Geist und zur unsichtbaren Welt. Dazu müssen Sie aber das höhere Gehirn ins Spiel bringen, das zu spirituellen Erfahrungen fähig ist. Eine spirituelle Erfahrung kann man nicht kontrollieren oder beherrschen, man muss sich ihr ergeben. Dazu ist ein höherer Geist erforderlich, der uns zuwächst, wenn wir Fett als Energiequelle verbrennen und ein Keton namens Beta-Hydroxybutyrat an diesem Prozess beteiligt ist. Ansonsten wird es Ihnen ähnlich ergehen wie den Kundschaftern der Azteken, denen die großen hölzernen Schiffe der Europäer unsichtbar blieben, weil solche gewaltigen Wasserfahrzeuge in ihrer gewohnten Erfahrung nicht vorkamen.

Der Herr der Morgendämmerung

In meiner Anfangszeit als Anthropologe interessierten mich besonders die ursprünglichen Völker, deren Menschen noch weitgehend wie unsere steinzeitlichen Ahnen lebten; und ich sah staunend, wie präsent das Heilige in ihrem Leben war. Viele ihrer Legenden handeln von einem Himmelswesen, das auf der Erde unter den Menschen wandelt und Weisheit zu ihnen trägt. Er wurde »Quetzalcoatl« genannt, die gefiederte Schlange, bei den Azteken und Hopi war er der Herr der Morgendämmerung.

Quetzalcoatl, der wiederkehrende Gott, war der Venus zugeordnet, dem Morgenstern. Der Legende nach kommt er in jedem neuen Zeitalter als Erneuerer und Wissensbringer zurück, und so steht er auch für unsere eigene ewige Wiederkehr zur Erde, Leben für Leben. Er war und ist dafür zuständig, die Fruchtbarkeit des Bodens immer wieder zu erneuern und unseren Körper, unser Denken und unser Dorf mit neuen Kräften zu versehen. Da das sterbliche Dasein kurz ist, sagt

Quetzalcoatl, müssen wir es wert halten und beschützen, denn es ist sehr schwierig, sich einen physischen Körper zu verschaffen. Er sagt auch, Sie hätten sich ein langes Leben bei guter Gesundheit gewünscht, um alles lernen zu können, wozu Sie in diese Welt aufgebrochen sind. Es waren die Schamanen, die all die essbaren Pflanzen entdeckten, die mit ihrem Reichtum an primären und sekundären Pflanzenstoffen unsere Gesundheit während dieses so kurzen Lebens sichern.

Menschen- und Pflanzenleben greifen auf erstaunliche Weise ineinander, eine perfekte Symbiose: Sauerstoff, das »Abfallprodukt« der Pflanzenatmung, ist für uns lebenswichtig, und was wir an Kohlendioxid ausatmen, dient wiederum den Pflanzen als Nahrung. Pflanzen erzeugen mithilfe von Sonnenlicht Nährstoffe von hoher Dichte. Für unsere Vorfahren war ein respektvoller Umgang mit der Natur selbstverständlich, er sicherte ihr Überleben in der Wildnis. Um essbare und nahrhafte Beeren oder Wurzeln finden und von giftigen unterscheiden zu können, konnten sie mit der Pflanzenwelt auf eine Weise kommunizieren, die wir Jetzigen uns nicht einmal mehr vorzustellen vermögen.

Bei den indigenen Völkern, die noch heute im respektvollen Austausch mit der Natur leben, wird man zu hören bekommen, dass die Pflanzen mit den Menschen sprechen und sie deshalb nicht auf gefährliche Selbstversuche angewiesen sind. Die Schamanen entdeckten Pflanzen, die nicht gegen Krankheiten wirksam waren, sondern für ihre Gesundheit sorgten.

Bei meinen Reisen im Amazonasgebiet fiel mir auf, dass es dort zwei Arten pflanzlicher Arzneien gibt. Die der ersten Art waren für körperliche Beschwerden da. Bei Kopfschmerzen oder Malariafieber beispielsweise suchte man einen Baum auf, den ich »Aspirinbaum« nenne, vielleicht eine Weidenart oder ein Chinarindenbaum, und bereitete aus der Rinde eine Arznei. Diese Art der Medizin praktizieren wir im Westen: Wir wenden ein Mittel gegen ein Symptom an.

Pflanzen der zweiten Art erzeugen Gesundheit. Sie aktivieren die Gene des langen Lebens in jeder Zelle, entgiften das Gehirn, kurbeln die natürliche Produktion pluripotenter Stammzellen an und unterstützen damit die Erneuerung des Körpers. Sie schaffen Gesundheit, indem sie den zentralen Steuerungsmechanismus für Alterung und Entgiftung justieren. Zu diesen Pflanzen gehören in Amazonien Katzenkralle und Dutzende Arten von Shihuahuaco (ein mächtiger Baum aus der Familie der Bohnengewächse). Ähnlich wie die Ginsengwurzel seit über zweitausend Jahren in China verwendet wird, machten sich die Schamanen die Wirkungen dieser Amazonaspflanzen zunutze: Schutz der Nerven, Beschleunigung der Stammzellenproduktion, Aktivierung der »Langlebigkeitsgene« (SIRT1-Gene) und Entgiftung des Gehirns.[8]

Ähnliche Eigenschaften finden wir bei den Gemüsearten der Kreuzblütlerfamilie, etwa bei Brokkoli und Rosenkohl, und bei Gewürzen wie Kurkuma und dem Schwarzen Pfeffer. Sie sind reich an sekundären Pflanzenstoffen, die unser Gehirn entgiften und optimieren. Mit Pflanzenmedizin dieser Art gelingt es, die Schaltkreise zu aktivieren, die sich über den tyrannischen Denkapparat hinwegsetzen können. Wir sehen uns diese Superfoods in Kapitel 6 genauer an. Sie sind ganz wichtig für die Erneuerung des Körpers.

Wie kam es, dass uns die innige Verbundenheit mit Geist und Natur verloren ging? Wann haben wir aufgehört, mit den Bäumen und Flüssen zu sprechen? Der Anthropologe Jared Diamond führt es auf einen großen Umbruch zurück, der vor ungefähr zehntausend Jahren stattfand, die sogenannte neolithische (jungsteinzeitliche) Revolution. Die Menschen wechselten in dieser Zeit von der steinzeitlichen Sammler-und-Jäger-Ernährung zu einer Kost, in der angebaute Getreide den Hauptanteil stellten. Diamond bezeichnet das als den »größten Fehler in der Geschichte der Menschheit«.[9] Die folgenden Jahrhunderte waren bestimmt von Konflikten und kriegerischen Auseinandersetzungen, vom Aufstieg und Fall von Kulturen, wie er sagt. Grausame Herrscher, verheerende Kriege und Sklaverei beherrschten das Bild.

Eine getreidereiche Ernährung mit beispielsweise Weizen, Gerste, Reis und Mais – allesamt Lebensmittel mit einem hohen glykämischen

Index,[10] die den Blutzuckerspiegel erhöhen können – bedeutet letztlich, dass sich die Menschen seit der Einführung des Ackerbaus überwiegend von Zucker ernähren. Unser Körper und vor allem unser Gehirn leidet nach wie vor unter dieser Ernährungsumstellung. Ein in Zucker gebadetes Gehirn ist dumpf und schwerfällig. Im nächsten Kapitel werden Sie mehr über die schädliche Wirkung der Getreide auf den Verdauungstrakt und das Gehirn und insbesondere über das Getreideprotein Gluten erfahren.

Bei der Entwicklung der Landwirtschaft ging es immer mehr auch darum, dass man seine Ländereien und damit sein Überleben sicherte, also mussten mächtige Herrscher her, die Streitkräfte zur Verteidigung des Landes und der Bauern und der Kornspeicher zusammenziehen konnten. Zunehmend beherrschten Angst und Krieg das Denken der Menschen, das gegenseitige Vertrauen ließ nach. Auch der unmittelbare Zugang zum Göttlichen schwand, dafür gab es jetzt Religionen und Leute, die sich als Mittler zwischen Mensch und Gott verstanden und dadurch Macht gewannen.

Wir müssen unsere Verbundenheit mit dem Geist und den Kräften der Natur erneuern. Wenn wir mit uns selbst und allen Wesen dieser Erde in Frieden leben möchten, dürfen wir uns nicht mehr ausschließlich von dieser zucker- und getreidegesättigten tyrannischen Mentalität leiten lassen. Wir müssen uns auf die überwiegend pflanzliche, aber getreidefreie Ernährung unserer fernen Vorfahren besinnen – und auf ihre Erfahrung des Einsseins mit dem Kosmos. Um das zu können, brauchen unsere Nervenschaltkreise ein Upgrade.

Das limbische System und die Nervenschaltkreise der Angst

Wenn sich der Verstand als Tyrann aufspielt, folgt er uralten Programmen, die zum limbischen System gehören, einem evolutionsgeschichtlich sehr alten Teil des Gehirns. Das limbische System ist mit unserem

Überleben befasst, und sein kennzeichnendes Gefühl ist Angst. Wenn wir unter seinem Einfluss stehen, sehen wir überall Gefahren lauern. Es kennt nur ganz einfache Antriebe: Nahrung, Kampf, Flucht und Vermehrung. Es giert nach süßem Trostfutter, wenn Sie traurig oder verunsichert sind. Geben Sie ihm Zucker, und es versieht seinen Dienst auf einer dumpfen Bewusstseinsstufe, die nicht zur Erfahrung der Einheit taugt.

Dieses Gehirn hat uns erlaubt, die Eiszeit zu überstehen, und ist ständig auf Nahrung und Sex aus. Es verlangt nach abstumpfendem Alkohol und Drogen, und seine Neigung zu Aggression, Gefühlsunterdrückung und anderen potenziell destruktiven Verhaltensweisen kann nur der Neocortex überstimmen, und das nur dann, wenn wir ihm den Zuckernachschub abschneiden. Dies ist der jüngere oder »neue« Teil der Großhirnrinde, der uns erlaubt zu lernen, kreativ zu sein und uns Künftiges vorzustellen. Im Neocortex liegt eine Neigung zum Schönen, sei es ein klassisches Konzert oder eine elegante mathematische Lösung. Das neue Gehirn braucht Ketone, um sich gegen die Programme des älteren limbischen Gehirns durchzusetzen. Bei kohlenhydratreicher Ernährung stottert es so dahin und hat gelegentlich lichte Momente, die jedoch nicht zu dauerhaften Erkenntnissen werden.

Das vom Lustprinzip und dem Verlangen nach Dramatik getriebene limbische Gehirn kann mit spirituellen Erfahrungen nichts anfangen. Es hält sich lieber an die Religion, in der feststehende Anschauungen und Vorurteile zu göttlichen Geboten geronnen sind, die von den Grundbedürfnissen des Lebens handeln. Nach schwungvollem Tanz mit dem Einen steht diesem Gehirnteil nicht der Sinn.

Er entwickelte sich, als wir noch still an einem afrikanischen Fluss saßen und den Sonnenuntergang über der Savanne verfolgten – auf das Tempo der digitalen Welt ist er nicht eingestellt. Unter Stress reißen uns primitive Gefühlsregungen mit, wir sind blind vor Eifersucht oder Wut, wir sind vor Angst wie gelähmt und so voller banger Befürchtungen, dass wir keinen klaren Gedanken mehr fassen können. Wird das limbische Gehirn überreizt, kapert es das gesamte Nervensystem und drosselt den Blutstrom zu den Frontallappen des Gehirns, sodass uns keine kreativen Problemlösungen mehr einfallen.

Oft merken wir nicht einmal, dass wir aus instinktgesteuerter Angst handeln: Die Welt ist gefährlich, überall lauern Tiger oder Viren, die uns verspeisen wollen, es ist nicht genug für alle da, und der Tod ist das absolute Ende. Solche Glaubenssätze sind in den Nervenschaltkreisen unseres limbischen Gehirns verankert, und mit düsteren oder angstvollen Gedanken verstärken wir sie immer weiter.

Nervenschaltkreise sind »Informations-Superhighways«, in denen unsere Sinneswahrnehmungen blitzschnell verarbeitet werden. Sie sagen uns, dass Rot »halt« und Grün »los« bedeutet, wer sexy ist und wer nichtssagend. Sie enthalten eine dynamische Landkarte unserer Welt und der Abläufe in unserer Realität. In dieser Landkarte sind visuelle Eindrücke, Geräusche, Gerüche, Erinnerungen und Erlebnisse der frühen Kindheit verzeichnet. Viele dieser Landkarten entstehen bereits während der Schwangerschaft, wenn die Stresshormone der Mutter durch die Plazentaschranke zum Fötus gelangen. Wenn Ihre Mutter beispielsweise nicht sicher sein konnte, dass ihr Partner sie und ihr Kind beschützen würde, wird Ihre Landkarte Ihnen eine Realität präsentieren, in der Sie nicht mit der Unterstützung durch andere rechnen können. War Ihre Mutter sich dagegen der Fürsorge ihres Partners und der Familie und der größeren Gemeinschaft sicher, wird Ihre Karte Ihnen eine Welt zeigen, in der Sie auf Unterstützung bauen können – und so gestalten sich dann auch Ihre Beziehungen.

Solche Vernetzungen pflegen sich im Leben durch entsprechende Erwartungen und Erfahrungen zu verstärken. Dies zeigt sich auch physisch, indem immer mehr Verbindungen zwischen den involvierten Nervenzellen angelegt werden. Es entstehen im Laufe der Zeit regelrechte Bahnen, die wegen häufiger Benutzung immer breiter und infolgedessen immer ausschließlicher benutzt werden. Es lässt sich mit bildgebenden Verfahren sogar demonstrieren, dass bestimmte Hirnareale bei bestimmten Gedanken »aufleuchten«. Aber auch das Gegenteil trifft zu: Wenn ein Nervennetzwerk nicht mehr verwendet wird, verkümmert es, was ebenfalls in der Tomografie zu erkennen ist. Wenn Sie also beispielsweise bei einem Wochenend-Meditationskurs ein tiefes spirituelles Erlebnis hatten, dann aber einfach ganz in den Alltag zurückgehen und die Praxis nicht bewusst fortsetzen, wird die Erfahrung wieder verblassen.

Sind die Nervenschaltkreise einmal angelegt, machen sie uns zu Gewohnheitstieren. Der Strom wirklich neuer Gedanken und wirklich origineller Ideen versiegt schon früh, bereits in jungen Jahren ist in unserem Gehirn das Geflecht der Nervenverbindungen weitgehend ausgeprägt und ziemlich festgelegt. Jetzt stellen wir uns keine Häuser in den Wolken mehr vor. Zudem machen uns traumatische Kindheitserlebnisse weniger widerstandsfähig und kreativ, sie verstärken unsere negative Einschätzung der Realität und verbreitern die entsprechenden Nerven-Superhighways im limbischen Gehirn. Frühe Traumatisierung steht im Zusammenhang mit Alkoholismus, Herzkrankheiten, Depressionen, Teenagerschwangerschaft und destruktiven Verhaltensweisen, die wiederum auf das Gehirn zurückwirken.[11]

Die in unseren Nervenschaltkreisen verankerten Kindheitsängste, der Ärger, der Kummer und die Verlassenheitsgefühle veranlassen uns, diese Grundthemen der Erinnerung immer wieder durchzuspielen, auch wenn wir uns an die traumatischen Erlebnisse selbst nicht mehr erinnern. Sehe ich mir mein eigenes Leben an, fällt mir auf, dass meine Leiden immer dieselben Hauptthemen gehabt haben: verlorene Liebe, Kränkung, Im-Stich-gelassen-Werden. Und Angst. Vor Jahrzehnten bin ich einmal für einen Sommer nach New York gezogen. An einem drückend heißen Tag stand ich erstmals vor dem Gebäude, in dem ich wohnen würde. Auf der Eingangstreppe hockten ein paar bullige Typen in verschwitzten T-Shirts herum. War ich da etwa in einem Viertel mit lauter Straßenräubern und Totschlägern gelandet? Bald stellte sich heraus, dass sie meine Nachbarn und wirklich nette Kerle waren.

Offenbar hatte ich meine Kindheitserinnerungen auf diese unschuldigen Leute projiziert.

Es gibt auch psychische Familienthemen, die Kinder von ihren Eltern übernehmen. Im Amazonasbecken bezeichnen sie das als »Generationenfluch«. Der kann Herzkrankheiten oder auch Krebs begünstigen. Bei Autoimmunkrankheiten greift das Immunsystem körpereigene Zellen an, und solche Störungen treten vermehrt in Familien mit mangelnder emotionaler Abgrenzung auf, sodass die Beteiligten nicht wissen, was zu ihnen selbst und was zum anderen gehört.

Selbst wenn wir uns große Mühe geben, unsere Gewohnheiten zu ändern, landen wir häufig doch wieder bei den alten Themen, weil die bestehenden Nervenschaltkreise sich durchsetzen. Erfreulicherweise können wir diese Verschaltungen ändern, wodurch Freude und Aufbauendes in unsere Reichweite kommen. Vorher müssen wir jedoch das Gehirn entgiften. Wie Sie sich vielleicht erinnern, werden Giftstoffe aus unserer Nahrung und dem Wasser in Fettzellen abgelagert, und das Gehirn besteht größtenteils aus Fett. Wir können keine Nervenschaltkreise für Glück, Kreativität oder Neugier anlegen, solange unser Gehirn voller Giftstoffe ist.

Neuroplastizität

Der Begriff »Neuroplastizität« umschreibt die relativ neue Entdeckung, dass sich unsere Erfahrung auf Struktur und Funktion des Gehirns auswirkt. Aber so neu diese Entdeckung auch ist, sie entspricht dem, was die Wissenden schon immer sagten, nämlich dass die Welt das Gehirn verändert und formt. Vor nicht allzu langer Zeit haben wir noch geglaubt, das Gehirn bleibe nach Abschluss seiner Entwicklung in der Kindheit ein Leben lang gleich. Heute wissen wir, dass es durch eine Verletzung oder auch als Folge tiefer Erkenntnisse zu Veränderungen bei einzelnen Neuronen oder Nervenzellen oder auch zu einem größeren Umbau des Gehirns kommen kann. Dieser Vorgang wird als *cortical remapping* bezeichnet.

Nervenschaltkreise wirken als Filter, die bestimmte Dinge ausblenden und uns nur einen kleinen Teil der Realität sehen lassen. Dann sind wir wie die alten Azteken, die die Schiffe der Spanier erst einmal schlichtweg nicht sehen konnten. Vielleicht übersehen wir zum Beispiel die emotionalen Warnsignale, die von unserem neuen Schwarm ausgehen, und lassen uns auf eine ganz ungute Beziehung ein.

Ihre Nervenschaltkreise oder -netzwerke sind darüber hinaus der Mechanismus, nach dem sich Prophezeiungen selbst erfüllen: Wenn Sie glauben, die Welt sei voller Lug und Trug, wird das auch Ihre Erfahrung sein. Gesprächstherapie erweist sich oft als nicht sehr wirkungsvoll, wenn es gilt, solche Netzwerke aufzulösen, die durch traumatische Kindheitserfahrungen entstanden sind. Nicht selten werden da nur die alten Drehbücher verstärkt, statt dass wir fit gemacht werden, ganz neue Geschichten zu verfassen.

Gemäß der neueren wissenschaftlichen Forschung kann sich das Gehirn sehr schnell neu organisieren. Man kann einem alten Hund sehr wohl neue Kunststücke beibringen. In einer 2005 durchgeführten Studie untersuchte man die Gehirne von Studenten vor und nach ihren Examina mit bildgebenden Verfahren. Innerhalb weniger Monate nahm die graue Materie bei diesen jungen Ärzten beträchtlich zu, was darauf hindeutete, dass ihr intensives Studium neue Netzwerke in ihren Gehirnen entstehen ließ und das Hirnvolumen vergrößerte.[12] Seit etwa dem Jahr 2000 zeichnet sich in der Forschung immer deutlicher ab, dass Neurogenese, die Geburt neuer Gehirnzellen, ein ganz normaler Vorgang ist, vor allem im Hippocampus, der Gehirnstruktur, die mit Lernen und Gedächtnis zu tun hat. Die Schamanen kannten Pflanzen, die in der Lage sind, die Bildung neuer Stammzellen auszulösen – auch wenn sie natürlich keine wissenschaftliche Erklärung dafür hatten.

Der Geschmack der Einheit – im Unterschied zur zersplitterten Welt des limbischen Gehirns – gibt Ihnen die Möglichkeit, auf dem

Informations-Superhighway in Ihrem Kopf die Spur zu wechseln, sodass Sie die Welt mit neuen Augen sehen. Jetzt wird es einfacher, alte Geschichten abzulegen und neue zu schreiben, die nicht nur interessanter und aufbauender sind, sondern Ihnen auch den Weg zu einem furchtlosen Leben in Fülle weisen.

Heute kennen wir die wissenschaftlichen Voraussetzungen, und deshalb steht am Anfang unseres Weges, dass wir unser Gehirn von Giften befreien, die uns keine Erfahrung der Einheit erlauben.

Teil 2

Das Alte ablegen

VIER

Die Entgiftung des Bauchhirns

Ich lausche dem Knurren meines Magens und zwinge mich zu einer Meditation darüber. Ich stelle mir vor, wie meine Magenwände gegeneinanderreiben und jede Muskelkontraktion vergessene Kindheitsbilder zutage fördert: Mutter, Vater, Strand, unbeschwert glücklich. Vater weg. Erschrocken. Allein. Pubertät, Liebe, Lügen, Einbildung, Täuschung, alles zusammen in einem Bild. An wen richte ich meine Gebete um Vergebung, wenn ich an nichts mehr glaube?

Hiram Bingham entdeckte Machu Picchu. Ich bin seinen Spuren durch den peruanischen Dschungel gefolgt und zur mythischen Lichtstadt der Inka gelangt. Es ist seltsam – wenn ein »zivilisierter« Mensch einen Ort findet, an dem die Ureinwohner der Gegend jahrhundertelang gelebt haben, bezeichnet man ihn als Entdecker, als hätten die Ureinwohner den Ort geheim gehalten.

Ich habe mein Lager bei einer Höhle unterhalb der verlassenen Ruinen aufgeschlagen und möchte drei Tage fasten, bevor ich die Zitadelle betrete. Sonst würde ich das »spirituelle« Machu Picchu nicht erleben, haben die Schamanen gesagt. Ich würde dann nur lauter alte Steine sehen, aber nicht die Stadt, die über den Ruinen noch besteht. Werde ich den Schleier lüften und durch den Dunst die alte Anlage sehen können?

Und weshalb mit leerem Magen? Der alte Mann hat gesagt: »Damit du das wilde Tier in dir kennenlernst und es draußen lassen kannst.«

Das wilde Tier, so zeigt sich jetzt, ist meine Vergangenheit, die als Abenteuerlust getarnte Ruhmsucht, die egoistischen Motive bei diesem Unterfangen, der Welt die Schätze alter Kulturen zugänglich zu machen. Das wilde Tier bin ich.

All das unfertig Zurückgelassene, die vergifteten Beziehungen, die Freuden und Leiden – ganz erstaunlich, was da alles hochkommt, wenn man einmal ein paar Tage lang nicht seine drei Mahlzeiten bekommt. Mir ist bewusst, dass ich trotz meiner schlanken Statur genügend Fettreserven auch für deutlich längere Fastenperioden haben würde. Aber Hunger ist ein großer Lehrmeister. Die westliche Psychologie hat es sehr mit dem Oralen und Analen, und das wundert mich jetzt nicht mehr.

Villoldo/Jendresen: Dance of the Four Winds

Wir haben im Bauch eine Art zweites Gehirn – wissenschaftlich als »enterisches Nervensystem« bezeichnet, umgangssprachlich meist »Bauch-« oder »Darmhirn« genannt –, das genauso wichtig ist wie die grauen Zellen in unserem Schädel. Dabei handelt es sich um ein komplexes Netzwerk aus über hundert Millionen Neuronen, die direkt mit dem Gehirn im Kopf kommunizieren. Dieses Nervengeflecht umhüllt den gesamten Verdauungskanal, eine rund zehn Meter lange Röhre vom Mund bis zum Darmausgang. Das Bauchhirn hat es nicht mit Poesie, Liebe und Philosophie, es interessiert sich nicht für das Leben nach dem Tod. Es ist mit dem täglichen Geschäft der Verdauung befasst: die Nahrung aufschließen, die Nährstoffe herauslösen und aufnehmen, die Abfälle ausscheiden. Darüber hinaus kommuniziert der Darm über den Vagusnerv, den größten Nerv des parasympathischen Systems, mit dem Kopfgehirn. Er teilt ihm mit, wie hungrig oder satt wir sind, und übermittelt die Botschaften unseres »Bauchinstinkts«.

Das Bauchhirn produziert 90 Prozent des Serotonins im Körper. Serotonin ist sowohl ein Hormon als auch ein Neurotransmitter und spielt eine wichtige Rolle für die Entwicklung unseres Vorderhirns, der Region des Neocortex, in der das Lernen stattfindet und in der wir Spiritualität und höhere Gefühlszustände wie Liebe und Altruismus erleben. Außerdem fördert es die Bildung neuer Nervenzellen im Hippocampus, der uns erlaubt, neue Erfahrungen zu machen. Wird dieser Teil des Gehirns durch die Stresshormone Cortisol und Adrenalin geschädigt, lernen wir nichts Neues mehr. Dann leben wir in einer Welt, in der wir alles schon zu kennen glauben und für nichts Unbekanntes mehr empfänglich sind, wir erleben keine Offenbarungen mehr, wir entdecken nichts mehr, wir verlieben uns nicht mehr. Haben Sie schon mal ein älteres Ehepaar Hand in Hand spazieren gehen sehen? Verliebt bleiben, jeden Morgen denselben Menschen wiedersehen und doch Neues an ihm entdecken, dazu ist Serotonin erforderlich.

Abends, wenn das Licht schwindet, wandelt die Zirbeldrüse Serotonin in Melatonin um, damit das Gehirn weiß, dass es Zeit ist, sich von der Alltagswelt zu lösen und in das Reich von Schlaf und Traum aufzubrechen. Serotonin dürfte eines der ältesten und am weitesten verbreiteten Hormone überhaupt sein, wir finden es in Pflanzen, Tieren, Pilzen und sogar Bakterien. Manche nennen es das »Wohlfühl-« oder »Glückshormon«. Chemisch ist es mit DMT verwandt, dem »spirituellen Molekül«, von dem schon die Rede war. Aber wenn Ihre Darmflora nicht in Ordnung ist, entsteht dort kein Serotonin, und dann können Sie keine Glückshormone bilden oder Rumis Dichtungen wirklich genießen.

Heute bietet DMT für westliche Sucher einen Zugang zu Bereichen des Geistes, die einst die Domäne der Schamanen und anderer indigener Psychonauten waren. DMT könne tatsächlich die Schichten des Ichs freilegen, sagt Mitch Schultz, der Regisseur des Dokumentarfilms »DMT: The Spirit Molecule« über den Psychiater Rick Strassman und seine bahnbrechenden Forschungen über DMT und spirituelle Erfahrung. Wenn die einzelnen Schichten abgeschält würden, bekomme man eine Ahnung vom vollkommenen Bewusstsein des eigenen Seins. Für ihn sei das realer als real, wenn man so will. Realer als diese Halluzination, in der wir Tag für Tag lebten.[13]

Die Zirbeldrüse erzeugt nicht so viel DMT, dass wir Töne sehen oder auf einen psychedelischen Trip gehen könnten. Aber seine Produktion reicht aus für die Erfahrung der Einheit, für ein Gefühl der Verbundenheit mit der gesamten Schöpfung. Man braucht eine Menge Serotonin für die Meditation, für die Liebesvereinigung und für Vergebung gegenüber sich selbst und anderen. Wenn Sie gut für die Gesundheit Ihres Bauchhirns sorgen, das Ihr Serotonin bereitstellt, sind Sie für all das bestens gerüstet. Nehmen Sie nach Rücksprache mit Ihrem Arzt zusätzlich noch die essenzielle Aminosäure Tryptophan ein, kann auch das Ihren Serotoninspiegel erhöhen, Ihnen zu ausgeglichener Stimmung und besserem Schlaf verhelfen und die Produktion von DMT ankurbeln.

Das Bauchhirn und die moderne Medizin

Unsere moderne Schulmedizin gibt sich alle Mühe, die durch schlechte Ernährung und sitzende Lebensweise entstehenden Gesundheitsstörungen irgendwie auszugleichen. Die große Mehrzahl der über 65-Jährigen nimmt regelmäßig mindestens ein verschreibungspflichtiges Medikament ein. Wir verfügen über Tausende Medikamente gegen alle möglichen Symptome, aber wir haben so gut wie nichts gegen die Ursachen eines Ungleichgewichts, das schließlich zu einer Krankheit wird.

Viele Krankheiten unserer Zeit gehen vom Darm aus, und eine Fehlbesiedelung des Darms mit Mikroorganismen hat Auswirkungen auf die Gehirnfunktion. Wenn schädliche Mikroorganismen überhandnehmen, produzieren sie Giftstoffe, die unser Immunsystem untergraben und sich auf die Stimmung auswirken. Falls die Bakterien Ihrer Darmflora unglücklich sind, werden auch Sie unglücklich – da können Sie Selbsthilfebücher lesen oder Yoga üben, soviel Sie wollen.

Unser Darm ist mit zehn bis zwölf Lagen guter Bakterien ausgekleidet, deren Aufgabe es ist, Fisch, Brokkoli oder Rührei in unser Körpergewebe zu verwandeln und die Vitamine zu erzeugen, die wir brauchen. Jede Schicht ist von ganz bestimmten Arten besiedelt, und was die erste Schicht ausscheidet, dient der nächsttieferen als Nahrung. In jeder Lage von Bakterien wird also das verzehrt, was die darüberliegende von sich gibt, bis schließlich die unterste Schicht die Aminosäuren, Vitamine und Mineralstoffe abstößt, die unser Körper für Reparaturen und Wachstumsprozesse benötigt.

Bedenken Sie das einmal, wenn Ihnen das nächste Mal nach einem Blaubeermuffin oder gezuckerten Eiweißriegel ist. Wird Ihre Darmflora diese Mahlzeit wohl mit Genuss verzehren oder eher mit Unwillen, weil sie in Wirklichkeit auf ballaststoffreiches Gemüse, Fette und Proteine steht, die sie in die vom Körper benötigten Aminosäuren verwandeln kann?

Antibiotika können unerwünschte Bewohner unseres Körpers abtöten, aber leider zerstören sie wahllos auch die erwünschten Bakterien unseres Mikrobioms, und solche Angriffe auf die Darmflora schaden dem Darm selbst ganz erheblich. Eine komplette Antibiotikatherapie zerstört fünf bis sechs Schichten von Bakterien in unserem Verdauungstrakt, und dann können Sie sich noch so gesund ernähren, Sie werden trotzdem die Nährstoffe nicht aufnehmen können, weil die »guten« Bakterien, die für die aufwendige Verarbeitung der Nahrung sorgen, einfach nicht vorhanden sind. Die »schädlichen« entwickeln ihrerseits mit der Zeit eine Antibiotikaresistenz, sodass die Ärzte immer schwerere Geschütze gegen sie auffahren müssen, was unsere empfindliche Darmflora noch weiter schädigt. Viele Firmen bieten Probiotika an, darmfreundliche Bakterien, die unser Mikrobiom wieder aufbauen sollen. Die Einnahme solcher Mittel erbringt selten die erhoffte Wirkung, und Sie werden bald erfahren, warum das so ist. Selbst wenn Sie schon eine ganze Weile keine Antibiotika mehr eingenommen haben, können Sie ihrem schädlichen Einfluss auf die Darmflora trotzdem ausgesetzt sein. Es ist ja auch so, dass ein Großteil aller verkauften Antibiotika in Viehzuchtbetrieben landet und über diese Zwischenstufe auf unserem Teller. Sehen Sie also zu, dass Sie biologisch erzeugtes antibiotikafreies Fleisch von Weidetieren kaufen.

Unsere Darmflora ist im gleichen Sinne intelligent wie ein Bienen- oder Ameisenstaat. Die Darmbakterien sind darauf aus, den »Staat« gesund zu erhalten, und sie mögen Parasiten so wenig wie wir. Ist das Mikrobiom insgesamt gesund, kann es Sie vor Eindringlingen wie Parasiten und Viren schützen. Bei einer geschädigten Darmflora dagegen genügen zehn Salmonellen, um eine Infektion entstehen zu lassen, die Sie zu häufigen Toilettengängen zwingt und Ihnen auch noch hohes Fieber beschert. Bei einer gesunden Darmflora müssen schon eine Million Salmonellen anrücken, um eine Darminfektion auszulösen.[14]

Wenn man in unseren Breitengraden an Ängsten, Gedächtnisverlust oder Depressionen leidet, achten die Ärzte und Psychologen meist nicht auf das Verhältnis von gesunden zu ungesunden Darmbakterien. Es ist auch nicht wahrscheinlich, dass sich der Arzt nach Ihrer mentalen oder psychischen Belastung erkundigt. Neulich habe ich meine Mutter zum Arzt gefahren, und der fragte als Erstes: »Welche Medikamente nehmen Sie ein?« Ich war an diesem Tag übrigens nicht nur mit meiner Mutter beim Arzt, sondern später auch noch mit meinem Hund bei der Tierärztin. Und die fragte zuerst: »Womit füttern Sie Ihren Hund?« Mir kam der Gedanke, zuerst zu ihr zu gehen, wenn ich wieder einmal krank sein sollte.

Wir wissen heute, dass sich unsere Gedanken, Überzeugungen und Gefühle auf den physischen Bau unseres Gehirns auswirken. Wir wissen auch, dass vom Darm Einflüsse auf unsere Stimmungslage ausgehen, die Störungen auslösen können, sogar Depressionen und Ängste. Wenn Sie Ihren Darm mit den Super-Probiotika in Ordnung gebracht haben, auf die wir im sechsten Kapitel eingehen, werden Sie Ihre Gewohnheiten und Ihre Beziehungen leichter zum Besseren wenden können.

Hier ein paar wichtige Fragen (wenn Sie eine oder mehrere davon mit Nein beantworten müssen, braucht Ihr Darm ein »Upgrade«):

- Schlafen Sie gut?
- Erinnern Sie sich morgens beim Aufwachen an Ihre Träume?
- Haben Sie luzide Träume oder Wachträume, also solche, in denen Ihnen bewusst ist, dass Sie träumen?
- Lernen Sie schnell?
- Können Sie sich leicht auf neue Umstände einstellen?
- Können Sie den Arbeitsstress im Büro lassen, statt ihn mit nach Hause zu nehmen?

Ein Bakterienzoo

In unserem Darm leben über tausend Arten »guter«, das heißt physiologisch wertvoller Mikroben, darunter »ein regelrechter Bakterienzoo«, wie es ein Wissenschaftler genannt hat. Dieses Darm-Mikrobiom ist zehnmal zahlreicher als die Zellen unseres Körpers. Unser Mikrobiom – auf der Haut, im Mund, im Darm und anderswo – mag wie gesagt keine Parasiten, vor allem keine räuberischen Hefen wie Candida albicans, eine Art opportunistischer Keime, die sich rasend schnell vermehren, wenn wir Zucker und Getreide essen. Candida-Infektionen sind eine regelrechte Epidemie geworden, und wir kennen noch keine wirklich erfolgreiche Therapie.

Als Fötus im Mutterleib sind Sie frei von Mikroben. Auf dem Weg durch den Geburtskanal nehmen Sie dann die ersten der Abermillionen Bakterien auf, die Ihr Mikrobiom bilden. Muttermilch ist unter anderem deshalb so wichtig für das Neugeborene, weil es beim Stillen Bakterien aus der Muttermilch und aus der Umgebung der Brustwarzen aufnimmt, die anschließend seine Darmflora aufbauen. Wenn das Kind später seine Welt zu erkunden beginnt, kommen weitere Mikrobenarten dazu – es kaut an seinen Zehen herum, tauscht Küsschen mit den Eltern aus, wird vom Hund abgeschleckt und stopft sich mit schmutzigen Fingern sein Essen in den Mund. Ein Freund und Mikrobiologe bemerkte einmal, dass Menschen sich vielleicht küssen, damit die Mikroben ausprobieren können, ob sie miteinander auskommen.

Die Hautoberfläche unseres erwachsenen Körpers beträgt im Durchschnitt etwa 1,73 Quadratmeter (Männer 1,9, Frauen 1,6 Quadratmeter). Dagegen hat der Darm wegen der feinen Darmzotten eine innere Oberfläche von etwa 32 Quadratmetern. Unser Darm, könnte man sagen, schmeckt die Umwelt durch die Nahrung, die wir zu uns nehmen. Eigentlich bilden nicht unsere Hände, die Hautoberfläche oder unsere Kommunikationsgeräte die wichtigste Kontaktstelle mit der Umwelt, sondern der Darm. Der Verdauungstrakt kann nur mit der richtigen Bakterienbesiedelung seine Arbeit tun.

Um es noch einmal zu wiederholen: Antibiotika sind von verheerender Wirkung auf sämtliche Bakterien, nicht nur die ungesunden, während Candida fröhlich weiterlebt und sich vermehrt. In einem späteren Kapitel werden Sie erfahren, wie Sie Ihren Darm gesund machen und Candida verjagen können. Dazu werden Sie Probiotika verwenden, die Sie zu Hause selbst herstellen.

Candida und ihre Giftwirkung

In so gut wie jeder Küche finden Sie ein bekanntlich besonders tödliches Gift: Zucker. Der weltweite Zuckerkonsum nahm in den vergangenen Jahren zu. Ein durchschnittlicher amerikanischer Erwachsener verzehrt knapp 70 Kilo zusätzlichen Zucker pro Jahr, darunter auch Maissirup und Zuckeraustauschstoffe wie Aspartam, Saccharin und Sucralose.[15] Die größten Absatzmärkte sind aber die bevölkerungsreichen Länder China und Indien sowie die Europäische Union.[16]

Getreideprodukte spielen dabei eine wichtige Rolle. Sogar Nahrungsmittel, die wir nicht zu den Süßspeisen zählen, etwa Ketchup, Erdnussmus oder Joghurt enthalten oft Zucker oder Zuckerersatz. Der köstliche griechische Joghurt, den Sie heute Morgen genossen haben und für so gesund halten, könnte mehr Zucker enthalten haben als eine Dose Limonade. Lesen Sie unbedingt immer die Zutatenliste und Nährwerttabelle durch, um auch die versteckten Zucker aufzuspüren.

Vielleicht glauben Sie, sich etwas Gutes zu tun, wenn Sie Süßstoff statt Kristallzucker in Ihren Kaffee oder Tee geben. Doch in Wirklichkeit sind künstliche Süßungsmittel oft noch schädlicher für Gehirn und Darm. Zuckerersatz bringt unsere grauen Zellen durcheinander und erzeugt das Bedürfnis, etwas zu essen, selbst wenn man eigentlich keinen Hunger hat. Das Bedürfnis wird dann gern mit Süßigkeiten und Gebäck befriedigt, also mit dem, was Candida begünstigt und auch noch zur Gewichtszunahme führt.

Zucker in allen Formen außer Honig reduziert auch die Menge des Wachstumsfaktors BDNF (*brain-derived neurotrophic factor*, etwa »vom Gehirn stammender neurotropher [auf die Nerven einwirkender] Faktor«), eines Hormons, das die Bildung von Stammzellen im Gehirn auslöst und für die Reparatur wichtiger Gehirnstrukturen sorgt. Manche Fachleute gehen davon aus, dass die zwischen Diabetes und Alzheimer erkennbare Beziehung – derzeit wie schon angedeutet ein heiß diskutiertes Thema – viel mit dem durchweg hohen Zuckerkonsum vornehmlich westlicher Gesellschaften zu tun hat.[17]

Starke Gelüste sind keineswegs einfach ein psychisches Problem. Sie sitzen nicht im Kopf, sondern im Darm. Wir bilden uns gern ein, dass wir uns mit Schokolade oder Tortilla-Chips vollstopfen, weil sie uns so gut schmecken. Doch wenn wir es nicht schaffen, maßvoll zuzugreifen, liegt es meist daran, dass die Hefen, Pilze und unphysiologischen Bakterien in unserer Darmflora geradezu nach Zucker gieren, und um sich den zu verschaffen, erzeugen sie bei ihrem Wirt auf chemischem Wege entsprechende Gelüste. Bietet man Laborratten, die von Kokain abhängig gemacht wurden, sowohl Kokainwasser als auch süße Limonade an, wählen sie immer die Limonade.[18] Süßes stimuliert genau die Gehirnzentren, die auch auf Drogen wie Heroin und Kokain ansprechen. Es regt die Bildung des Neurotransmitters Dopamin an, der Lustgefühle auslöst, sodass es zu einer Assoziation dieses Lustgefühls mit dem süßen Nahrungsmittel kommt. Und da jeder gern mehr Lustgefühle haben möchte, langt man kräftig zu. Dieser Kreislauf setzt sich fort, bis Sie schließlich von Ihrem Trosthäppchen abhängig sind. Und die Produzenten dieser Nahrungsmittel wissen das natürlich!

Es ist kein Nutzeffekt von Candida für den lebendigen menschlichen Körper bekannt. Candidas Job ist es, Ihren Körper nach Ihrem Tod durch Gärung zu zersetzen. Eine wirklich elegante Lösung hat die Natur da gefunden, um Kadaver zu »entsorgen«. Wenn Ihre Leiche zu verwesen beginnt, zersetzen sich Proteine und Fette und werden zur Nahrung für Candida. Das soll aber keinen Tag zu früh geschehen.

Fußpilz kann durch Candida entstehen, und Frauen kennen sich mit Scheideninfektionen aus, die durch diese Hefeart verursacht werden. Die meisten Ärzte richten ihre Behandlung weiterhin so aus, als handelte es sich um ein lokales Problem. Tatsächlich sieht es so aus: Wenn Candida in die Scheide gelangt oder Zehen und Nägel infiziert, ist dies ein Zeichen dafür, dass sich der Pilz auch im Darm schon allzu sehr breitgemacht hat. (Candida kommt in einer harmlosen »kommensalen« oder symbiotischen Form und in einer schädlichen Pilzform vor. Häufig ist es sogar der Fall, dass Mikroben, die lebensbedrohliche Krankheiten auslösen können, zunächst unschädliche Bewohner unserer Schleimhaut sind, bis sie durch allzu starke Vermehrung überhandnehmen und das Mikrobiom aus dem Gleichgewicht bringen.) Immer wenn Sie Ihren Gelüsten nachgeben und sich Kekse, Muffins oder eine Portion Pasta genehmigen, müssen Sie bedenken, dass Candida dadurch möglicherweise den Kampf um die Oberhoheit in Ihrem Darm gewinnt.

Candida mit ihren etwa sechstausend Genen ist sehr viel größer als die nützlichen Bakterien in Ihrem Darm mit ihren etwa 28 Genen.

Antibiotika dezimieren die Bakterienflora im Darm, lassen aber die Hefen ungeschoren. Nach einer Antibiotikatherapie hat Candida die Chance, sich zu vermehren, und erzeugt oft auch noch einen Biofilm, unter dem es sich verstecken kann. Candida sichert sich die besten »Grundstücke« im Darm, besetzt die Wohnungen und reißt alle Parkplätze an sich. Wenn Sie dann Probiotika einnehmen in der Hoffnung, Ihre Darmflora damit auffrischen zu können, wird Candida über die damit ausgesprochene Kündigung nur lachen können. Ärzte verschreiben manchmal auch Antimykotika, also pilzhemmende Mittel, die nur die Pilze und nicht die Bakterien abtöten. Das bringt jedoch neue Probleme mit sich. Die absterbenden Pilze setzen Giftstoffe frei, die Gehirnnebel, grippeartige Symptome und sogar Fieber und spezifische Körperschmerzen auslösen können. Außerdem muss Ihr Körper noch irgendwie mit den Abermilliarden, wenn nicht Billionen Hefeleichen zurechtkommen. Diese durch das Absterben von Mikroorganismen entstehenden Symptome werden »(Jarisch-)Herxheimer-Reaktion« genannt (nach den Dermatologen Adolf Jarisch senior und Karl Herxheimer).

Mit Saccharomyces boulardii gegen Candida vorgehen

Die Geheimwaffe gegen Candida ist eine mit der Bierhefe verwandte körperfreundliche Hefeart namens Saccharomyces boulardii oder S. boulardii. Diese Hefeart bildet keine Kolonien und ist nicht pathogen, tritt aber in Konkurrenz mit Candida und verdrängt diese. Sie treibt Candida praktisch vor sich her durch den Verdauungstrakt, ohne sie abzutöten, bis dieser schädliche Pilz schließlich mit dem Stuhl ausgeschieden wird. Das ganz Besondere an S. boulardii liegt darin, dass diese Hefe nur fünf bis sechs Tage im Körper bleibt, bevor sie auf natürliche Weise ausgeschieden wird, und zwar ohne die Vergiftungserscheinungen einer Herxheimer-Reaktion. Schon nach zwei Wochen können

Sie damit rechnen, dass ein Großteil Ihrer Candida-Pilze aus dem Verdauungstrakt vertrieben worden ist. Während dieser Zeit müssen Sie außerdem ein hochwertiges Probiotikum mit mehreren nützlichen Bakterienstämmen einnehmen, die jetzt die frei gewordenen Areale und Häuser in Ihrem Darm wieder besiedeln können.

Von S. boulardii haben Sie vielleicht noch nicht viel gehört, doch tatsächlich ist diese Hefe seit über sechzig Jahren als Probiotikum bekannt und wurde bereits milliardenfach verkauft. Entdeckt wurde die Hefe 1923 von dem französischen Mykologen Henri Boulard, der sie aus Litschi- und Mangostanfrüchten isolierte. Sie können sie zusätzlich zu anderen Probiotika erwerben.

Sie kennen diese Art von Hefen bereits, denn die Art Saccharomyces cerevisiae, gemeinhin »Bierhefe« genannt, wird zum Brauen des beliebten »Gerstensafts« und zum Brotbacken verwendet. Der Unterschied besteht darin, dass S. boulardii in weniger als einer Woche Ihren Verdauungskanal passiert und dabei Candida verdrängt und vertreibt. Wenn Sie diese Hefe einnehmen, kommen Sie auch in den Genuss ihrer äußerst nützlichen Stoffwechselprodukte. (Ein anderes Stoffwechselprodukt einer solchen Hefe kennen Sie bereits, nämlich Bier.) Ich glaube, dass die Stoffwechselprodukte von S. boulardii genauso wirksam und nützlich sind wie die Hefe selbst. Wie die Forschungen zeigen, kann S. boulardii außerdem schädliche Bakterien der Art Helicobacter pylori in Magen und Darm so stark dezimieren, dass sie nicht mehr in der Lage sind, Geschwüre oder Krebs zu erzeugen.[19]

So erstaunlich S. boulardii in seiner Wirkung sein kann, es genügt nicht, ein paar Kapseln einzunehmen und sich davon Wunder zu versprechen. In vielen Probiotika werden Sie diese Hefe nicht finden, einfach weil sie den Bauch auftreibt und Blähungen verursacht, sobald Sie viel Zucker zu sich nehmen. Wenn Sie ein Stück Geburtstagstorte im Bauch haben, fällt diese Hefe nicht über Candida her, sondern über die süßen Leckereien oder auch über die Pommes, die es zum Mittagessen gab. Dann bekommen Sie Bauchdrücken und Blähungen. Nehmen Sie also keine Präparate mit S. boulardii ein, wenn Sie viel Zucker im Körper haben.

Eine sehr wirksame Strategie gegen Candida besteht darin, dass Sie S. boulardii erst einnehmen, wenn Sie ein paar Tage auf Zucker und verarbeitetes Getreide verzichtet haben. S. boulardii ist ungiftig, solange Sie nicht HIV-positiv sind; und wenn auch sonst keine Beeinträchtigung Ihres Immunsystems vorliegt, bleibt die Hefe nicht in Ihrem Körper. Auch die Gefahr einer Fungämie, das heißt eines Übertritts von Hefezellen ins Blut, ist gering. S. boulardii wird ebenfalls bei zu früh geborenen Kindern angewendet, da es die Entwicklung pathogener Keime verhindert, zum Beispiel einiger Arten von Kolibakterien.[20]

Die Wirksamkeit dieser Hefe hängt von der Dosierung ab, und darin besteht das Problem. Präparate mit S. boulardii werden industriell und mithilfe von weißem Zucker gefertigt und dann bei wechselnden Temperaturen über mehr oder weniger weite Strecken transportiert. Mit anderen Worten, diesen Hefezellen geht es nicht gut. Die Überlebenden gehen in einer Gelatinekapsel in einen inaktiven, winterschlafähnlichen Zustand über und haben überhaupt keinen Sinn dafür, in einem sauren Magen aufzuwachen. Sie kommen da halb schlafend und völlig ausgehungert an und haben keine Chance gegen die Candida-Terroristen, die in Ihrem Verdauungstrakt reichlich Futter hatten und groß und stark geworden sind.

Die Lösung besteht darin, sich S. boulardii nach dem Rezept im siebzehnten Kapitel selbst zuzubereiten. Was Sie da heranzüchten, vermag sehr viel mehr als der Inhalt der käuflichen Kapseln und wird zudem mit hochwertigem Zucker aus Bio-Obst Ihrer Wahl ernährt. Ihr S. boulardii ist nach zwei oder drei Tagen fertig, wenn der gesamte Zucker verstoffwechselt ist. Nach Abschluss der Fermentierung wechselt S. boulardii in den Ruhezustand, und jetzt stellen Sie Ihr Erzeugnis in den Kühlschrank, um sich anschließend zwei Wochen lang jeden Morgen vor dem Frühstück einen Esslöffel voll davon zu gönnen.

Sie nehmen jetzt eine sehr lebendige Form von S. boulardii mit

Milliarden Hefezellen ein, die sich gleich ans Werk machen, um Candida aus Ihrem Körper zu verdrängen. Ich denke mir S. boulardii gern als so etwas wie die UN-Blauhelme, die in Unruhegebieten für die Vertreibung von Aufwieglern sorgen sollen. Wenn Sie S. boulardii auf ihre so wichtige Arbeit einstimmen möchten, sollten Sie Zucker und Getreide nicht nur in der Vorbereitungsphase, sondern auch in der Zeit der Einnahme meiden. Die Gabe am Morgen empfiehlt sich, weil dann kein Zucker mehr im Darm ist, der Blähungen verursachen könnte.

In unserem Center for Energy Medicine in den chilenischen Anden haben wir einen S.-boulardii-»Sauerteig«, der schon Generationen alt ist und durch unsere Intentionen und Gebete mit jedem neuen Ansatz immer noch wirksamer und intelligenter wird. Ich durfte es bereits erleben, dass Parasiten schon nach einer Woche der Anwendung von S. boulardii die Flucht ergriffen haben. Wenn ich nach Asien oder in den Amazonas-Regenwald aufbreche, trage ich immer S.-boulardii-Kapseln bei mir. Die haben zwar längst nicht die Wirkung der selbst hergestellten Hefe, aber Reisedurchfälle bei Kindern und Erwachsenen heilen sie innerhalb von Stunden. Mit Ihrer eigenen Hefe können Sie auch hartnäckigen Candida-Befall beenden und in Ihrem Darm das Feld für die ganze Vielfalt segensreicher Mikroben bereiten. Dieser Schritt darf nicht ausgelassen werden, wenn es darum geht, einen neuen Körper nachwachsen zu lassen.

Umweltgifte

Umweltgifte machen den weitaus größten Anteil der Giftstoffe in unserem Körper aus: Pestizide, Industriechemikalien, Konservierungsstoffe, ja sogar Antibiotika und Empfängnisverhütungsmittel, die über die Toilette ins Abwasser gelangen und trotz aller Aufbereitungsanlagen doch irgendwie wieder ins Trinkwasser gelangen. Aus Untersuchungen geht hervor, dass es wegen der zunehmenden Östrogenmengen in

Flüssen und anderen Wasserläufen immer mehr zwittrig angelegte Fische gibt – männliche Tiere mit unreifen Eizellen in den Keimdrüsen.[21] Über 80 000 Industriechemikalien sind heute im Gebrauch – vor hundert Jahren kannte man sie nicht einmal. Fossile Brennstoffe und Industrieabfälle schädigen ebenfalls die Umwelt, und ein Teil all dieser Verunreinigungen reichert sich schließlich auf dem Weg über Nahrung und Trinkwasser auch in unserem Körper an.

Frühere Generationen blieben von solchen Belastungen noch weitgehend verschont. Über Jahrtausende konnte die Erde alle vom Menschen verursachten Veränderungen mühelos verkraften. In den Gegenden, durch die wir zogen, und an den Gewässern, in denen wir fischten, blieben keine Schäden zurück. Wir lebten von Natur aus »umweltschonend« – wir ernährten uns natürlich, unsere Abfälle fanden schnell in die natürlichen Kreisläufe zurück, und unsere Unterkünfte bestanden aus Naturmaterialien wie Lehm und Stroh. Es gab keine genmanipulierten Nahrungsmittel, keine Plastikartikel mit einer Halbwertszeit von zehntausend Jahren, keinen mit Formaldehyd versetzten Nagellack.

All das änderte sich, als wir anfingen, nach Bodenschätzen wie Blei und Quecksilber zu schürfen, um daraus alltägliche Gebrauchsartikel für unsere Behausungen und sogar für unseren Körper herzustellen – Farben und Lacke, Badewannen, Glühbirnen, Bleirohre, Amalgamfüllungen für die Zähne. Neuerdings führen wir uns solche Stoffe auch über Seefische und anderes Meeresgetier zu. Quecksilber ist ein bekanntes Nervengift, und zusammen mit Blei wird es mit Lern- und Aufmerksamkeitsstörungen in Zusammenhang gebracht. Solche Schwermetalle reichern sich bevorzugt in Fettgewebe an, und unser Gehirn besteht zu annähernd 60 Prozent aus Fetten.[22]

Schwermetalle sind nicht die einzigen Umweltgifte, die unsere Gesundheit belasten. Im Laufe der letzten etwa hundert Jahre haben wir Abertausende künstlich hergestellte Chemikalien in die Umwelt entlassen. Sie kommen einfach überall und in allem vor: in Pestiziden, Kleidung, Shampoo, Antihaftbeschichtungen, Elektrogeräten und

Plastikflaschen, in all den synthetischen Stoffen, die im Bergbau, bei der industriellen Fertigung und auch in der Medizin und im Pharmabereich eingesetzt werden. Zudem wissen wir nur sehr wenig darüber, wie diese Stoffe im Körper wirken. Von den weltweit zugelassenen Chemikalien ist bisher lediglich ein Bruchteil auf ihre körperlichen Wirkungen hin untersucht worden. Sicher ist nur, dass alle diese Stoffe nicht von Insekten oder Bakterien aufgenommen und in eine für den menschlichen Körper oder die Umwelt unschädliche Form überführt werden können. (Dass Fast-Food-Fritten auch nach Monaten unter einem Sitz des Familien-SUV noch ihre Form und Farbe behalten, hat seinen Grund: Keine Mikrobe, die etwas auf sich hält, möchte mit diesem chemiegetränkten Zeug etwas zu tun haben.)

Leider bleiben die meisten dieser Stoffe unverändert, wenn sie schließlich in die Umwelt gelangen. Selbst in unberührt erscheinenden Bergseen der Schweiz finden sich Ablagerungen von Quecksilber, Cadmium, Blei und mehr – Erbstücke einer Zeit, in der der Umgang mit solchen Stoffen noch nicht reglementiert war. In älteren Gebäuden finden wir heute noch Farben auf Bleibasis, und im Schlamm am Grund der Flüsse reichern sich krebserregende Stoffe aus Industrieabwässern an. Medikamente, die wir in den Abfall werfen oder in der Toilette versenken, runden die giftige Mixtur ab, die wir in den Boden, in die Gewässer und in die Luft entlassen. Zu den am weitesten verbreiteten Giftstoffen gehören beispielsweise Flammschutzmittel, die praktisch in allen Industrieprodukten enthalten sind und in jeder Umgebung vorkommen. Flammschutzmittel sind Beschichtungsstoffe, die als mikroskopisch kleine Teilchen abschuppen und dann, an Staubteilchen gebunden, mit der Luft verteilt werden. Forscher haben sie in allen möglichen Nahrungsmitteln in den Supermarktregalen gefunden, zum Beispiel in Butter und Erdnüssen. Wirklich beunruhigend ist aber, dass sie auch in der Muttermilch vorkommen.

Und wir Menschen sind nicht die einzigen Betroffenen. Schwertwale, die vor einiger Zeit in der Straße von Georgia gestrandet sind, waren so stark mit (in den USA seit 1979 verbotenem) PCB und anderen Toxinen belastet, dass sie als Sondermüll entsorgt werden mussten.

Das menschliche Gehirn ist nicht für den Umgang mit solchen Massen von Umweltgiften ausgerüstet. Das ist Ihnen vielleicht schon bekannt, aber neu dürfte für uns alle sein, dass diese Neurotoxine oder Nervengifte uns eben das Bewusstsein der Einheit verwehren, in das sich unsere steinzeitlichen Vorfahren so mühelos versetzen konnten: das Bewusstsein, das nötig ist, um wahre Gesundheit zu finden.

Ich erzähle meinen Studenten, dass wir mit winzigen Eimerchen in jeder einzelnen Zelle unseres Körpers geboren werden. Darin sammeln wir die Giftstoffe, die im Laufe unseres Lebens in den Körper gelangen. Bei manchen Menschen haben diese Eimerchen mehr Fassungsvermögen, bei anderen weniger. Jedenfalls stellen sich Symptome und Krankheiten ein, wenn diese Eimerchen überquellen. Dann schreitet die Medizin ein. Viel besser ist es jedoch, die kleinen Mülleimer regelmäßig zu leeren. Wenn sie zu viele Gifte enthalten, können sich unsere Zellen nicht reparieren und regenerieren – und dann ist es unmöglich, einen neuen Körper nachwachsen zu lassen.

Gentechnisch veränderte Nahrung

Neben dem Unheil, das wir mit künstlich hergestellten Chemikalien und Stoffen anrichten, könnte noch eine weitere Gefahr lauern, die ebenso groß oder sogar noch tückischer ist: Für die toxische Belastung unseres Verdauungssystems sind unter anderem gentechnisch veränderte Lebensmittel verantwortlich. Selbst wenn wir berücksichtigen, dass sich die Zulassungs- und Kennzeichnungsbestimmungen, die Kontrollmechanismen, aber auch die allgemeine Akzeptanz dieser Lebensmittel in den verschiedenen Ländern stark unterscheiden, lassen sich ein paar allgemeine Aussagen machen. In den meisten Fällen merkt der Endverbraucher nicht einmal, dass Gifte auf dem Speiseplan stehen. Die Wissenschaftler nehmen immer mehr Veränderungen an der DNA von Nahrungspflanzen vor, um Produkte auf den Markt zu bringen, die länger haltbar sowie resistenter gegen Krankheiten und Schädlinge sind und auch noch besser aussehen und schmecken.

Pflanzen können nicht weglaufen, daher hat die Natur sie mit der Fähigkeit ausgestattet, selbst schädlingsabwehrende Stoffe zu produzieren. Dennoch besteht beispielsweise in den USA inzwischen 90 Prozent des angebauten Maises aus genmanipulierten Sorten, die ein sehr aggressives Insektizid synthetisieren können. Insekten, die sich daran gütlich tun möchten, sterben augenblicklich, weil ihre Eingeweide platzen. Das in den Mais (aber auch in Baumwolle) eingeschleuste Gen stammt von der Bakterienart Bacillus thuringiensis (Bt). Das Bt-Toxin, sagt die Nahrungsmittelindustrie, stelle für Mensch und Tier kaum eine Gefahr dar, es werde im Magen schnell abgebaut. Seltsam nur, dass an Mäusen, die dem Toxin ausgesetzt werden, allergische Reaktionen und Schädigungen des Verdauungssystems zu beobachten sind.[23]

Bt-Toxin finden wir inzwischen in 85 Prozent der amerikanischen Fließgewässer, und 90 Prozent der getesteten schwangeren Frauen hatten Bt-Toxin im Blut.[24] Ganz offensichtlich hält sich Bt nicht an die Versprechungen der Industrie, und man darf wohl auch annehmen, dass es sich lange genug hält, um sich dauerhaft auf unsere Nahrungsmittelversorgung auszuwirken.

Sojabohnen gehören ebenfalls zu den Feldfrüchten, die in bestimmten Ländern besonders gern gentechnisch verändert werden. Monsanto stellt genmanipuliertes Sojasaatgut bereit, das glyphosathaltige Pestizide verträgt. Die Wissenschaftler haben inzwischen festgestellt, dass die gentechnisch veränderten Proteine in Mais und Soja ihre DNA in unsere gesunden Darmkeime einschleusen, wo sie noch lange nach dem Verzehr der Mais- oder Sojaprodukte wirksam bleiben.

Außerdem haben wir in den USA gentechnisch modifizierte Tomaten, Kürbisse und Zuckerrüben. Darüber hinaus finden wir genmanipulierte Lebensmittel auch in Bereichen des Supermarkts, wo wir sie nicht vermuten würden, etwa in der Fischtheke. Tatsächlich haben zumindest in den USA inzwischen über 70 Prozent der feilgebotenen Nahrungsmittel aus konventioneller Erzeugung genmodifizierte Bestandteile. Sofern meine Landsleute sich also nicht an Lebensmittel aus zertifizierter ökologischer Erzeugung halten, nehmen sie an einem genetischen Experiment teil, wie es in der langen Geschichte der Erde noch keines gab.

Die Giftwirkung unserer Getreide

Toxine in Nahrungsmitteln, die für das Bauchhirn schädlich sind, kommen nicht nur aus der Gentechnik. Wir stehen weltweit vor neuen Krankheiten, die mit unserer getreidebetonten Ernährung zusammenhängen. Das Problem liegt zum Teil darin, dass wir heute einen anderen Weizen verzehren als die Menschen noch vor gut siebzig Jahren. Nach dem Zweiten Weltkrieg ging es vorrangig darum, die Hungersnot in der Sowjetunion zu bekämpfen, und im Zuge der Grünen Revolution wurden ertragreiche Kurzhalm- oder Zwergweizensorten entwickelt, die zwanzigmal mehr Gluten enthalten als die alten europäischen Sorten. (Gluten beziehungsweise Klebereiweiß ist ein Protein, das für die Backfähigkeit des Mehls wichtig ist.) Seitdem hat auch unser Brot eine andere Zusammensetzung. Die starke Zunahme der Zöliakie, einer chronischen Erkrankung der Darmschleimhaut aufgrund der Unverträglichkeit von Gluten, hängt wahrscheinlich mit dieser tiefgreifenden Veränderung unserer Ernährung zusammen.

Zonulin ist ein im Weizen vorkommendes Eiweiß, das im Jahr 2000 von dem Gastroenterologen Alessio Fasano und seinen Kollegen entdeckt wurde.[25] Zonulin lockert die *tight junctions* oder »dichten Verbindungen« zwischen den Zellen der Darmschleimhaut, sodass Nahrungspartikel und Darmbakterien ins Blut gelangen (wo sie nicht hingehören) und lokale Immunreaktionen auslösen. Anscheinend erkennt unser Körper das Zonulin nicht, und es ist wohl so, dass

Menschen mit Glutenunverträglichkeit viel Zonulin im Blut haben, auch wenn keine Zöliakie diagnostiziert wurde. Darüber hinaus glaubt Fasano, dass niemand Gluten vollständig verdauen kann.

Selbst wenn Sie nicht an Zöliakie leiden, lässt sich kaum bestreiten, dass wir alle mehr oder weniger stark von einer Glutenunverträglichkeit betroffen sind. Gluten kommt in vielen Getreidesorten vor, etwa in Weizen, Roggen und Gerste, aber unser Verdauungssystem ist nicht dafür gemacht, gut mit einer getreidereichen Kost zurechtzukommen. So sind Getreide für viele von uns zu einer Belastung geworden, die getreidereiche Ernährung schädigt unser Bauchhirn.

Ein überwiegend mit Glukose aus Getreide ernährtes Gehirn fällt in einen eher primitiven, raubtierhaften Überlebensmodus zurück, der unserer Stimmung und insgesamt unserer Gesundheit nicht guttut.

Endogene Toxine

Nicht alles, was für unser Bauchhirn schädlich ist, kommt aus der Umwelt. Toxine werden auch durch Parasiten im Darm und beim Abbau von Hormonen gebildet. Wir nennen sie »endogen«, weil sie im Körper entstehen. Mikroben haben wie wir einen Stoffwechsel und scheiden Abfallprodukte aus, und die von ihnen produzierten endogenen Toxine können unser Gehirn beeinträchtigen.

Henry C. Lin forscht an der Keck School of Medicine der University of Southern California und formuliert eine neue Sichtweise der Wirkmechanismen, nach denen Darmtoxine unser Gehirn beeinflussen. Seiner Ansicht nach ist es so, dass eine gestörte Dünndarmflora, verursacht durch die nicht vorgesehene Einwanderung von Bakterien aus dem Dickdarm, Reaktionen des Immun- und Nervensystems auslöst, die zu Schlaflosigkeit, Angstzuständen, Depressionen und zu Beeinträchtigungen der kognitiven Funktionen führen können.[26] Der Serotoninspiegel sinkt ab. Lin beschreibt hier ein sehr verbreitetes Beschwerdebild, das man »Dünndarmfehlbesiedelung« nennt und das sich mit S. boulardii und dem Verzicht auf Zucker und Stärke bessern lässt.

Der Darmflora auf die Sprünge helfen

Kurzum, was im Darm passiert, wirkt sich auf den ganzen Körper aus. In einem gesunden Darm tummeln sich Billionen von wertvollen Keimen, die nicht nur die Verdauung unserer Nahrung und die Freisetzung der Nährstoffe unterstützen, sondern sogar Vitamin B und C selbst herstellen und aufkeimende Entzündungen eindämmen können. Gesunde Darmbakterien wirken Entzündungen entgegen und binden Toxine, außerdem sind sie wichtig für das darmeigene Immunsystem. Sie bringen unserer Abwehr sogar bei, pathogene, also krank machende Keime zu identifizieren.

Die gesunden Darmbakterien müssen immer stark in der Überzahl sein, um die potenziell schädlichen in Schach halten zu können. Dieses Gleichgewicht wird nicht nur durch Getreide und Zucker gestört. Hormone, Antibiotika und andere Medikamentenrückstände in konventionell erzeugtem Fleisch und Geflügel sowie in Milchprodukten begünstigen Pilze und schädliche Bakterien und verdrängen die erwünschten Keime. In letzter Zeit wächst die Zahl der Menschen, die an einer besonders unangenehmen und gefährlichen Form der Darmentzündung erkranken, ausgelöst durch das Bakterium Clostridium difficile, kurz C. difficile. Dieser Keim kann sich im Darm ausbreiten, wenn die physiologische Flora durch Antibiotika geschädigt wurde. Während der Einnahme von Antibiotika und Monate darüber hinaus ist das Risiko einer Infektion mit C. difficile um das Sieben- bis Zehnfache erhöht.

Wenn eine solche Infektion vorliegt, kann Betroffenen mit einer sogenannten Stuhltransplantation geholfen werden. Dabei wird Stuhl von einer Person mit gesunder Darmflora aufbereitet und dem Kranken durch Einlauf oder über eine Magensonde verabreicht. Das klingt sicher erst einmal ziemlich abstoßend, aber das Procedere wird unter hygienisch optimalen und möglichst »ästhetischen« Bedingungen durchgeführt; und ich denke, wer an einer lebensbedrohenden Darminfektion erkrankt ist, wird da nicht mehr so zimperlich sein. Eine im Januar 2013 im *New England Journal of Medicine* veröffentlichte Studie berichtet, dass 94 Prozent der mit einer Stuhltransplantation behandelten C.-difficile-Patienten geheilt wurden, aber nur 31 Prozent der Patienten, die das Antibiotikum Vancomycin bekamen.[27] Vielleicht kann man eines Tages den Menschen besser helfen, die sich mit C. difficile infizieren.

Die meisten von uns sind nicht krank genug, um sich einer solchen Rosskur zur Wiederherstellung der Darmflora zu unterziehen, aber bei so gut wie jedem Menschen gibt es Anzeichen einer gestörten Darmflora, auch wenn wir vielleicht keinen Zusammenhang sehen zwischen Blähungen, Völlegefühl, Stimmungsschwankungen, leichten Depressionen und Allergien einerseits und einer nicht optimal zusammengesetzten Darmflora andererseits.

Wenn wir Gluten und verarbeiteten Weizen – Brot, Pasta und so weiter – weglassen und die Darmflora mit hochwertigen Probiotika aufbauen, nehmen die nützlichen Mikroorganismen unserer Darmflora wieder zu und verdrängen die schädlichen. Bleiben wir jedoch bei glutenreicher Kost, müssen wir mit Entzündungen, Abwehrschwäche und schließlich dem sogenannten Syndrom des »undichten Darms *(leaky gut)*« rechnen.

Ihr Mikrobiom findet sich wie bereits erwähnt nicht nur im Darm, sondern siedelt auch in der Mundhöhle, der Nase und auf der Haut. Wenn Sie mit gechlortem Wasser duschen, tötet das die Bakterien auf Ihrer Haut ab, lassen Sie also einen guten Wasserfilter fürs ganze Haus oder zumindest fürs Bad einbauen. Vorsicht ist genauso bei chlorhaltigem Mundwasser geboten, weil es erwünschte Bakterien im Mund abtötet, die Sie vor Zahnfleischerkrankungen schützen.

Die durchlässige Darmwand – sehr bedenklich

Die Darmwand ist innen mit einer Zellschicht ausgekleidet. Gluten kann die feste Verbindung zwischen den Zellwänden lockern, und wenn die Darmwand zu durchlässig oder permeabel oder eben »leck« wird, können unverdaute Nahrungsreste und Bakterien die Membran durchdringen und ins Blut gelangen. Stellen Sie sich ein Gewebe aus Stretchmaterial vor, das immer durchlässiger wird, je weiter man es dehnt. Es gelangen zunehmend mehr Fremdstoffe ins Blut, und irgendwann wird der Zustand kritisch.

Wenn Gluten in den Blutstrom gelangt, behandelt es der Körper wie eindringende schädliche Mikroorganismen. Dadurch kommt eine Immunreaktion in Gang, in deren Verlauf Chemokine und Zytokine freigesetzt werden. Dabei handelt es sich um Botenstoffe des Immunsystems, die den T-Killerzellen Anweisung geben, die Darmwand anzugreifen. Das erzeugt Nahrungsmittelunverträglichkeiten, Hautausschläge, Gelenkschmerzen sowie Entzündungszustände im ganzen Körper. Nieren und Leber müssen jetzt Höchstleistungen vollbringen, um die ins Blut gelangten Toxine abzubauen, die zum Teil auch die schützende Blut-Hirn-Schranke überwinden können.

Das Leaky-Gut-Syndrom kann erhebliche und weitreichende Folgen für das Gehirn haben: Kopfschmerzen, Gehirnnebel, Konzentrationsschwäche und Einschränkung des Kurzzeitgedächtnisses kommen häufig vor. Bei manchen Menschen treten auch Depressionen und Ängste auf, andere werden hyperaktiv, impulsiv oder aufbrausend. Die toxische Überlastung des Gehirns legt die höheren Schaltkreise für Liebe, Schönheit, Kreativität und Freude lahm.

Als Betroffener versuchen Sie zu verstehen, weshalb Sie innerlich so labil sind und Ihr Handy ständig verlegen oder weshalb die Welt auf einmal so feindselig und bedrohlich wirkt. In dieser Verfassung haben Sie absolut keine Chance, höhere Bewusstseinszustände zu erleben.

Die beste Maßnahme, mit der Sie einen durchlässigen Darm wieder stabilisieren und die Giftstoffbelastung abbauen können, besteht darin, Zucker und Gluten von Ihrem Speiseplan zu streichen und eine gesunde Darmflora aufzubauen. Das geschieht wie bereits dargestellt in zwei Schritten: Erst bereiten Sie den Boden mit S. boulardii und vertreiben Candida und Parasiten. Danach nehmen Sie ein hochwertiges Probiotikum mit etlichen verschiedenen Stämmen und mindestens fünfzig Milliarden keimfähigen Mikroorganismen pro Gabe ein (Näheres in Kapitel 6).

Beim Zucker ist es wichtig, dass Sie nicht nur alles Gesüßte weglassen, sondern auch Getreideprodukte, die im Körper schnell in Zucker umgewandelt werden, den Blutzucker hochschnellen lassen und auch noch Candida als Nahrung dienen. Vollkornprodukte wirken sich wegen ihres Gehalts an Ballaststoffen nicht so stark auf den Blutzucker aus wie Weißmehl, aber wenn Sie Ihr Gehirn auf eine höhere Stufe heben möchten, lassen Sie während des einwöchigen Programms »Erneuere deinen Körper« besser alle Getreideerzeugnisse weg, bevor Sie später wieder Vollkornnahrungsmittel in kleinen Mengen zu sich nehmen. Falls Ihnen das übertrieben streng erscheint, machen Sie sich bewusst, dass die empfohlene tägliche Verzehrmenge für *verarbeitete* Kohlenhydrate null ist.

Auch süßes Obst und Trockenfrüchte gilt es zu meiden, da sie einen hohen glykämischen Index haben und den Blutzucker noch rascher und stärker ansteigen lassen als Schokoriegel. Ballaststoffreiche Obst- und Gemüsesorten sind dagegen unbedenklich. Sie sorgen eher für eine langsamere Aufnahme der Glukose (Traubenzucker) und lassen den Blutzucker nicht hochschnellen. Ich kann Ihnen nur empfehlen, sich über den glykämischen Index der von Ihnen bevorzugten Nahrungsmittel zu informieren und dann eine wirklich kluge Wahl zu treffen.

Jetzt werden wir uns ansehen, wie Sie die in Ihre DNA eingebetteten »Langlebigkeitsgene« einschalten können.

FÜNF

Die Gene des langen Lebens aktivieren

Über Jahrmillionen haben wir abwechselnd geschmaust und gefastet. In Zeiten des reichlichen Nahrungsangebots hat die Natur die Fortpflanzung in Gang gebracht. Weibliche Wesen wurden dann fruchtbar, beide Geschlechter nahmen zu, bildeten Muskelmasse und setzten Fett an. In mageren Zeiten ging die Natur davon aus, dass wir verhungern könnten, und dann wurden die Mädchen und Frauen unfruchtbar, während die Reparatur- und Regenerationsmechanismen ansprangen und unser Überleben sicherten, bis schließlich wieder üppigere Zeiten anbrachen.

Wenn wir eine Art Hungersnot simulieren, zugleich aber gute Nährstoffversorgung sicherstellen, können wir die DNA-Schalter betätigen, die uns erlauben, einen neuen Körper nachwachsen zu lassen.

Intermittierendes Fasten

Kurzzeitiger Nahrungsverzicht zur Reinigung von Körper und Geist hat eine lange Tradition. Medizinmänner und -frauen, buddhistische Mönche, christliche Mystiker und andere lebten ein paar Tage lang ausschließlich von Wasser, damit ihr Gehirn reibungslos funktionierte und sie gesammelt beten konnten. Zugleich sorgten sie damit auch für die Wiederherstellung und Verbesserung ihres Körpers. Es besteht aber kein Grund, auf wertvolle Kohlenhydrate einschließlich Obst länger als achtzehn Stunden zu verzichten. Gehirnreparaturen setzen sehr bald ein, und der Gehirnnebel hebt sich bereits nach einigen Tagen. Auch im Ramadan, dem einmonatigen heiligen Fasten im Islam, wird jeden Tag nur von Sonnenauf- bis Sonnenuntergang gefastet. Solange Sie genügend Wasser trinken und anstrengende körperliche Betätigung unterlassen, haben Sie möglicherweise nicht einmal Hungerattacken, oder sie fallen so mild aus, dass sie nicht weiter stören.

Bei einer Form des intermittierenden Fastens isst man von sechs Uhr abends bis zum Mittag des nächsten Tages kein Getreide und auch sonst nichts, was der Körper in Zucker verwandelt. Dieses achtzehnstündige tägliche Fasten bringt Sie in die Ketose, eine Veränderung des Stoffwechsels, zu der es kommt, wenn Ihre Zellen die aus Kohlenhydraten und Zucker gewonnene Energie aufgebraucht haben und dann Fette in einen energiereichen Brennstoff umwandeln, die sogenannten Ketone oder Ketonkörper. Von da an versorgt sich Ihr Gehirn über diese Ketonkörper mit Energie.

Im Idealfall bleiben Sie für den Rest Ihres Lebens bei dieser Form des intermittierenden Fastens, mindestens aber so lange, wie Sie bei bester Gesundheit bleiben möchten. Bis zu Ihrer dreitägigen Visionssuche, die Sie im vierzehnten Kapitel beschrieben finden und während der Sie nur Wasser trinken, sollten Sie mindestens drei Monate lang zur Verminderung der Giftstoffbelastung Ihres Körpers jeden Tag dieses achtzehnstündige Fasten einhalten und mühelos auf Ketose um- und wieder zurückschalten können.

Hungerphasen beim Fasten sind ein gutes Zeichen. Sie besagen, dass Sie von der Glukoseverbrennung auf Ketone umschalten und Ihr Gehirn sich über die Fettverbrennung mit Energie versorgt. Ihr limbisches Gehirn jedoch, das auf Zucker als Treibstoff steht, wird Ihnen einzureden versuchen, dass Sie sterben, wenn Sie jetzt nicht sofort einen Energieriegel versenken. Bleiben Sie standhaft. »Beobachten« Sie einfach Ihre Gelüste in dem klaren Bewusstsein, dass Ihr Körper über genügend Reserven für vierzig Tage Fasten verfügt – was ich allerdings nicht empfehle.

Etwas anderes ist es, wenn Sie in solchen Hungerphasen auch noch grantig werden. Das liegt nämlich an einer allzu starken Besiedelung Ihres Verdauungstrakts mit Candida. Candida möchte Futter haben, und damit Sie das auch wissen, setzt sie Toxine frei, die dem Gehirn signalisieren, es solle mehr Ghrelin ausschütten, das »Hungerhormon«. Beim intermittierenden Fasten geht es nicht ums Abnehmen. Das wäre ein gefährlich falscher Ansatz. Sie fasten, um in die Ketose zu kommen, dadurch die Fettverbrennung anzukurbeln und die Reparaturmechanismen zu aktivieren. Das Fasten bewirkt eine Entschlackung auf der Zellebene. Bei längerem Verzicht auf Zucker und verarbeitete Kohlenhydrate kommt die sogenannte Autophagie (»Selbstverzehrung«) in Gang, die über 90 Prozent der Schlacken in den Zellen in Aminosäuren zerlegt, die als Bausteine für notwendige Reparaturen dienen können, während der Rest als Abfall entsorgt wird. Unsere Zellen verfügen also über ein höchst effektives Recyclingsystem. Würde die Abfallentsorgung ähnlich gut funktionieren, bliebe kaum etwas übrig, was auf der Deponie landet oder verbrannt werden müsste.

Abfälle aus den Zellen gelangen ins Blut und von da aus in den Verdauungstrakt und die Leber, um schließlich ausgeschieden zu werden. Gefährlich kann es werden, wenn Sie fasten, während Ihre Leber nicht ganz fit ist. Denn wenn die Schlacken im Blut nicht wirklich ausgeschieden werden, gelangen sie zurück ins System – ein sehr bedenkliches »Recycling«. Im schlimmsten Fall landen die Giftstoffe dann in den fettartigen Geweben des Gehirns.

Wenn die Weisen und Mystiker früherer Zeit fasteten, hatten sie noch nicht mit der Giftflut zu tun, die Körper und Gehirn des modernen Menschen belastet. Es gab all die toxischen Chemikalien noch nicht, die heute unsere Nahrungsmittel, unsere Kosmetika, das Wasser und die Luft verunreinigen. Die Nuklearkatastrophen von Tschernobyl und Fukushima hatten noch nicht die Luft und die Wälder und Gärten Europas und den Pazifik verseucht und mit ihnen das Wild und die Pilze und das Meeresgetier, das wir anschließend auf dem Teller haben.

Früher war es so, dass der Körper der Fastenden beim Eintritt der Ketose sofort in den Reparaturmodus schaltete und die höheren Nervenschaltkreise des Neocortex aktiviert wurden. So wurde ihnen die mystische Einheit zuteil, und die Erneuerung des Körpers setzte ein.

Bei der Verbrennung von Kohlenhydraten befindet sich der Körper im Aufbaumodus. Muskeln werden gebildet, und der Insulinspiegel ist hoch. Unterbrechen wir die Zufuhr von Kohlenhydraten als primäre Energiequelle auch nur für ein paar Stunden, kommen wir wie gesagt in die Ketose. Dadurch bekommt der Körper die Chance, Schlacken zu beseitigen und sich zu regenerieren. Die Bildung von Stammzellen im Gehirn und allen anderen Organen des Körpers setzt ein. Außerdem werden die höheren Nervenschaltkreise wach, die uns spirituelle Erfahrungen ermöglichen (selbst wenn wir nicht darauf aus sind).

Schon bei sehr kurzen Fastenzeiten kommen erstaunliche Dinge in Körper und Gehirn in Gang. Bereits nach 24 Stunden nimmt die Produktion des Wachstumshormons (Somatropin), das für die Reparatur unserer Körperzellen sorgt, um das Fünfzehnfache zu. Wenn wir auch nur achtzehn Stunden lang auf Kohlenhydrate verzichten, werden bereits die Langlebigkeitsgene eingeschaltet.

Falls Sie Diabetiker sind oder leicht in den Unterzucker geraten, müssen Sie beim intermittierenden Fasten vorsichtig zu Werk gehen. Unterlassen Sie längeres Fasten, bis Ihr Blutzuckerspiegel stabilisiert worden ist. Steigen Sie nicht in dieses Programm ein, solange Sie sich überwiegend von zuckerreichen verarbeiteten Kohlenhydraten ernähren. Das bedeutet, dass Sie erst einmal Pizza, Pasta, Konditorwaren, Kartoffelchips, süße Limonaden und so weiter von Ihrem Speiseplan streichen müssen. Greifen Sie zu ballaststoffreichem Gemüse, zu Avocados, Olivenöl, Kokosöl und unverarbeiteten Nüssen.

Bei diesem täglichen achtzehnstündigen Fasten können Sie mit folgenden Nutzeffekten rechnen:

- **Intensivierung des Stoffwechsels.** Wenn der Zucker in Ihrem Blut aufgebraucht ist, verbrennen Ihre Zellen zur Energiegewinnung vermehrt Fette.
- **Die höheren Gehirnanteile bekommen besseren Brennstoff.** Die aus Fetten gewonnenen Ketonkörper sind so etwas wie Raketentreibstoff fürs Gehirn. Sie aktivieren die höheren Nervenschaltkreise, die für Kreativität, Forscherdrang, Mitgefühl und die (für die Erneuerung des Körpers notwendige) Erfahrung der Einheit zuständig sind.
- **Der Insulinspiegel fällt.** Wenn die Glukose im Blut abnimmt, geht der Insulinbedarf zurück, dessen Aufgabe ja darin besteht, die Glukose aus dem Blut zu holen. Jetzt können sich die Insulinrezeptoren in den Zellen erholen, was die Insulinresistenz und damit das Risiko vermindert, an Diabetes zu erkranken.
- **Die Entschlackung sämtlicher Körperzellen kommt in Gang.** Die Ketose ermöglicht die Autophagie, und die in den Zellen lagernden Schlacken können recycelt beziehungsweise ausgeschieden werden.
- **Krebs wird verhindert, und bereits vorhandene Krebszellen vermehren sich weniger schnell.** Krebszellen können sich von Glukose sehr gut ernähren und Energie daraus gewinnen, aber mit Ketonkörpern tun sie sich schwer. Zu beobachten ist außerdem, dass in der Ketose der Tumormarker IGF-1 (*insulin-like growth factor* oder »insulinähnlicher Wachstumsfaktor«) zurückgeht, was wiederum bedeutet, dass Krebstumoren weniger stark wachsen oder sich ausbreiten.
- **Schutz fürs Gehirn.** Ketose lässt Entzündungen überall im Körper abklingen und beschleunigt die Produktion von Stammzellen im Gehirn. Das geschieht über die Aktivierung des Wachstumsfaktors BDNF, der Reparaturen im Gehirn fördert.

Unterstützen Sie Ihre Leber unbedingt beim Abbau und der Ausscheidung von Toxinen, die aus dem Fettgewebe ins Blut gelangen, wenn Ihr Körper durch das Fasten verstärkt zur Fettverbrennung übergeht. Dazu sind Zink, Vitamin B_{12}, Magnesium und Glutathion geeignet. Ohne diese Nährstoffe ist die Leber weniger effektiv beim Ausleiten toxischer Abfallstoffe, die dann möglicherweise ins Gehirn gelangen.

Zwei Mahlzeiten am Tag

Wer sagt eigentlich, dass wir drei Mahlzeiten am Tag brauchen, dass Frühstück, Mittag- und Abendessen wünschenswert, ja notwendig sind? Unsere frühen Vorfahren, nomadisierende Sammler und Jäger, haben immer dann gegessen, wenn sie Hunger hatten und es etwas gab. So hielten es auch die amerikanischen Ureinwohner noch, als die Europäer die Neue Welt erreichten. Abigail Carroll, Autorin des Buchs *Three Squares,* schreibt, die Europäer hätten damals geglaubt, ihre »zivilisierten« Essgewohnheiten unterschieden sie von der »stöbernden« Ernährungsweise, die sie eher mit Weidevieh und frei lebenden Tieren in Verbindung brachten.[28]

Was ihre regelmäßigen drei Mahlzeiten anging, irrten sie sich gewaltig. Von diesen drei Mahlzeiten plus Zwischensnacks können Sie sich jetzt ein für alle Mal verabschieden. Wenn Sie sich wirklich einen neuen Körper wünschen, gilt die goldene Regel, nur ein- bis zweimal am Tag zu essen und das Frühstück (manchmal auch das Abendessen) auszulassen. Ich persönlich lasse lieber das Frühstück als das Abendessen ausfallen, weil dadurch die Zeit für Recycling und Ketose verlängert wird. In Ihrem sechsstündigen Zeitfenster für Ernährung können Sie zu nährstoffreicher und kalorienarmer pflanzlicher Bionahrung greifen und sich damit satt essen. Es wird ein paar Wochen dauern, bis Sie Ihre Darmflora vom Wert der Beschränkung auf eine bis zwei Mahlzeiten pro Tag überzeugt haben. Ihre Darmbakterien verzehren Ihr Essen ja vor Ihnen, und Sie haben sie auf drei oder mehr Mahlzeiten am Tag dressiert. Wenn Ihr Körper einmal zur Fettverbrennung übergegangen ist, wird es immer leichter, achtzehn Stunden am Stück zu fasten, ohne dass es zu Hungerattacken kommt. Ihre Zuckergier verliert sich nach und nach, wenn Sie Candida Hausverbot erteilen und die seit Jahren oder Jahrzehnten schlummernde Fettverbrennung anwerfen.

Manche Keime in Ihrem Darm werden damit überhaupt nicht einverstanden sein, vor allem Ihr zuckerverwöhnter Candida-Pilz. Bereiten Sie sich also Ihre eigenen S. boulardii, und essen Sie jeden Morgen etwas davon.

Wie viel Eiweiß brauchen wir wirklich?

Menschen und Tiere leben bereits seit eh und je in enger Nachbarschaft. Lange vor Beginn des Ackerbaus haben wir Schafe, Schweine und Kühe gehalten und tierische Erzeugnisse wie Fleisch und Milch verzehrt. Schon in unserer Zeit als Sammler und Jäger waren Eier, zufällig irgendwo gefunden, ein Festmahl. Unsere steinzeitlichen Vorfahren bekamen nicht oft Fleisch zu essen, denn schließlich mussten sie selbst jagen und fischen, aber in den letzten – evolutionsgeschichtlich betrachtet sehr wenigen – tausend Jahren bildet tierisches Eiweiß einen festen Bestandteil unserer Ernährung.

Heute ist Fleisch wirklich eins der blutigsten Geschäfte, denn was wir in den entwickelten Ländern an Fleisch verzehren, stammt meist aus industriell arbeitenden Zuchtbetrieben, in denen die Tiere oft eine sehr grausame Behandlung erfahren, Hormone und Antibiotika ins Futter gemischt bekommen und unter ethisch nicht vertretbaren Umständen vegetieren müssen. Biologisch erzeugtes Fleisch von gesunden Tieren – in maßvollen, das heißt kleinen Portionen – dagegen kann neben Fisch aus Wildfang einen Beitrag zum Schutz vor Herzkrankheiten, Diabetes, Krebs und Demenz leisten.

Wir brauchen Protein, aber unsere Zellen können nicht direkt etwas damit anfangen, erst müssen unsere Darmbakterien die Eiweißmoleküle in ihre Aminosäuren zerlegen, die dann wieder als Bausteine für neues Protein dienen können. Ist Ihre Darmflora geschädigt, kommen sie nicht an die Aminosäuren heran, die Ihr Körper benötigt. Aminosäuren lassen sich nicht speichern, und was Ihr Körper nicht sofort verwendet, wird in Glukose oder Fett umgewandelt und zur Energieerzeugung verbrannt.

Es gibt in der Natur viele Aminosäuren, aber der Mensch kann nur zwanzig davon als Eiweißbausteine verwenden. *Essenzielle* Aminosäuren müssen Sie aus der Nahrung gewinnen, da Ihr Körper sie nicht selbst erzeugen kann. Die übrigen nichtessenziellen Aminosäuren werden im Körper selbst hergestellt.

Ein Stück Rindfleisch besteht zu 33 Prozent aus Eiweiß, mit einem Steak von 100 Gramm nehmen Sie also 33 Gramm Eiweiß zu sich. 100 Gramm Linsen enthalten 9 Gramm Eiweiß, und bei 100 Gramm Lachs sind es 25 Gramm Eiweiß. Für alle Menschen gilt als Faustregel, dass man je nach Körpergewicht pro Woche nicht mehr als 200 bis 400 Gramm tierisches und pflanzliches Eiweiß zu sich nehmen sollte. Ihr Körper braucht nicht unbedingt jeden Tag Protein. Am besten essen Sie es nur turnusmäßig an bestimmten Tagen und lassen die Tage dazwischen weitgehend frei von Eiweiß. Als besonders günstig erweist sich, wie erwähnt, ein stetiger Wechsel von Schmausen und Fasten.

Wenn Sie jetzt denken, dass Ihr Körper einfach mehr Eiweiß möchte, könnte es sein, dass Ihre Darmflora nicht ganz in Ordnung ist und Sie deshalb nicht genügend Aminosäuren bekommen. Wahrscheinlich haben Sie umso mehr Verlangen nach Eiweiß, je stärker Ihr Darm durch Antibiotika geschädigt ist oder aus Altersgründen nicht mehr einwandfrei arbeitet.

Bei tierischem Eiweiß kommt es auf *hohe Qualität* und nicht auf große Mengen an. Wir sollten auch immer berücksichtigen, was die Tiere als Futter bekommen haben. War es eine Sorte, die nicht ihrer Natur entspricht, ist ihr Fleisch auch nicht die beste Eiweißquelle;

schließlich ist der Mais, den sie in den heutigen Zuchtfabriken bekommen, nicht ihre ursprüngliche, natürliche Nahrung. Kaufen Sie unbedingt Fleisch von frei laufenden und nicht mit tierischen Erzeugnissen gefütterten Tieren. Fisch aus Wildfang ist besser als Fisch aus Aquakultur, denn dort wird unter anderem Getreide verfüttert.

Wichtig ist vor allem, dass Sie nicht mehr in Tagesmengen denken, sondern Ihren wöchentlichen Eiweißbedarf berücksichtigen. Halten Sie sich dazu vor Augen, dass unsere Vorfahren Sammler und Jäger waren, die alles Fleisch sofort verzehrten, das ihnen das Jagdglück an manchen Tagen bescherte. Sie schlugen sich voll und fasteten dann wieder, und ihr Eiweißverzehr hatte einen zyklischen Verlauf.

Und dieser Rhythmus ist auch für uns immer noch ganz entscheidend. Ich esse pro Woche etwa 300 Gramm Eiweiß, was für mein Gewicht (75 Kilogramm) und Bewegungspensum (maßvolles Training) genau richtig ist. Den größten Teil davon verzehre ich am ersten und vierten Tag der Woche, jeweils auf zwei Portionen verteilt – ungefähr so, wie es unsere steinzeitlichen Vorfahren hielten, wenn sie auf dem Heimweg auf ein frisch gerissenes Mammut stießen, die Vögel verscheuchten und von dem Fleisch so viel ins Dorf schleppten, wie sie konnten. Nur esse ich mittags statt Mammut hart gekochte Eier und abends Fisch.

Sonntags und mittwochs gönne ich mir Eiweißmahlzeiten, zum Beispiel in meinem Lieblingsfischrestaurant, als doppelte Portion Pflanzeneiweißpulver zu Mittag oder in Gestalt eines typisch kubanischen Gerichts aus schwarzen Bohnen und Reis, das eine vollständige Eiweißversorgung sichert.

Wenn ich zu Lehrveranstaltungen oder Vorträgen unterwegs bin, muss ich oft mit den Veranstaltern essen gehen. Habe ich am Abend davor eine Eiweißmahlzeit gehabt, weiß ich, dass mein mTOR (siehe unten) aktiviert ist, und esse deshalb am Abend nur eine Suppe und Salat und keinerlei tierisches Eiweiß, damit mein mTOR wieder still wird.

Noch einmal: Entscheidend ist beim Eiweißverzehr der zyklische Verlauf.

Was ich Ihnen hier erzähle, widerspricht allen derzeit gängigen Anschauungen über unseren Eiweißbedarf, ich weiß; aber winken Sie noch nicht ab. Früher war ich ein glühender Verfechter der kohlenhydratarmen Ernährung. Da die Forschung inzwischen zu anderen Ergebnissen gekommen ist und ich die Vorteile einer eiweißarmen Ernährung für mich entdeckt habe, bin ich jetzt überzeugt, dass in der Einschränkung des Eiweißverzehrs das Geheimnis der Gesundheit und des langen Lebens liegt – und dass es ohne diese Einschränkung nicht möglich ist, unser Vorhaben zu verwirklichen, uns einen neuen Körper nachwachsen zu lassen. Viele Anhänger der Paleo-Ernährung, glaube ich, setzen sich mit ihrem starken Eiweißverzehr einem erhöhten Risiko aus, Krebs und degenerative Krankheiten zu bekommen.[29]

Eiweiß und Evolution

Um unseren heutigen Nahrungsbedarf zu verstehen, müssen wir zur Entstehung des Lebens auf der Erde zurückgehen. Vor ungefähr dreieinhalb Milliarden Jahren traten die ersten Bakterien auf, für die es nichts weiter zu tun gab, als Nahrung aufzunehmen und sich zu vermehren. War das Nahrungsangebot groß, vermehrten sie sich stark, gab es wenig zu essen, stellte die Natur die Vermehrung ein, und dann flossen alle Ressourcen in Regeneration und Überleben. Diese frühen Bakterien mussten bereits unterscheiden können, ob genügend Nahrung zur Vermehrung da war oder sie besser mit ihren Kräften haushielten und das Nahrungsangebot nur für Reparaturen ausreichte. Dann konnten sie einfach nur auf bessere Zeiten warten. Insbesondere ging es darum, das Angebot an Eiweiß richtig einzuschätzen. Dieser Eiweißsensor wird »TOR« genannt (vom englischen *target of rapamycin*, etwa »Ziel des Rapamycins« [eines Immunsuppressivums]) und ist heute bei allen Lebewesen von den Bakterien bis zum Menschen anzutreffen. Sie werden gleich noch mehr über TOR und seine sehr wichtige

Aufgabe erfahren, aber im Moment genügt es zu wissen, dass zu hoher Eiweißverzehr den TOR-Mechanismus anregt, was zu unkontrolliertem Krebszellenwachstum führen kann. Krebszellen sind immer darauf aus, sich möglichst schnell zu vermehren.

Weshalb unterliegt der Körper der Kontrolle durch einen Mechanismus, der uns umbringen kann? Nun, wie Sie sich erinnern, zielt die natürliche Selektion oder Auslese auf das lange Leben der Spezies und nicht auf das des einzelnen Lebewesens. Es geht darum, dass wir uns vermehren, damit die *Art* nicht ausstirbt; und wenn Sie als *Einzelwesen* bei diesem Vorhaben sterben, nimmt die Natur das achselzuckend in Kauf. Für Sie geht es darum, Ihre natürliche Intelligenz ins Spiel zu bringen, damit Sie über die Jahre der Zeugungs- und Empfängnisfähigkeit hinaus bei guter Gesundheit bleiben. Beschränken Sie den Eiweißverzehr, damit TOR ruhig bleibt, und Ihre Aussicht auf ein langes und gesundes Leben erhöht sich beträchtlich.

Damit eine Spezies überleben kann, muss die Geburten- höher als die Sterberate sein, und zwar auch in Zeiten großer Entbehrungen. Bei vehementer Nahrungsknappheit, wenn die Gefahr des Verhungerns besteht, lässt die Natur jedoch keine Vermehrung zu. Das ist so, weil die Versorgung des Nachwuchses bei Säugetieren sehr aufwendig ist und der Mutter alles abverlangt, da sie ja nicht nur das werdende Leben, sondern auch sich selbst irgendwie versorgen muss. Wenn wir intermittierendes Fasten (bei ausreichender Ernährung) praktizieren, konzentriert sich unser Körper auf Regeneration und notwendige Reparaturen. Wir reden unserem Gehirn damit praktisch ein, dass die Gefahr des Verhungerns besteht und alle Kräfte für den Aufbau eines starken und widerstandsfähigen Körpers eingesetzt werden müssen.

Das Programm »Erneuere deinen Körper« bedient sich genau dieser Möglichkeit, das TOR in Ihrem Körper zu regulieren.

In Zeiten der Nahrungsknappheit gehen viele Lebewesen in eine Latenzphase, um so die schlechten Zeiten zu »überwintern«. Wir sehen das etwa bei Bären, die Winterschlaf halten, aber auch bei den Hefepilzen auf Weintrauben. Beim Einsetzen des Winters geht die Hefezelle schlafen, und wenn das Nahrungsangebot wieder steigt, nimmt TOR das wahr und weckt die Zelle wieder auf. Es gibt Bakterien, die extremer Hitze und Kälte standhalten können und viele Jahre einfach in diesem Latenzzustand verharren, bis TOR irgendwann Nahrungsverhältnisse erkennt, die ein erneutes Keimen erlauben. Auch wenn die meisten Gene der Hefezellen auf der Haut von Weintrauben im inaktiven Schlafzustand verweilen, bleiben die TOR-Sensoren für Nahrung wach und wecken den Organismus auf, wenn die Nahrungsknappheit zu Ende geht.

Wie gesagt haben auch Menschen dieses TOR-System, genauso wie die Hefen, nur dass es bei uns und den Säugetieren (englisch *mammalians*) »mTOR« genannt wird.

Bei unserem Programm »Erneuere deinen Körper« fasten Sie, um das gleiche Ziel zu erreichen, nicht monatelang, sondern immer nur ein paar Stunden.

Da mTOR inzwischen wissenschaftlich ganz erfasst ist, können wir unsere Ernährung so gestalten, dass es gedrosselt wird und unser Körper dadurch in den Wiederherstellungsmodus kommt. Wichtig ist dabei vor allem die Einschränkung des Eiweißverzehrs.

TOR und seine Funktionsweise

In Zeiten der Hungersnot werden Frauen unfruchtbar – mTOR sorgt dafür, dass ihr Körper so reagiert –, und bei den Männern geht die Spermienzahl drastisch zurück. In solchen Zeiten wendet der Körper alle seine Kräfte dafür auf, durch Autophagie Giftstoffe auszuleiten, die Langlebigkeitsgene zu aktivieren und die Gene stillzulegen, die zu Krankheiten disponieren. All das sind wunderbare Strategien zur Verlängerung des Lebens, und sie bleiben so lange aktiv, bis das Nahrungsangebot wieder reichlicher wird. Buckelwale fasten in tropischen

Gewässern monatelang, wobei sich ihr Körpergewicht im Extremfall auf die Hälfte reduziert und Krankheiten, die an der Haut erkennbar sind, verschwinden. Nach dieser Generalüberholung des Körpers wandern sie nordwärts in nahrungsreiche Gewässer und schalten dort wieder in den Wachstums- und Vermehrungsmodus um.

Die TOR-Sensoren spüren das Vorhandensein von Aminosäuren und Zucker. Vor Jahrmilliarden, als die ersten Bakterien sich von Aminosäuren auf der noch jungen Erde ernährten, entstand bei manchen die Fähigkeit, auch Licht als Nahrungsquelle zu nutzen. Das waren die ersten Cyanobakterien oder blaugrünen Algen, die gleichsam die Fotosynthese entdeckten, also die Möglichkeit, die Sonne als Nahrungsquelle zu nutzen. Mit der Hilfe des Lichts verwandelten sie die in ihrer unmittelbaren Umgebung auftretenden Stoffe in Kohlenhydrate, und so entstanden auf der Erde die ersten Zuckerarten in größeren Mengen. Die neuen Gewächse wurden zur Nahrungsquelle für die großen Pflanzenfresser, die später die Erde bevölkerten.

Die ersten Energieträger beziehungsweise Nahrungsmittel auf der Erde waren die Aminosäuren, die Bausteine für Eiweiß und Zucker. Die TOR-Sensoren maßen die Dichte dieser beiden Nahrungsquellen, und wenn sie reichlich vorhanden waren, ging von TOR auch die Beschleunigung des Vermehrungsimpulses aus. War das Angebot knapp, trat TOR auf die Vermehrungs- und Zellteilungsbremse und schaltete die Systeme für langfristiges Überleben ein. Für Menschen der Frühzeit bedeutete das den Abbau der nicht mehr brauchbaren Körperzellen, und zwar so, dass 90 Prozent der durch diesen Abbau gewonnenen Aminosäuren erhalten blieben und der Aminosäuregehalt des Bluts immer hoch war.

Alles in allem können wir unser TOR als eine Art Gehirn betrachten, das bei allen Tieren als Detektor des Nährstoffangebots fungiert und das Wachstum und die Lebenslänge reguliert. Wenn wir Zucker meiden und den Eiweißverzehr reduzieren, gibt TOR den Zellen Anweisung, in den Reparatur- und Lebensverlängerungsmodus zu schalten.

Jetzt werden die Stammzellenbildung und die antioxidativen Systeme aktiviert, die das Gehirn und alle Zellen schützen. Damit verhindern oder verzögern wir das Auftreten von Krebs und die Ausbreitung bestehender Tumoren.

Die Entdeckung von mTOR

Rapamycin, ein Stoff, mit dem man die Abstoßung transplantierter Organe unterdrückt, stammt von einem Bakterium, das 1960 auf der Osterinsel entdeckt wurde. Die Ärzte stellten überrascht fest, dass bei Patienten, die Rapamycin einnahmen, seltener Krebs auftrat, obwohl sie ein sogenanntes Immunsuppressivum einnahmen, also ein Mittel, das die Immunabwehr unterdrückt, die ja eigentlich eine entscheidende Rolle für den Kampf gegen Krebszellen spielt. Wie sich herausstellte, drosselt das Rapamycin mTOR (daher der Ausdruck *target of rapamycin* oder »Ziel des Rapamycins«).[30] Dadurch schaltet der Körper auf Reparatur und Lebensverlängerung und hemmt zugleich die für Krebs so typische rasante Zellteilung. Wir lernen daraus, dass die Drosselung von mTOR durch intermittierendes Fasten ganz wichtig ist, um Krebs zu verhindern und den Körper bei seinen Reparaturarbeiten zu unterstützen.

Falsche Ernährungstheorien

Das einzig nachweislich wirksame Vorgehen, mit dem sich die Gesundheitsspanne und Lebensspanne bei Mäusen und Primaten um bis zu 30 Prozent verlängern lassen, besteht in der Einschränkung der aufgenommenen Kalorienmenge, insbesondere der Kohlenhydrate, die in Glukose verwandelt werden.

Wir wissen, dass der Insulinspiegel im Körper bei einer Low-Carb-

Ernährung niedrig bleibt. Früher ging man davon aus, dass eine eiweißreiche Ernährung bei gleichzeitiger Kalorienreduzierung entscheidend wichtig für die Verlängerung des Lebens sei. Tatsächlich ist es jedoch so, dass die lebensverlängernde Wirkung von dem Eiweißstoff IGF-1 ausgeht, und diesen Wachstumsfaktor brauchen wir, wenn wir jung sind, damit beispielsweise Finger und Zehen wachsen können. Bei Erwachsenen deutet jedoch ein vermehrtes Auftreten von IGF-1 eher auf pathologisches Wachstum hin, auf das Vorhandensein oder die Entstehung eines Tumors. Gelingt es, das IGF-1 zu senken, sinkt auch das Krebsrisiko.

Bei hohem Blutzucker kann mTOR am IGF-1 ablesen, dass ein hohes Nahrungsangebot besteht, und dann schaltet mTOR vom Reparaturmodus auf Zellwachstum um. Aus diesem Grund ist es für ein langes und gesundes Leben äußerst wichtig, den Zucker- *und* den Eiweißverzehr einzuschränken.

Neue wissenschaftliche Erkenntnisse zur besten Ernährungsform

Mittlerweile ist klar, dass langfristige Beschränkung der Kalorienaufnahme das IGF-1 doch nicht senkt, dieser Effekt jedoch mit Einschränkung des Eiweißverzehrs zu erreichen ist.[31] Wenn Sie biologisch erzeugte Steaks essen, bleibt der Blutzuckerspiegel niedrig, und Sie kommen in eine leichte Ketose, bei der zur Energiegewinnung Fett statt Zucker verbrannt wird – und dabei fühlen Sie sich großartig, nehmen ab, der Gehirnnebel hebt sich, und Sie haben Energie ohne Ende. Wenn Sie jedoch zu viel Eiweiß essen, bleibt mTOR trotzdem aktiv. Bei zu viel Fleischverzehr ist Ihnen der genetische Schalter für die Erneuerung des Körpers unerreichbar; vielmehr steuern Sie damit auf einen vorzeitigen Tod zu, obwohl Sie Ihre Muskeln aufbauen und kräftigen.

Aminosäuren nimmt mTOR ganz direkt wahr, dazu sind kein IGF-1 und keine vermittelnden Hormone notwendig. In einer Forschungsstudie schreiben Roberto Zoncu und seine Mitarbeiter am Massachusetts Institute of Technology: »Bedeutende Fortschritte in unserem Verständnis der Funktions- und Regulationsmechanismen von mTOR lassen erkennen, dass es maßgeblich an der Entstehung und Beschleunigung von Diabetes, Krebs und Alterungsprozessen beteiligt ist.« Keine Frage also, dass es wichtig ist, nicht nur den Zuckerverzehr einzuschränken, sondern auch beim Eiweiß Zurückhaltung zu üben. Weiter heißt es dort: »Nach neuesten Erkenntnissen steuern mTOR-Signale die Alterung von Zellen und Geweben, sodass die Dämpfung von mTOR ein vielversprechender Ansatz für die Lebensverlängerung sein könnte.«[32]

Eine eiweißreiche und kalorienarme Ernährung ist wunderbar, wenn man abnehmen und sich einen straffen »Beach-Body« zulegen möchte, und das dürfte auch der Grund für die Popularität dieser Ernährungsform sein – nur dass sie auf Dauer leider gar nicht gut für die Gesundheit ist. Grundsätzlich ist es so, dass allzu viel Eiweiß die Alterung beschleunigt und die Entstehung von Krebs begünstigt. Fleisch und Eier sollten nur Beilage, aber nicht Hauptbestandteile einer Mahlzeit sein. Ich selbst esse ein knappes halbes Pfund Fisch pro Woche, dazu ein- oder zweimal die Woche ein paar Eier. Auf rotes Fleisch verzichte ich weitgehend, gönne mir aber gelegentlich ein Bisonsteak oder Rinderfilet, wenn ich sicher sein kann, dass es von einem artgerecht gehaltenen und biologisch ernährten Tier stammt.

Der Knackpunkt

Und die Lösung ist viel einfacher, als wir uns das vorstellen. Die Aminosäuren, die mTOR anspringen lassen, sind anscheinend die sogenannten verzweigtkettigen Aminosäuren Leucin, Isoleucin und Valin, die vor allem in tierischem Eiweiß vorkommen, in rotem Fleisch,

Milchprodukten, Käse und Eiern. Luigi Fontana und seine Kollegen an der Washington University in St. Louis, Missouri, kamen aufgrund ihrer Forschungen zu diesem Schluss: »Schon eine leichte Reduzierung des Verzehrs von Eiweiß beziehungsweise von bestimmten Aminosäuren kann die Stoffwechselgesundheit bei Menschen und Mäusen deutlich verbessern. Weniger Eiweiß und insgesamt weniger Aminosäuren sind Maßnahmen, die bei Menschen und Mäusen innerhalb von sechs Wochen den Nüchtern-Blutzuckerspiegel senken und die Glukosetoleranz verbessern.«[33]

Damit ist es heraus: Tierisches Eiweiß ist der Bösewicht.

Aber was bedeutet das nun, wie viel tierisches Eiweiß dürfen wir essen? Wenig, würde ich sagen. Es sieht so aus, als wären die Grundbestandteile der westlichen Ernährung, Fleisch und Milchprodukte, zumindest teilweise für die horrende Zunahme von Fettleibigkeit, Diabetes, Herz-Kreislauf-Erkrankungen und Krebs verantwortlich.

Hier eine Beobachtung von Valter Longo, der als Zellbiologe an der University of Southern California tätig ist: Wenn man Mäuse während der Chemotherapie oder bei anderen zielgerichteten Therapien hungern lässt, sind normale Zellen und Organe dadurch geschützt, während die Therapie gleichzeitig um bis zu 40 Prozent toxischer für Krebszellen wird. Bei klinischen Studien mit Menschen zeigte sich nach Longos Angaben, dass über ein halbes Jahr verteilte Fastenperioden von jeweils zwei bis vier Tagen alte und geschädigte Immunzellen abtöteten und die Bildung gesunder neuer Zellen förderten. Er merkt dazu an: »Wir hätten nicht gedacht, dass Fasten sich derart beschleunigend auf die stammzellenbasierte Regeneration auswirkt.«[34]

Fasten zwingt den Körper, Glukose- und Fettvorräte aufzubrauchen und weiße Blutzellen zu zerlegen, was dann aber die stammzellenbasierte Neubildung solcher Immunzellen anregt. Darin sieht Longo eine Riesenchance und fasst zusammen, was für die Umschaltung der Stammzellen in den Regenerationsmodus zu geschehen hat: »Der Körper entledigt sich beim Fasten der Teile, die durch Beschädigung oder

Alter mehr oder weniger unbrauchbar geworden sind. Ist der Körper jetzt durch Chemotherapie oder Alter schwer geschädigt, können solche Fastenzyklen buchstäblich ein neues Immunsystem hervorbringen.«[35]

Dafür ist die Einschränkung des Eiweißverzehrs ganz entscheidend – und meiden Sie unbedingt diese gezuckerten Eiweißriegel oder auch gebrauchsfertige Proteinpulver! Machen Sie Hülsenfrüchte und überhaupt Pflanzen zu Ihrer Hauptquelle für gesunde Aminosäuren. Dabei gilt es aber zu bedenken, dass Hülsenfrüchte Lektine enthalten, und das sind regelrechte Antinährstoffe – Eiweißmoleküle, die sich an Zucker binden können. Sie erlauben Ihrem Körper nicht, die in der Nahrung enthaltenen Mineralstoffe voll zu verwerten. Hülsenfrüchte müssen über Nacht eingeweicht und vor dem Kochen gut abgespült werden. Ich fermentiere sie gern über Nacht mit S. boulardii, das entschärft die enthaltenen Antinährstoffe noch mehr (weitere Informationen dazu in Kapitel 6).

Die Wahrheit über Kohlenhydrate

Bei den Kohlenhydraten sind die einfachsten die schlimmsten, die besonders in Fertignahrungsmitteln vorkommen und im Verdauungstrakt sofort in Zucker verwandelt werden. Eine Scheibe Weißbrot beispielsweise hebt Ihren Blutzucker stärker an als ein Löffel Kristallzucker. Wenn Sie Ihre Energie überwiegend aus Zucker gewinnen, ist das eine kurzsichtige Strategie. Der Körper speichert Glukose als Glykogen, und Ihre Leber kann davon nur einen Vorrat von ungefähr 100 Gramm anlegen. Das ist gerade einmal ausreichend für ein zwanzigminütiges Work-out im Fitnessstudio. Ihre Muskeln speichern bis zu 400 Gramm, und damit können Sie eineinhalb Stunden Ausdauertraining machen. Dagegen verfügt ein durchschnittlicher Mann mit 75 Kilo Körpergewicht über ungefähr 25 Kilo Speicherfett, das sich ebenso zur Energiegewinnung verwenden lässt und an die tausendmal mehr Brennstoff liefert als das Glykogen in der Leber.

Die komplexen Kohlenhydrate in Brokkoli, Blumenkohl und Spargel bestehen aus langkettigen Molekülen, die von den Darmbakterien in einfache Zucker zerlegt werden. Komplexe oder langkettige Kohlenhydrate lassen jedoch den Insulinspiegel nicht stark ansteigen und richten deshalb kaum Schaden an. Sie sind außerdem nährstoffreich und voller sekundärer Pflanzennährstoffe, die für die Gesundheit so wichtig sind. Es scheint auch so zu sein, dass die mTOR-Sensoren kaum auf Gemüse ansprechen.

Ernähren Sie sich abwechslungsreich mit Gemüse und Obst. Zwei bis drei Portionen Gemüse sollten es sein. Und Ihr Obst essen Sie am besten um die Mittagszeit, damit der Zucker im Laufe des Nachmittags verbrannt werden kann und Sie abends in die Ketose gehen, das heißt während der Nacht auf Fettverbrennung umschalten.

Jetzt fragen Sie sich vielleicht, was Sie denn nun essen sollen, wenn Sie sich sowohl bei den Kohlenhydraten als auch beim Eiweiß zurückhalten müssen.

Na, Fett!

Das Wichtigste über Fett

Den Hauptanteil Ihrer Kalorien sollten Sie aus Fetten beziehen. Wenn Sie sich fettreich ernähren und einfach gestrickte Kohlenhydrate ebenso meiden wie allzu starken Eiweißverzehr, geht Ihr Körper in die Ketose und bezieht seine Energie hauptsächlich aus Fett und nicht aus Glukose. Das ist für viele so ungewohnt, dass es ein paar Tage dauert, bis der Körper auf Fettverbrennung umstellt, da der Stoffwechsel über lange Zeit mit Zucker betrieben wurde. Ist die Fettverbrennung jedoch einmal angelaufen, werden Sie bald merken, dass sich der Gehirnnebel nach und nach hebt, die Muskelmasse zunimmt und Sie auf natürliche Art abnehmen. Die Insulinausschüttung wird geringer, und da Sie jetzt weniger Eiweiß zu sich nehmen, wird mTOR gedrosselt, Entzündungen gehen zurück, und der Spiegel des hungerhemmenden Hormons Leptin stabilisiert sich, sodass Ihr Nahrungsverlangen abnimmt.

Mit der Umschaltung auf Fettverbrennung aktivieren Sie die Autophagie, das Recyclingsystem Ihrer Zellen. Ich sage zu meinen Studenten gern, die wichtigsten Arbeiter in New York City seien wahrscheinlich die Müllmänner. Wenn Sie am Abend zu Fuß in Manhattan unterwegs sind, werden Sie überall die Abfälle auf den Gehsteigen gestapelt sehen. Am Morgen sind sie alle weg, und die Straßen sind wieder sauber. Stellen Sie sich vor, was da los wäre, wenn die Müllabfuhr auch nur ein paar Tage streikte. Autophagie betreibt sowohl die Müllabfuhr als auch das Recyclingunternehmen des Körpers, und hier ist es bei vielen Menschen so, dass sich die Müllmänner seit Jahren im Streik befinden, weswegen sich die Zellabfälle inner- und außerhalb der Zellen stapeln und zersetztes Eiweiß nicht recycelt worden ist.

Wenn Sie sich bei Kohlenhydraten zurückhalten und Eiweiß in genau bemessenen Mengen zu sich nehmen, dimmen Sie mTOR herunter und schalten die Autophagie ein. Schon ist der Streik zu Ende, die Müllmänner erscheinen wieder zur Arbeit, und unbrauchbar gewordenes Eiweiß wird recycelt, wodurch Sie weniger Eiweiß über die Nahrung aufnehmen müssen. Damit beginnt das, wovon dieses Buch handelt: das Nachwachsen eines neuen Körpers. Die Abbildung fasst zusammen, wie das abläuft.[36]

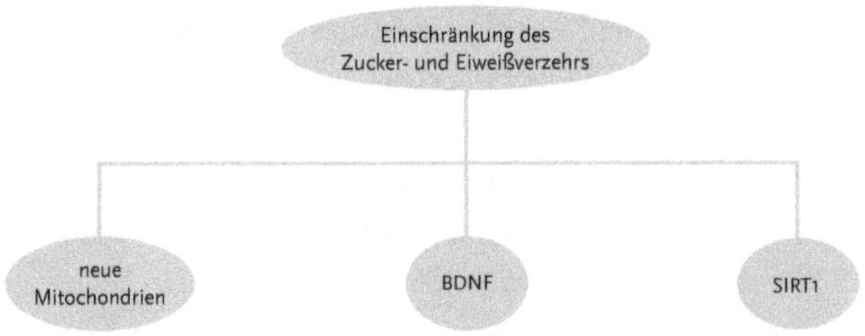

Die Nutzeffekte des eingeschränkten Zucker- und Eiweißverzehrs

Wenn Sie weniger Kohlenhydrate und Eiweiß zu sich nehmen, sichern Sie sich drei unglaublich wichtige und messbare Vorteile. Erstens regen Sie damit die Neubildung von Mitochondrien an, der »Kraftwerke« in jeder einzelnen Zelle Ihres Körpers. Wir bezeichnen das als »Mitochondrien-Biogenese«.

Der zweite Vorteil besteht in der Zunahme des Wachstumsfaktors BDNF, jenes bereits genannten »vom Gehirn stammenden neurotrophen (auf die Nerven einwirkenden) Faktors«, der die Stammzellenbildung im Gehirn aktiviert. Vor ein paar Jahrzehnten galt noch, dass das Gehirn sich nicht regeneriert und auch keine neuen Neuronen oder Nervenzellen bilden kann. Heute wissen wir, dass sich die Neubildung von Nervenstammzellen anregen lässt, was dann schließlich durch vermehrte Produktion des Wachstumsfaktors BDNF auf eine Art Upgrade des Gehirns hinausläuft. Gleichzeitig wird das »Todesprotein« BAX vermindert, das man mit dem Absterben von Neuronen im Gehirn in Zusammenhang bringt. Möglicherweise ist das wichtig, um die Entstehung von Alzheimer und anderen Formen der Demenz zu verhindern.

Der dritte und vielleicht wichtigste Effekt einer kohlenhydrat- und eiweißarmen Ernährung besteht in der Aktivierung der sogenannten SIRT1-Gene, die auch als »Langlebigkeitsgene« bezeichnet werden: Sie dämpfen die zu Krankheiten disponierenden Gene und wecken dafür andere, die für Gesundheit sorgen. Ich stelle mir die Gene der SIRT1-Familie gern als »Unsterblichkeitsgene« vor. Sie sind nur aktiv bei einer Ernährung, die arm an Kohlenhydraten und Aminosäuren ist. In einer an Kohlenhydraten und Eiweiß reichen Umgebung bleiben die SIRT1-Gene inaktiv.

Wenn Sie sich alle beschriebenen Vorteile sichern möchten, müssen Sie nicht nur mehr Fette zu sich nehmen, zum Beispiel Avocados, Kokosöl, Olivenöl und Biobutter, mit denen Sie Ihre Mahlzeiten zubereiten und aufwerten, sondern Sie müssen darüber hinaus auf dem Weg der Ketose Fett verbrennen.

Auch wenn das Abnehmen für Sie keine Priorität hat, sollten Sie es auf Fett- statt Zuckerverbrennung zur Energiegewinnung anlegen. Wichtig ist dabei, dass Sie nicht nur zugeführtes, sondern auch körpereigenes Fett verbrennen, denn sonst würde die Autophagie nicht anspringen, und das wiederum hätte zur Folge, dass der Müll in Ihren Zellen nicht entsorgt wird und die Wiederaufbereitung von Aminosäuren nicht so gut funktioniert wie bei der Verbrennung Ihrer eigenen Fettreserven.

In seiner großen Weisheit lässt der Körper keine Verbrennung Ihrer eigenen Fettreserven zu, solange die im Fettgewebe gespeicherten Giftstoffe nicht abgebaut und entsorgt sind. Das kann sich beispielsweise um Quecksilberreste aus Ihren eigenen Zahnfüllungen oder denen Ihrer Mutter handeln. Vielleicht war es auch so, dass in Ihrem Haushalt ein Quecksilberthermometer zerbrochen war und Sie als Kind mit den glitzernden Kügelchen gespielt haben. Vielleicht enthielten die Nahrungsmittel, die Sie damals bekommen haben, Pestizide, oder in Ihrem Haus gab es Bleirohre, oder es wurde in Aluminiumtöpfen gekocht beziehungsweise in Alufolie gegart. All das ist in Ihrem Fettgewebe gespeichert, und zwar zusammen mit den sogenannten Endotoxinen, die im Körper selbst entstehen, zum Beispiel durch unvollständigen Abbau und mangelhafte Ausscheidung verbrauchter Hormone. Das alles verwahrt Ihr Fettgewebe wahrscheinlich schon sehr lange.

Wenn Sie glauben, Fettverbrennung sei gut, Fettverzehr dagegen schädlich, müssen Sie wissen, dass die Richtlinien und Empfehlungen dazu in neuerer Zeit geändert worden sind und es offiziell keine Beschränkung mehr für den Verzehr von Fetten und cholesterinhaltigen Nahrungsmitteln gibt. Gesättigte Fette, wie sie in Kokosöl sowie Milch- und Fleischprodukten vorkommen, galten früher als die Hauptschuldigen für Herz-Kreislauf-Erkrankungen, an denen in den sogenannten zivilisierten Gesellschaften so viele Menschen sterben. Heute wissen wir, dass diese Verbindung in Wirklichkeit nicht besteht.

Im Gegenteil, je mehr gesättigte Fette Sie zu sich nehmen, desto besser ist dies für Ihr Gehirn und die Gesundheit insgesamt. Solche Fette wirken entzündungshemmend und sind stabil; das heißt, sie oxidieren nicht so leicht (Oxidation ist beispielsweise das Verrosten von Eisen, die Grünfärbung von Kupfer und die Braunfärbung eines angeschnittenen Apfels).

Fette lassen den Blutzucker nicht ansteigen und lösen keine Freisetzung von IGF-1 aus, und das bedeutet in der Folge, dass sie mTOR nicht aktivieren, sondern eher hemmen.

Die Wahrheit über Fett

Und hier folgt nun eine Zusammenfassung des aktuellen Stands der Forschung zu den verschiedenen Fettarten:

- **Gesättigte Fette:** Am besten sind die sogenannten mittelkettigen Triglyzeride (MCT oder *medium chain triglycerides*), die der Körper schnell verwerten kann und die nicht in Fettzellen gespeichert werden. Fette dieser Art kommen zum Beispiel in Kokos- und Olivenöl, aber auch in Butter und Avocados vor. Sie sind besonders guter Brennstoff fürs Gehirn, und gerade während des Programms »Erneuere deinen Körper« sorgen sie für geistige Klarheit, weil der Organismus dann seine eigenen Fettreserven zu verbrennen beginnt. MCT bilden eine gute Überbrückung bis zum Einsetzen der Ketonbildung aus Ihren eigenen Fettreserven
  Jetzt fragen Sie sich vielleicht, ob Kokosöl und andere gesättigte Fette nicht ungesund sind, weil sie den Cholesterinspiegel steigen lassen. Tatsächlich stammen aber die Fette, die das Herz belasten, vom Zucker- und Kohlenhydratverzehr und nicht aus den zugeführten Fetten. Sie erinnern sich, dass Ihre Leber überschüssigen Zucker in Fett umwandelt. Das ist letzten Endes auch die Aufgabe des Insulins: Zucker in Fett umwandeln. Was unsere Vorfahren am

Ende des Sommers an Zucker verzehrten, wenn im Laufe einiger Wochen alle Früchte reiften, wurde als Fett eingelagert, damit sie den langen Winter überstehen konnten. Gesättigte Fette schützen, und sie stammen aus tierischen Nahrungsmitteln wie Käse und Butter. Ganz wichtig sind sie für unser Immunsystem. Sie vermehren zwar das LDL*(low-density-lipoprotein)*-Cholesterin oder »Cholesterin von niederer Dichte«, das als gesundheitsschädlich gilt, aber zugleich auch das »gute« HDL-Cholesterin von hoher Dichte *(high-density lipoprotein)*. Kokosöl enthält 40 Prozent gesättigte Fette, aber in den Ländern mit dem höchsten Verbrauch dieses Öls sind Herz-Kreislauf-Erkrankungen so selten wie sonst nirgendwo auf der Erde.

Während Sie Ihren Körper wieder an Fettverbrennung gewöhnen, kann es sinnvoll sein, ihn mit einer Mischung aus sogenanntem MCT-Öl, das aus Kokosnüssen gewonnen wird, und herkömmlichem Kokosöl zu unterstützen (MCT steht für *medium chain triglyceride* oder »mittelkettige Fettsäure«). Beide sind im Handel erhältlich. Je ein Esslöffel, am Morgen eingenommen, bringt Ihre Fettverbrennung schnell in Gang: Das MCT-Öl stellt sofort Ketonkörper bereit, während das Kokosöl nach und nach umgewandelt wird und Ihnen den ganzen Tag Brennstoff liefert. Sie können das nach Bedarf zwei- oder dreimal täglich wiederholen.

- **Einfach ungesättigte Fette:** Das sind wirklich gute Freunde, und Sie finden sie in Olivenöl und Oliven, Nüssen und Nussölen, Avocados und Butter.
- **Mehrfach ungesättigte Fette:** Sie sind zum Teil gesund, können aber auch bedenklich sein. Die beiden wichtigsten sind Omega-3- und Omega-6-Fette. Omega 3 dämpft Entzündungen, fördert die Stammzellenbildung im Gehirn, unterstützt die Gedächtnis- und Lernzentren und schützt vor Herz-Kreislauf-Erkrankungen. Omega 6 schürt Entzündungen, hier ist also Vorsicht geboten.

Unsere prähistorischen Ahnen nahmen Omega 3 und Omega 6 im Verhältnis eins zu eins zu sich. Mit unseren heutigen Fertignahrungsmitteln verzehren wir fast zwanzigmal mehr Omega-6- als Omega-3-Fettsäuren. Im Rahmen der sogenannten »Lyon Diet Heart Study« wurden dreihundert Probanden und eine gleich große Kontrollgruppe über vier Jahre begleitet, und am Ende stellte sich heraus, dass durch Verringerung der Zufuhr von Omega-6-Fetten bei gleichzeitiger Erhöhung des Omega-3-Anteils nicht nur 70 Prozent weniger Herzinfarkte auftraten, sondern die gesamte Sterblichkeitsrate sank und außerdem weniger Krebsfälle auftraten.[37]
Omega-3-Fettsäuren finden sich sehr reichlich in Avocados, Fleisch von artgerecht gehaltenen und ernährten Tieren, in Leinsamen und Leinöl sowie in fettreichem Fisch wie zum Beispiel Lachs. Außerdem sollten Sie täglich 2 bis 3 Gramm Omega-3-Fettsäuren als Nahrungsergänzung zu sich nehmen.

- **Transfette:** Das sind die wirklich problematischen Fette. Vor einigen Jahrzehnten hielt man es für geboten, den Verzehr von gesättigten Fetten zu reduzieren, was dazu führte, dass die in Fertignahrungsmitteln enthaltene Butter zunehmend durch gehärtete Öle (Transfette) ersetzt wurde. Inzwischen wissen wir, dass solche Fette für Demenz, Entzündungen und Diabetes mitverantwortlich sind und das Krebsrisiko erhöhen. Wenn irgendwo »gehärtet« auf dem Etikett steht, dann Finger weg!

Lassen Sie außer Margarine auch Kernöle wie Mais-, Soja-, Raps- und Sonnenblumenöl weg. Nehmen Sie lieber kalt gepresstes Bio-Olivenöl nativ extra, das Sie direkt auf Ihre Speisen geben können – Salat, Fisch oder auch Mozzarella. Davon können Sie kaum zu viel zu sich nehmen, aber Sie sollten es nicht zum Kochen verwenden, vor allem nicht zum Braten, da es einen relativ niedrigen Rauchpunkt hat. (Beim Überschreiten des Rauchpunkts eines Öls entstehen Giftstoffe und freie

Radikale.) Kokosöl hat einen hohen Rauchpunkt. Sie können es nicht nur für Ihre Smoothies verwenden, sondern auch Pfannengemüse und vieles andere damit zubereiten.

Fette gehören zu jeder Mahlzeit! Zusammen mit Gemüse sind sie ganz großartig, aber denken Sie daran, dass stärke- und zuckerreiche Nahrungsmittel nicht dazu passen – es sei denn, Sie wollten zunehmen und das »schlechte« Cholesterin in Ihrem Körper erhöhen.

SECHS

Superfoods und Super-Nahrungsergänzungen

Seid sehr vorsichtig mit allem, was Ihr in diesen Kopf steckt,
Ihr werdet es nie wieder aus ihm entfernen können.

Kardinal Thomas Wolsey über König Heinrich VIII.

Mit dem Genuss der in diesem Kapitel aufgeführten Superfoods und Nahrungsergänzungen können Sie Ihr Risiko, Alzheimer, Krebs, Diabetes und viele andere Zivilisationskrankheiten zu bekommen, so gut wie ausschalten.

Wildformen zahlreicher Superfoods waren die Grundnahrungsmittel unserer frühen Vorfahren und spielen in der Ernährung vieler indigener Völker auch heute eine wichtige Rolle. Bei den wenigen Sammler-und-Jäger-Völkern, die es noch gibt, sind Autismus, Demenz, Diabetes, Krebs und Autoimmunerkrankungen so gut wie unbekannt; und das ist sicher kein Zufall. Unsere Vorfahren ernährten sich von Nüssen, Beeren, Obst, Gemüse, Kleingetier und Fisch, während Getreide erst viel später zu einem Hauptbestandteil der Ernährung wurde. Wir leben heute nicht mehr so naturnah wie die Sammler und Jäger. Wir kaufen unsere Lebensmittel auf dem Wochen- oder im Supermarkt; dass wir uns draußen in der Natur etwas suchen, kommt kaum noch vor. Trotzdem können auch wir uns einer idealen Ernährung annähern, die das Nachwachsen eines neuen Körpers fördert, wir müssen nur wissen, woraus sie besteht und worin ihr wahrer Nutzen liegt.

Die Anthropologen haben sich längst von der Vorstellung verabschiedet, die Sammler und Jäger der Frühzeit hätten einen wesentlichen

Anteil ihrer Nahrung aus der Großwildjagd bezogen. Unsere Entwicklung hat viel mehr mit den Pflanzen als mit Tieren zu tun. Sehr, sehr lange hatten wir als Jäger keinen großen Erfolg, einfach weil keine Jagdwaffen zur Verfügung standen, und mit Steinen und Prügeln richtet man gegen große Tiere nicht viel aus. Selbst als es vor ungefähr 500 000 Jahren erstmals Speere gab, änderte sich wenig, denn die meisten Tiere waren einfach schneller und dazu vielleicht auch noch gerissener. Büffel- und Mammutfleisch war eine seltene Bereicherung des ansonsten pflanzlich geprägten Speisezettels. Eiweiß lieferten Nüsse, Kerne, Insekten und gelegentlich Fisch und kleinere Tiere. Wurde ein großes Tier erlegt, war das etwas Heiliges, eine Gabe des Großen Geistes.

Vor 50 000 Jahren waren wir schon ziemlich geschickte Jäger, aber wir ernährten uns da bereits ein paar Millionen Jahre von Nüssen, Beeren und essbaren Pflanzen – Tiere galten als heilig, man nahm ihnen nicht ohne Not das Leben. Als Kolumbus die Neue Welt erreichte, grasten auf den Great Plains in Nordamerika noch Abermillionen Büffel, aber 1890 waren kaum noch zweihundert von ihnen übrig. Verantwortungslose Jäger hätten ihnen um ein Haar völlig den Garaus gemacht. Ein beliebter Sport jener Zeit bestand darin, diese wunderbaren Tiere vom Ende eines fahrenden Zuges aus niederzuschießen und die Kadaver einfach liegen zu lassen. Bei indigenen Völkern hat es Jagd als »Sport« nie gegeben, und wenn sie ein Tier erlegt hatten, wurde aber auch *alles* von ihm verwendet und verarbeitet, zu Nahrung, Kleidung, Werkzeugen und so weiter.

Vor etwa zehntausend Jahren, als die Menschen zum Ackerbau übergingen, lebten sie zunehmend nicht mehr von gesammelter pflanzlicher Nahrung, sondern mehr und mehr von dem Getreide, das sie auf ihren Feldern ernteten. Je nach Region wurde Weizen, Mais oder Reis ihr Grundnahrungsmittel. Alle diese Getreide sind Hauptursachen eines hohen Zuckergehalts im Blut. Alles in allem gingen die Menschen dazu über, Glukose als Brennstoff für Körper und Gehirn zu verwenden.

Heute weiß jedes Kind, dass grüne Pflanzen gesunde Nahrungsmittel sind. Wenigen ist jedoch klar, dass Pflanzen dem Körper nicht nur Nährstoffe liefern, sondern auch lebenswichtige Informationen, um nicht zu sagen Intelligenz. Wissenschaftler haben herausgefunden, dass Pflanzen wahre Meister sind, was die Regulation der Gene angeht. In unserem Blutstrom zirkulieren sogenannte MicroRNAs oder MiRNAs, einzelne Stränge von genetischem Material pflanzlichen Ursprungs, die Gene ein- und ausschalten können.[38] Diese mikroskopischen pflanzlichen Genstränge regulieren unseren Cholesterinspiegel und leiten den Angriff auf eingedrungene Viren und Bakterien ein. MiRNAs sind die schnellsten »Social Networkers« überhaupt, da sie ihre Anweisung augenblicklich an einzelne Gene zu übermitteln vermögen. Sie können Gesundheitsgene einschalten und andererseits Gene abschalten, die Krebs, Herzkrankheiten, Diabetes und sonstige Zivilisationskrankheiten begünstigen.

Dean Ornish, Arzt und Forscher am University of California Medical Center sowie Gründer und Leiter des Preventive Medicine Research Institute, hat in über dreißig Jahren Forschungstätigkeit festgestellt, dass eine überwiegend pflanzliche Ernährung über fünfhundert krankheitsverhütende Gene aktiviert und über zweihundert krankheitsbegünstigende Gene deaktiviert.[39] In dem von ihm entwickelten Ernährungsprogramm kommen auch Vollkornprodukte vor, aber ich empfehle Ihnen, zumindest während des einwöchigen Programms »Erneuere deinen Körper« ganz auf Getreide zu verzichten, damit sich der Blutzucker so weit normalisiert, dass die Autophagie einsetzen kann und mTOR gedämpft wird. Später können Sie nach und nach wieder Vollkornprodukte auf Ihren Speisezettel setzen; achten Sie aber darauf, ob sie Ihnen bekommen oder nicht.

Bei unserem Entgiftungsprogramm »Erneuere deinen Körper« gibt es am Morgen frischen Saft aus grünem Blattgemüse. Pflanzliche Ernährung war für uns Menschen über Jahrtausende Normalität, aber heute sind wir es nicht mehr gewohnt, zum Frühstück grüne Säfte, Salat oder Gemüsesuppe zu essen. Der »Grüne-Göttin-Saft«, mit dem Sie jeden Tag das nächtliche Fasten brechen werden *(breakfast)*, leitet die Wiederherstellung aller Organe Ihres Körpers ein und stellt die Gesundheit des Gehirns wieder her. Die grünen Säfte kurbeln die Reparaturmechanismen im ganzen Körper an.

Die meisten grünen Gemüse enthalten so wenig Zucker, dass sie den Blutzucker auch dann nicht in die Höhe treiben, wenn wir sie entsaften, also die Ballaststoffe abscheiden. Ballaststoffreiche Gemüse können Sie dann später zum Mittagessen genießen. Ballaststoffe verlangsamen die Zuckeraufnahme und unterstützen die Verdauung, auch weil sie die Darmflora günstig beeinflussen. Beachten Sie aber, dass Wurzelgemüse wie Karotten und Rote Bete während des Programms »Erneuere deinen Körper« ungeeignet sind, weil sie den Blutzuckergehalt stärker erhöhen. Später können Sie auch diese Wurzeln wieder in Maßen genießen.

Manche Pflanzen gelten wegen der epigenetischen Instruktionen, die sie Ihrer DNA geben, als Superfoods. Die sekundären Pflanzenstoffe sind der Grund dafür, dass es in den Dörfern, die ich im Amazonasgebiet besucht habe, die vier Geißeln der modernen Gesellschaft nicht gibt: Krebs, Herzkrankheiten, Diabetes und Demenz.

Die verschiedenen Kohlsorten aus der Familie der Kreuzblütler sowie Tomaten, Nüsse und Kerne bilden einen Hauptbestandteil der Ernährung in den sogenannten Blue Zones (»Blauen Zonen«). Darunter versteht man Gegenden, in denen die Menschen bei guter Gesundheit besonders alt werden, insbesondere Okinawa (Japan), Sardinien, Nicoya (Costa Rica), die Insel Ikaria in der Ägäis und Loma Linda in Kalifornien. In Loma Linda lebt eine große Gemeinschaft von Siebenten-Tags-Adventisten, die sich vegetarisch ernähren.

Als Faustregel gilt, dass der Gehalt an sekundären Pflanzenstoffen und die Qualität als Superfood von Obst und Gemüse umso höher ist, je kräftiger die Farbe ausfällt. Sekundäre Pflanzenstoffe können wir zwar auch als Nahrungsergänzungsmittel zu uns nehmen, aber der Verzehr in der natürlichen Form ist vorzuziehen, weil die Nährstoffe in ihrer lebendigen Form deutlich wirksamer sind.

Auch wenn wir annehmen, wir ernährten uns bereits gut, haben wir bei den Pflanzeninhaltsstoffen oft Defizite. Untersuchungen zeigen, dass Obst und Gemüse aus dem Supermarkt deutlich weniger sekundäre Pflanzenstoffe enthalten als das, was wir auf dem Markt kaufen oder im eigenen Garten ernten. Doch sogar die Früchte und Gemüse vom Wochenmarkt können sich nicht mit wild wachsender Nahrung messen. Jo Robinson, Autor des Buchs *Knoblauch gegen Krebs und Blaubeeren für das Herz,* schreibt in einem Artikel: »Wild wachsender Löwenzahn, einst bei den amerikanischen Ureinwohnern eine Frühjahrs-Leckerei, weist einen siebenmal höheren Gehalt an sekundären Pflanzenstoffen auf als der Spinat, den wir als ›Superfood‹ betrachten. Die aus Peru stammenden violetten Kartoffeln liefern achtundzwanzigmal mehr krebshemmende Anthocyane als unsere gewöhnlichen Kartoffeln. Es gibt eine Apfelsorte, die hundertmal mehr sekundäre Pflanzenstoffe enthält als die Golden Delicious im Supermarkt.«[40]

Der Grund für diese Nährstoffverarmung ist laut Robinson darin zu suchen, dass die Menschen vom Beginn des Ackerbaus an immer die süßesten und am wenigsten bitteren Pflanzen für den Anbau verwendet haben, sodass den meisten Wildpflanzen der saure oder strenge Geschmack durch Selektion »abgewöhnt« wurde. Heute wissen wir, dass bitterer, zusammenziehender (adstringierender) Geschmack auf einen hohen Polyphenolgehalt hindeutet, mit dem sich die betreffende Pflanze vor Krankheiten und Fressfeinden schützt. Wir dagegen bevorzugen seit Jahrtausenden zuckerreiche und ballaststoffarme Pflanzen, die schnell Energie liefern und uns einfach besser schmecken. In der Folge nimmt der gesundheitliche Nutzen unserer Nahrung stetig ab.

Am besten sind wir heutzutage versorgt, wenn wir regional erzeugtes, nicht mit Pestiziden belastetes Obst und Gemüse der Saison essen. In den meisten Läden mit konventioneller Ware bekommen wir Obst und Gemüse, das früh vor seiner Reife geerntet wurde, um dann auf den langen Transportwegen nachzureifen. Auf diese Weise entwickeln die Produkte jedoch weniger Geschmack und Nährwert, als wenn sie natürlich in der Sonne gereift wären. Denken Sie an den Biss in eine köstlich aromatische Tomate aus dem Garten und halten Sie das fade und pappige »schnittfeste Wasser« aus dem Supermarkt dagegen. Kaufen wir bei örtlichen Erzeugern, stellen wir sicher, dass wir immer frische Ware bekommen, die dann auch noch eine bessere CO_2-Bilanz hat, das heißt durch kurze Transportwege weniger Kohlendioxidausstoß verursacht.

Sollten Sie sich nicht auf diese Weise versorgen können, ist Biotiefkühlware die nächstbeste Alternative. Beeren und Gemüse werden sofort nach der Ernte schockgefrostet und sind relativ nährstoffreich. Verarbeitete Ware in Dosen und Gläsern sollten Sie meiden, da sie oft alle möglichen ungesunden Zusätze und kaum mehr Nährwert enthält. Falls Sie die Gelegenheit haben, Wildkräuter, Wildsalate und wild wachsende Beeren zu sammeln, nutzen Sie sie unbedingt! Salat mit frisch gepflückten Löwenzahnblättern ist wirklich unvergleichlich.

Nrf2-Aktivatoren

Zu den gesündesten Superfoods gehören die Gemüse aus der Familie der Kreuzblütler, insbesondere die verschiedenen Kohlsorten. Diese Gemüse sind nicht nur reich an Ballaststoffen, Antioxidanzien und sekundären Pflanzenstoffen, sondern aktivieren auch das Nrf2-Protein in den Zellen und schalten die SIRT1-Langlebigkeitsgene ein.

Nrf2, die Abkürzung des etwas sperrigen Namens *nuclear factor (erythroid-derived 2)-like 2,* stellt für alle Gewebe und Organe des Körpers einen Schutz vor vielerlei Krankheiten dar, zum Beispiel Krebs, Herzkrankheiten, Demenz und Autoimmunkrankheiten. Wir haben es hier mit einem der wichtigsten zellulären Schutzmechanismen zu tun, der dazu da ist, freie Radikale einzufangen und oxidativem Stress durch Toxine und Karzinogene entgegenzuwirken. (Freie Radikale sind Moleküle, die ein Elektron verloren haben und deshalb bemüht sind, anderen Molekülen Elektronen wegzunehmen.)

Als Dr. David Perlmutter und ich bestimmte Pflanzen untersuchten, die von Völkern des Amazonasgebiets verwendet werden, erwiesen sich viele dieser Pflanzen als Nrf2-Aktivatoren. Das Nrf2-Protein ist normalerweise an die Zellwand gebunden durch ein Eiweiß, dessen komplizierter Name »Keap« abgekürzt wird – bis es durch Stress oder Einschränkung der Kalorienaufnahme oder durch bestimmte Pflanzen wie Knoblauch, Brokkoli, Kurkuma und andere Superfoods von ihr gelöst wird. Danach gelangt es in den Zellkern und macht sich dort an die Arbeit. Es beschleunigt die Produktion von Antioxidanzien, Entgiftungshelfern und entzündungshemmenden Stoffen. Die Abbildung gibt Ihnen eine Vorstellung von diesem Geschehen und nennt einige Nahrungsmittel, Umstände und Stoffe, die Nrf2 aktivieren.

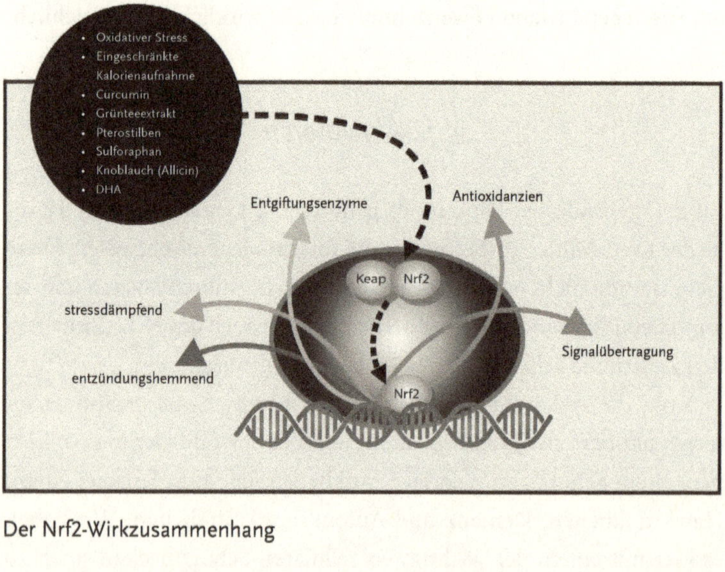

Der Nrf2-Wirkzusammenhang

Ich stelle mir Nrf2 gern als eine Art militärische Spezialeinheit wie die U.S. Navy Seals vor, die normalerweise in ihrer Basis sitzen und Kaffee (oder grünen Tee) trinken, bis sie zum Einsatz gerufen werden, um dann in den Zellkern und die DNA einzudringen, die Terroristen (freien Radikale) zu vertreiben und die SIRT1-Langlebigkeitsgene einzuschalten. Ist ihr Auftrag ausgeführt, gehen sie zurück auf ihren Posten an der Zellwand.

Es gibt Forschungsergebnisse, die darauf hindeuten, dass Nrf2 der zentrale »Zeitgeber« des Alterungsprozesses sein könnte. Nach Aussagen von Wissenschaftlern der University of Texas »aktivieren Nrf2-Signale über zweihundert Gene, die für die Verstoffwechselung von Drogen und Toxinen zuständig sind, vor oxidativem Stress und Entzündungen schützen und außerdem wichtig sind für die Stabilität von Proteinen sowie die Entsorgung beschädigter Proteine durch proteasomalen Abbau beziehungsweise Autophagie«.[41]

Wie konnten die Schamanen früherer Zeiten von diesen Fähigkeiten bestimmter grüner Pflanzen wissen? Sie müssen wohl die Pflanzen selbst gefragt haben.

Zum Glück finden wir die besten Nrf2-Aktivatoren heute gleich im nächsten Bioladen. Es kommt aber auf den richtigen Umgang mit dieser Pflanzenmedizin an. Sie können so viel Brokkoli essen, wie Sie möchten, doch sein Nrf2 aktivierendes Prinzip, das Sulforaphan aus den Röschen, dürfen Sie nicht länger als eine Woche am Stück einnehmen, sonst überlasten Sie genau das System, das Sie eigentlich einschalten möchten. Sie können auch jeden Tag ein wunderbar gesundes Gericht mit Kurkuma (Gelbwurz) zubereiten. In Indien, wo viel mit Kurkuma gekocht wird, liegt das Alzheimer-Risiko bei 10 bis 15 Prozent dessen, was in westlichen Ländern die Regel ist. Aber Curcumin, den aktiven Bestandteil des Kurkumas, dürfen Sie nur eine Woche lang einnehmen, dann müssen Sie dem Körper erst einmal Ruhe gönnen.

Kurz, die ganze Pflanze können Sie unbeschränkt verzehren, aber der Extrakt des aktiven Prinzips muss dosiert werden: Die genau bemessene Menge ist hilfreich, doch jedes Zuviel unterbindet genau das, was Sie eigentlich erreichen wollen. Und das ist bei allen Nrf2-Aktivatoren so: Kleine Mengen nützen, große Mengen zerstören den Nutzeffekt. Wenn Sie die Nrf2-Reaktion mehr als einige Tage lang mit Sulforaphan aus Brokkoli oder Curcumin aus Kurkuma anregen, wird schließlich ein Sättigungspunkt erreicht, von dem an der Körper die Entgiftung abschaltet, und dann wird Ihnen von Ihren eigenen Stoffwechselschlacken übel.

Hier einige der wirksamsten pflanzlichen Nrf2-Aktivatoren, die außerdem den Alterungsprozess regulieren:

- **Blattkohl,** zum Beispiel Schwarzkohl, den man als Bündel von Stängeln kauft, besitzt einen unvergleichlich hohen Gehalt an sekundären Pflanzenstoffen. Er dürfte unter den Kreuzblütlern am stärksten vorbeugend gegen Krebs und Herz-Kreislauf-Erkrankungen wirken. Diese Art gehört zu den ältesten in der Kohlfamilie und war schon im alten Griechenland beliebt. Er wird hauptsächlich in Brasilien, Portugal, den südlichen Vereinigten Staaten, Afrika, Montenegro, Bosnien und Herzegowina, Südkroatien, Nordspanien und in Indien gegessen. Nach Amerika kam er im Zuge des Sklavenhandels aus Afrika und ist inzwischen ein fester Bestandteil der Südstaatenküche. South Carolina hat ihn sogar zum Landesgemüse erklärt. Es gibt viele Zubereitungsarten, unter anderem werden die großen Blätter als Umschlag für Wraps mit Guacamole verwendet.
- **Blumenkohl** ist in Europa und Asien beheimatet. Normalerweise ist er weiß, aber es gibt auch violette und orangefarbene Sorten. Er ist reich an Nähr- und Ballaststoffen und wird gern in indischen Currys verwendet oder mit Kurkuma im Backofen gegart. Sie können ihn wie Brokkoli dämpfen, backen, grillen, roh essen und auch in Suppen und Aufläufen verwenden.
- **Brauner Senf,** auch »Indischer Senf« genannt, stammt aus Asien. Er hat meist grüne, manchmal aber auch rötliche bis bläuliche Blätter und besitzt wie Rucola eine gewisse Schärfe. Der braune Senf ist außerordentlich reich an sekundären Pflanzenstoffen. Bei den krebshemmenden Eigenschaften steht der Braune Senf unter

den Kreuzblütlern nur hinter dem Rosenkohl zurück. Besonders wertvoll ist dieses Gemüse, wenn Sie es nach dem Zerkleinern fünf Minuten liegen lassen, bevor Sie es kochen.

- **Brokkoli** stammt aus dem Mittelmeerraum und wird schon in römischen Texten der Antike erwähnt. In der italienischen Küche ist er weit verbreitet. Brokkoli ist meist grün, aber es gibt auch eine violette Sorte. Alles am Brokkoli ist essbar, die Stiele ebenso wie die Röschen. Sie können ihn dämpfen, backen, rösten, grillen oder klein schneiden und roh dem Salat beigeben. Sie können ihn auch für Suppen oder Aufläufe verwenden, aber von dicken Cremesuppen und Aufläufen mit Käse ist wegen der Milchprodukte abzuraten. Brokkoli enthält neben vielen anderen Nährstoffen viel Kalzium, Selen und Zink. Besonders interessant ist an diesem Kohl das Sulforaphan, ein stark Nrf2 aktivierender Inhaltsstoff. Brokkoli besitzt krebshemmende Eigenschaften und verstärkt die Expression der Langlebigkeitsgene in den Zellen.

Kreuzblütlergemüse	
Blattkohl	Grünkohl
Blumenkohl	Pak Choi
Brauner Senf	Rosenkohl
Brokkoli	Weißkohl

- **Grünkohl** ist wie Spinat und andere nicht kopfbildende grüne Gemüse inzwischen weltweit sehr beliebt, und das mit Recht. Er bietet reichlich Ballast- und sekundäre Pflanzenstoffe, liefert die Vitamine C und K sowie Betacarotin und schließlich Kalzium und Magnesium. Grünkohl ist ein fester Bestandteil meines morgendlichen Safts. Je mehr die Farbe ins Bläuliche spielt, desto nahrhafter ist er.

- Ohne **Pak Choi,** auch »Senfkohl« genannt, ist die asiatische Küche kaum vorstellbar. In China wird er seit über sechstausend Jahren angebaut, in den gemäßigten Zonen inzwischen weltweit. Pak Choi ist von hoher Nährstoffdichte und bietet unter anderem ganze 28 wertvolle Pflanzenstoffe,[42] darunter auch einen, der vorbeugend gegen Eierstockkrebs wirkt.[43] Neben den Vitaminen A, C, K und Folsäure liefert er auch viel Kalzium. Pak Choi ist eine bessere Kalziumquelle als Spinat, weil er keine Oxalsäure enthält, die das Kalzium bindet und für den Körper schwer verwertbar macht. Pak Choi eignet sich gekocht und roh zum Verzehr und ist auch eine schöne Zugabe zum grünen Saft.
- **Rosen-** und **Weißkohl** bilden feste Köpfe mit dicht anliegenden Blättern und sind ebenfalls sehr nährstoffreich. Weißkohl mit seinen großen Blättern wurde im alten Griechenland und Rom gegen Krankheiten aller Art verwendet. Die kleinen Rosenkohlröschen sind reich an Folsäure und den Vitaminen A und C, können aber etwas herb schmecken, wenn sie nicht ganz gar sind – gegrillt oder gebacken können sie jedoch delikat sein.

Kurkuma

Neben den vielen gesunden Gemüsesorten ist Kurkuma oder Gelbwurz ein fester Bestandteil der Ernährung bei unserem einwöchigen Programm »Erneuere deinen Körper«. Kurkuma besitzt viele gesundheitliche Vorzüge und gehört zu den Hauptbestandteilen des Currys, leistet gute Dienste für Entgiftung und Gehirnregeneration und besitzt entzündungshemmende, antioxidative, pilzhemmende und antibakterielle Eigenschaften. Der gesundheitliche Nutzen dieses Gewürzes ist am höchsten, wenn Sie es beim Kochen verwenden. Sie können Kurkuma auch mit etwas Pfeffer als Nahrungsergänzungsmittel einnehmen.

Das Gewürz Kurkuma wird aus der Wurzel einer Pflanze mit dem wissenschaftlichen Namen Curcuma longa gewonnen. Es soll das sexuelle Verlangen steigern und wurde in Indien und Tamil traditionell bei Hochzeitsritualen verwendet.

Kurkuma ist von kräftig erdigem Geschmack, das trockene Pulver weist eine tieforangegelbe Farbe auf – man assoziiert damit die lebenspendende Kraft der Sonne.

Nüsse, Samen und Kerne

Mit Nüssen, Samen und Kernen führen wir uns reichlich gesunde Pflanzenfette zu. Die Öle aus Kokosnüssen, Walnüssen, Mandeln und Leinsamen sowie Olivenöl extra vergine enthalten Omega-3-Fettsäuren in hoher Konzentration, und die lange Liste der gesundheitlichen Vorzüge reicht von der Senkung des Cholesterinspiegels bis zur Linderung von Depressionen.

Unter den *Nüssen* sind die Walnüsse führend, was die sekundären Pflanzenstoffe angeht. Manche der allgemein als »Nüsse« bezeichneten Früchte sind keine Nüsse im botanischen Sinn, sondern Samen oder Steinkerne, beispielsweise Mandeln, Kokosnüsse, Paranüsse, Pekannüsse und Cashewkerne. Dennoch haben sie ebenfalls viele positive Inhaltsstoffe. Mandeln sind sehr ballaststoffreich, Paranüsse enthalten Selen mit seinen krebshemmenden Eigenschaften. Zwei Paranüsse decken Ihren Tagesbedarf an Selen. Cashewkerne sind mit ihrem hohen Gehalt an Eisen, Zink und Magnesium eine Gehirnnahrung, Pekannüsse hemmen die Bildung von Plaques in den Arterien. Macadamianüsse haben unter den Nüssen den höchsten Gehalt an gesunden einfach ungesättigten Fettsäuren. Auch Erdnüsse – eigentlich Hülsenfrüchte – sind sehr nährstoffreich, hier sollten Sie aber aufpassen. Viele Menschen reagieren empfindlich auf sie, und eine Erdnussallergie kann richtig gefährlich werden.

Samen und Kerne liefern uns viel Eiweiß und Omega-3-Fettsäuren.

So sind Hanfsamen mit ihren zehn essenziellen Aminosäuren eine ausgezeichnete Eiweißquelle, überdies enthalten sie Omega-3- und Omega-6-Fettsäuren im idealen Mengenverhältnis. Sesam hat reichlich Kalzium und andere Mineralstoffe. Sonnenblumenkerne fördern die gesunde Verdauung. Kürbiskerne haben cholesterinsenkende Bestandteile; sie regulieren die Beförderung des Speisebreis vom Magen in den Darm und wirken dadurch günstig auf die Verdauung.

Sie können Nüsse, Samen und Kerne über den Salat streuen, zu Gemüsegerichten verwenden oder pur essen. Für größten gesundheitlichen Nutzen kaufen Sie am besten ungeröstete biologische Ware, die Sie dann im Kühlschrank verwahren, um Schimmel vorzubeugen.

Avocados

Schon sehr lange wissen die Völker Amerikas um die wunderbaren Eigenschaften der Frucht des Avocadobaums. Lassen Sie sich vom hohen Fettgehalt der Avocado nicht irritieren, es handelt sich um gesunde einfach ungesättigte Fettsäuren, darunter die Ölsäure, die das Brustkrebsrisiko senkt und die Aufnahme der Nährstoffe im Darm fördert. Avocados enthalten Lutein, ein Carotinoid, das der Makuladegeneration (Funktionsverlust verschiedener Zellen der Netzhaut) entgegenwirkt, sowie Folsäure, eine Substanz aus der Gruppe der B-Vitamine, die Herzkrankheiten und Gehirnschlägen vorbeugt. Mit ihrem Ballaststoffreichtum und dem niedrigen glykämischen Index unterstützen Avocados die Regulierung des Blutzuckers. Sie enthalten auch das Antioxidans Glutathion, und zusammen mit Spinat oder Tomaten und ihrem hohen Gehalt an Alpha-Liponsäure sind sie ein ideales Gespann zur Erhaltung der Zellgesundheit. Guacamole, ein Dip aus Avocado, Tomate, Petersilie sowie etwas Limettensaft, Salz und Zwiebel, ist besonders reich an sekundären Pflanzenstoffen. Nur sollten Sie nicht Tortilla-Chips zum Dippen nehmen, sondern klein geschnittenes rohes Gemüse.

Beeren

Blaubeeren sind zwar mit der europäischen Waldheidelbeere verwandt, aber nicht aus dieser hervorgegangen. Sie waren ursprünglich in Amerika beheimatet. Was den Gehalt an sekundären Pflanzenstoffen angeht, sind Blaubeeren, insbesondere die Wildform, kaum zu überbieten, ich nenne nur das Pterostilben, einen Nrf2-Aktivator, der cholesterin- und blutdrucksenkend wirkt und vor Krebs und Demenz schützt. Bei den amerikanischen Ureinwohnern im Nordosten der heutigen USA waren die kleinen Früchte immer schon sehr beliebt. Heute wissen wir, dass sie Antioxidanzien sowie Eisen, Selen und Zink liefern. Die Nährstoffdichte ist bei der Wildform höher als bei der Kulturform. Ich nehme gern die tiefgekühlten, die zur besten Reifezeit geerntet werden

Gojibeeren, auch »Wolfsbeeren« genannt, stammen ursprünglich aus China, wo sie seit Jahrhunderten als »Früchte des langen Lebens« gepriesen werden und ein fester Bestandteil der traditionellen Medizin sind. Sie besitzen eine hohe Nährstoffdichte, so ist ihr Gehalt an Antioxidanzien zwei- bis viermal so hoch wie bei Blaubeeren, dazu enthalten sie neun essenzielle Aminosäuren, die sie zu einem vorzüglichen Lieferanten von Eiweißbausteinen machen. Normalerweise werden die Beeren zu medizinischen Zwecken roh verzehrt, oder man bereitet einen Tee oder eine Suppe aus ihnen. Sie können aber auch einen Extrakt verwenden.

Wo Zurückhaltung geboten ist

In früheren Zeiten stand den Menschen nicht das ganze Jahr über jede Sorte Obst zur Verfügung. Sie aßen nur das der jeweiligen Gegend und nur dann, wenn es reif war, das war außer in tropischen Gegenden normalerweise im Spätsommer. Ihr Körper war darauf eingestellt. So sorgt das von der Bauchspeicheldrüse erzeugte Hormon Insulin dafür, dass aufgenommener Zucker in Fett umgewandelt und gespeichert wird, was für unsere frühen Vorfahren wie gesagt bedeutete, dass ein Teil des mit den Früchten aufgenommenen Zuckers als Fett eingelagert werden konnte, um während der langen Wintermonate als Energiequelle dienen zu können. Für uns heute gibt es jedoch keine kargen Winter mehr, was bei vielen leicht am Fettansatz um die Leibesmitte zu erkennen ist.

Unser Körper ist evolutionsgeschichtlich nicht darauf eingestellt, dass wir über die eigentliche Saison hinaus größere Mengen Obst zu uns nehmen. Dies bringt unseren Insulinhaushalt durcheinander und lässt mTOR hyperaktiv werden. Nehmen Sie also Obst nur in Maßen zu sich und wirklich als Obst, nicht als Saft. Sie wollen ja auch die wohltuenden Ballaststoffe haben und Ihren Blutzuckerspiegel nicht unnötig anheben. Wenn Sie außerhalb der Obstsaison wirklich Verlangen danach haben, versuchen Sie es mit ein paar tiefgekühlten Blaubeeren, oder streuen Sie ein paar getrocknete Beeren, Rosinen oder Kirschen über den Salat.

Unser grüner Morgensaft zählt natürlich nicht zu den Obstsäften. Kaufen Sie aber keine fertigen Mixgetränke, die hauptsächlich aus süßem Fruchtsaft bestehen und mit etwas Grünkohl oder Spinat eingefärbt werden. Ihr selbst bereiteter Saft aus grünem Blattgemüse versorgt Sie anhaltend mit Vitaminen und Mikronährstoffen – auch solchen, die Krankheitsgene hemmen und Gesundheitsgene munter machen.

Denken Sie vom Beginn unseres einwöchigen Programms an daran, dass Avocados, Nüsse, Samen und Eier (sofern Sie nicht allergisch dagegen sind) gute Eiweißquellen sind. Meiden Sie in dieser Zeit aber rotes Fleisch. Später, beim Aufbau Ihres Bauchhirns, dürfen Sie in Maßen wieder tierisches Eiweiß genießen. Mit einer Forschungsstudie, an der sechstausend Amerikaner teilnahmen, konnte Dr. Valter Longo nachweisen, dass mit einer eiweißreichen Ernährung eine um 75 Prozent höhere Sterblichkeitsrate verbunden ist als bei einer überwiegend pflanzlichen Ernährung und dass darüber hinaus das Krebsrisiko drei- bis viermal höher ist.[44]

Zu der Frage, ob wir unseren Eiweißbedarf allein mit pflanzlicher

Nahrung decken können, sind allerlei Falschinformationen im Umlauf. Die American Heart Association lässt verlauten, pflanzliches Eiweiß sei unzureichend, weil meist eine essenzielle Aminosäure oder mehrere fehlten. Tatsächlich würden Ihnen ein paar Aminosäuren fehlen, wenn es bei Ihnen nie etwas anderes als Brokkoli gäbe. Sobald Sie jedoch mehrere Gemüsesorten in eine Mahlzeit einbeziehen, bekommen Sie alle essenziellen Aminosäuren, die Ihr Körper braucht. Lediglich Vitamin B_{12} würde man als Vegetarier zu wenig bekommen und müsste es supplementieren.

Falls Sie Fleisch essen möchten, kaufen Sie unbedingt Bio-Erzeugnisse von artgerecht gehaltenen Tieren. Wenn diese zusammen mit anderen Artgenossen Auslauf haben und natürliches pflanzliches Futter bekommen, bringen sie reichlich Omega-3-Fettsäuren mit.

Seit unsere Vorfahren in ferner Vergangenheit von der afrikanischen Savanne aus an die Küsten gewandert sind, gab es bei ihnen Fisch und anderes Meeresgetier. Überall in der Welt entwickelte sich die Zivilisation an Küsten, Seen und Flussufern, die ersten frühen Hochkulturen entstanden an Flüssen. Heute kann sich eigentlich jeder mit frischem Fisch oder Konserven versorgen. Tun Sie es.

Fisch besitzt einen hohen Gehalt an Omega-3-Fettsäuren vom Typ Docosahexaensäure (DHA) und ist deshalb eine vorzügliche Gehirnnahrung. Wie gesagt: Meiden Sie Zuchtfisch, der häufig mit Antibiotika belastet ist und zudem mit Soja und Getreide gefüttert wird, was überhaupt nicht der natürlichen Ernährung dieser Tiere entspricht. Die wild lebenden Formen, vor allem Kaltwasserfische wie Alaska-Wildlachs, Sardine und Hering, weisen einen geringeren Toxingehalt auf. Bedenken Sie aber, dass sich in großen Fischen (die sich unter anderem von den kleinen ernähren) Quecksilber anreichern kann, weshalb Sie Thun- und Schwertfisch lieber meiden sollten.

DHA-reiches Fischöl galt bei den Indianern der Nordwestküste der USA als so wertvoll, dass sie es als eine Art Währung benutzten. Der dort vorkommende Kerzenfisch aus der Familie der Stinte ist so fettreich, dass der getrocknete Fisch, mit einem Docht durchzogen, als Kerze verwendet wurde.[45]

Fermentierte Nahrungsmittel

Fermentation, das Haltbarmachen von Lebensmitteln durch Vergärung, ist den Menschen überall auf der Welt seit mindestens zehntausend Jahren bekannt. Man nutzt hierbei gesunde, natürlich vorkommende Bakterien, um beispielsweise Wein, Bier, Apfelmost und Essig, aber auch Brot und Käse herzustellen. Fermentierte Nahrungsmittel versorgen uns mit wichtigen Enzymen und Probiotika, die unserem Darm guttun. Darüber hinaus unterstützen sie die Ausscheidung von Giftstoffen wie etwa Schwermetallen.

Meine Lieblingsnahrungsmittel dieser Art sind eingelegtes Gemüse, Sauerkraut und Misosuppe. Wunderbare Rezepte dafür und Videos zum richtigen Vorgehen finden Sie leicht im Internet. Falls Sie das Einlegen selbst ausprobieren möchten, müssen Sie sehr sauber arbeiten, um keine schädlichen Bakterien einzuschleppen.

Fermentation macht die Nahrung haltbar und gesundheitlich noch wertvoller. Die eigentliche Arbeit wird von natürlich vorkommenden Bakterien verrichtet, die Zucker in Milchsäure umwandeln. Sally Fallon und Mary G. Enig von der Weston A. Price Foundation in den USA, die sich der Verbreitung von Forschungsergebnissen und anderen Informationen über Nahrungsmittel von hoher Nährstoffdichte widmet, erklären das Verfahren des milchsauren Einlegens:

> *Stärken und Zuckerstoffe in Gemüse und Obst werden von den vielen Arten von Milchsäurebakterien aufgeschlossen und in Milchsäure umgewandelt. Diese Lactobazillen kommen überall vor, vermehrt an der Oberfläche von allem Lebendigen und insbesondere auf Wurzeln und bodennahen Pflanzenteilen. Der Mensch braucht nur zu lernen,*

wie man ihre Vermehrung kontrolliert fördern und dadurch nützlich machen kann – wie wir es ja auch gelernt haben, bestimmte Hefen gezielt einzusetzen, um aus dem Zucker im Traubensaft Alkohol und schließlich Wein entstehen zu lassen.[46]

Reisfermentation mit Saccharomyces boulardii

Im Verlauf unseres Programms »Erneuere deinen Körper« fermentieren wir viele Nahrungsmittel, darunter auch Reis, mit S. boulardii. Wenn Sie braunen Reis über Nacht zusammen mit 2 Kapseln dieser erstaunlichen Hefe einweichen, neutralisiert S. boulardii die im Reis enthaltenen Antinährstoffe und verwandelt ihn in ein krebshemmendes Superfood, das Lymphome langsamer wachsen lässt.[47]

Geben Sie einfach 2 Tassen (2 Cups à circa 240 Milliliter) Wasser auf 1 Tasse Reis. Das Wasser soll körperwarm sein. Öffnen Sie 2 Kapseln S. boulardii, und streuen Sie das Pulver ein. Sie können auch 1 EL eines bereits vorhandenen Ansatzes verwenden. Anschließend umrühren. Stellen Sie das Gefäß über Nacht in den Backofen; es soll aber nur das Backofenlicht an sein, um annähernd Körpertemperatur zu halten. Am nächsten Tag schöpfen Sie ungefähr ½ Tasse Flüssigkeit ab und kochen den Reis im restlichen Wasser.

Jetzt haben Sie sich eine Superfood-Mahlzeit zubereitet! Das abgeschöpfte Wasser können Sie als Starter für Ihren nächsten Reisansatz verwenden.

Prä- und Probiotika

Prä- und Probiotika sind essenziell für die Optimierung der Zusammensetzung des Darmmilieus und damit für unser »Bauchhirn«:

- **Präbiotika** (vom lateinischen *prae* [»vor«] und griechischen *bíos* [»Leben«]) sind Nahrungsbestandteile, die das Wachstum der gesunden Darmflora fördern. Das sind vor allem feste und flüssige Faserstoffe beziehungsweise Ballaststoffe, die im Darm eine Art Substrat bilden, auf dem die erwünschten Darmbakterien besonders gut gedeihen. Sie sollten deshalb – auch für die Gehirnfunktion – ballaststoffreiche Nahrung wie beispielsweise Gemüse aus der Familie der Kreuzblütler zu sich nehmen. Ballaststoffe binden darüber hinaus vermehrt Wasser, was die Darmpassage der Nahrung beschleunigt und den Stuhlgang erleichtert.
- **Probiotika** (vom lateinischen *pro* [»für«]) sind zugeführte gesunde Darmkeime, die der Verdauung dienen und schädliche Mikroorganismen fernhalten. Manche probiotischen Bakterien nehmen wir im Alltag in uns auf, sei es, dass wir beim Gärtnern Staub einatmen, unseren Hund oder unsere Katze streicheln oder einfach jemandem die Hand geben. Erwünschte Bakterien sind überall, und wir »fangen sie uns ein«, wenn wir mit Biogemüse hantieren, um beispielsweise die Erde zu entfernen, oder auch wenn wir in einem See schwimmen. Kaum vorstellbar, aber ein einziges Gramm Bodenkrume enthält über vierzig Milliarden probiotische Keime! Gehen Sie oft ins Freie, oder schaffen Sie sich einen Hund an, denn so machen Sie Ihr Bauchhirn fit für die One Spirit Medizin.

  Wenn Sie meinen, dass Sie auf natürlichem Weg nicht genügend probiotische Bakterien bekommen, können Sie sie auch gezielt einnehmen. Achten Sie unbedingt darauf, dass Sie wirklich hochwertige, lebensfähige Bakterien bekommen, da Sie sonst viel länger auf positive Ergebnisse warten müssen. Der Mikrobiologe Compton Ron Bada hat in den fünf Blauen Zonen der Erde (mit besonders hoher Lebenserwartung) »smarte« Probiotika gesammelt und unter anderem zu dem Mittel ProAlive Probiotic verarbeitet, das Sie in den USA über die Website www.ascendedhealth.com

bestellen können. Im europäischen Raum finden Sie Grundinformationen und eine ganze Produktlinie zum Beispiel beim Grazer Institut AllergoSan (www.allergosan.at) oder über das Verbraucherportal Probiotika-Info (www.probiotika-info.de). Achten Sie immer darauf, dass Sie keimfähige Bakterien bekommen, und bedenken Sie auch, dass probiotische Kulturen Ihren Darm nicht besiedeln können, wenn Candida zu stark vertreten ist.

Regelmäßige Nahrungsergänzungen

Wenn Sie Ihren Körper vollständig erneuern und dauerhaft davon profitieren möchten, hängt viel davon ab, dass Sie Ihre Essgewohnheiten ändern. Natürlich kann es schwierig sein, alle Ernährungsratschläge umzusetzen, vor allem in Zeiten, in denen Sie nicht auf frisches Obst und Gemüse aus regionalem Anbau zurückgreifen können. Hier mögen Ihnen Nahrungsergänzungsmittel helfen, weiterhin zu entschlacken, Ihren Darm gesund zu erhalten und sich gehirnfreundlich zu ernähren.

Viele dieser Nahrungsergänzungsmittel wurden bereits im Zusammenhang mit unserem einwöchigen Programm im vorigen Kapitel erwähnt. Jetzt wollen wir uns ansehen, welchen Platz sie grundsätzlich in Ihrer Ernährung haben können. Alle sind wichtig für die Funktion und Regeneration Ihres Gehirns und Ihrer Organe. Sprechen Sie vor der Einnahme von Nahrungsergänzungsmitteln mit Ihrem Arzt, Heilpraktiker oder Ernährungsberater und hören Sie vor allem auf Ihren Körper. Die richtige Dosierung ist erfahrungsgemäß bei jedem ein wenig anders und ändert sich auch mit den Jahreszeiten. Achten Sie darauf, wie Sie sich fühlen, lernen Sie, die subtilen Signale Ihres Körpers zu erkennen und zu deuten.

Hier die Nahrungsergänzungen, die für die tägliche Einnahme in Betracht kommen:

- **ALA,** Alpha-Liponsäure (die Abkürzung steht für das englische *alpha-lipoic acid*) findet sich in jeder Zelle des Körpers und spielt eine wichtige Rolle bei der Entgiftung. ALA überschreitet die Blut-Hirn-Schranke und leitet Giftstoffe aus, auch Schwermetalle. Die Säure unterstützt auch die Entgiftungsarbeit der Leber. Als Dosierung empfehle ich 300 bis 600 Milligramm dreimal pro Woche.
- **DHA**, Docosahexaensäure, ist eine Omega-3-Fettsäure und besonders wichtig für die Gesundheit des Gehirns, dessen Fettmasse sogar zu einem sehr hohen Anteil daraus besteht. Das Fett in Muttermilch ist zu fast 50 Prozent aus DHA zusammengesetzt. DHA ist in Fisch, Nüssen, Samen und manchen Ölen enthalten. Da der Körper es nicht selbst herstellen kann, sollten Sie es täglich über Fischöl oder aus Algenprodukten zu sich nehmen. Forschungsberichten zufolge haben Menschen mit einem hohen Anteil von DHA in ihrer Ernährung ein um 85 Prozent niedrigeres Risiko, an Alzheimer zu erkranken.[48] Nehmen Sie Ihr DHA am Abend, damit der Körper es nicht zur Energiegewinnung verbrennt, sondern es im Gehirn die Produktion von BDNF und den Nervenstammzellen ankurbeln kann.
  Früher haben wir DHA aus Fangfisch bezogen, aber heute stammt Fisch sehr häufig aus Aquakultur und hat, da unnatürlich gefüttert, wenig DHA zu bieten. Deshalb ist das Gehirn der meisten Menschen kaum noch in der Lage, sich selbst zu regenerieren. Wenn Sie an Menschen in Ihrer Umgebung eine gewisse Dumpfheit und Beziehungsunfähigkeit wahrnehmen, könnte es sein, dass ihr Gehirn nicht mehr mitspielt, weil es zu wenig DHA bekommt. Ich empfehle die Gabe von 2 Gramm pro Tag.
- **Kokos-** und **MCT-Öl** sind erstklassiger Brennstoff für unser Gehirn. Sie bestehen aus mittelkettigen Triglyzeriden, die durch die Darmwand ins Blut und in die Mitochondrien der Zellen gelangen, ohne Insulinspitzen auszulösen. Nehmen Sie zwei Esslöffel Kokosöl pro Tag ein, einen am Morgen und den zweiten am

Nachmittag und immer zusammen mit der gleichen Menge MCT-Öl. Kokosöl schmeckt auch gut in der Suppe und sogar im Tee. Ich löffle es gern direkt aus dem Glas wie Eis.

- **Kurkuma** erhöht die Superoxiddismutase (SOD) und das Glutathion im Körper, zwei für das Gehirn wichtige Antioxidanzien. Kurkuma hat unter anderem eine Krebs vorbeugende Wirkung, kann freie Radikale unschädlich machen und unterstützt Herz, Leber und Verdauungssystem. Seine Bioverfügbarkeit ist allerdings niedrig: Nur etwa 5 Prozent dessen, was Sie zu sich nehmen, werden tatsächlich vom Körper aufgenommen. Verwenden Sie es zu Currys und Salaten. Nehmen Sie etwa 1 Gramm pro Tag.
- **Magnesium** braucht die Leber, um Toxine aus dem Blut zu fischen und zur Ausscheidung an den Verdauungstrakt weiterzuleiten. Es dürfte sich um den wichtigsten Mineralstoff für den Körper handeln, und bei den meisten Menschen besteht Magnesiummangel. Symptome sind Muskelschmerzen, ängstliche Anspannung und Schlafstörungen. Nehmen Sie davon 350 Milligramm täglich.
- **Multivitamin-Multimineralstoffe** sind heute ganz wichtig, weil auch die besten und ansehnlichsten Bio-Erzeugnisse auf verarmten, wenn nicht ausgelaugten Böden wachsen. Besorgen Sie sich ein hochwertiges Präparat zur täglichen Einnahme. Dosierung wie auf der Packungsbeilage angegeben.
- **Ubichinol** ist eine wirksamere Form des Koenzyms Q_{10}, das wir für die Energieerzeugung in den Mitochondrien unserer Zellen benötigen. Als mit Ubichinol gefütterte Mäuse ein Alter erreichten, das beim Menschen neunzig Jahre entsprechen würde, waren sie nach wie vor quietschfidel, während die Mäuse der Kontrollgruppe an Krebs und Herzkrankheiten litten. Man nehme 200 Milligramm am Tag.
- **Vitamin B_{12}** ist sehr wichtig für die Entgiftung der Leber, aber

auch für den Aufbau der Myelinscheiden der Nerven. Außerdem benötigen wir dieses Vitamin für den Schutz unserer DNA und für die Produktion von Neurotransmittern. Ein Mangel an Vitamin B_{12} ist in der modernen Industriegesellschaft weit verbreitet. Nehmen Sie es als Methylcobalamin, eine bioaktive Form von Vitamin B_{12}, in Sublingualtabletten zu sich, und zwar 2500 Mikrogramm pro Tag.

- **Vitamin C** ist unverzichtbar für jegliche Entschlackung. Empfohlene Dosierung: 1 Gramm pro Tag.
- **Vitamin D_3** ist die Form des Vitamins D, die der Körper selbst herstellt, wenn er Sonnenlicht ausgesetzt ist. Aber selbst wenn Sie sich viel im Freien aufhalten, bekommen Sie wahrscheinlich nicht genügend Vitamin D_3. Vitamin-D-Mangel wird mit Winterdepressionen, Diabetes, Demenz und Autoimmunstörungen in Zusammenhang gebracht. Personen, die 600 oder mehr internationale Einheiten (IE) Vitamin D_3 pro Tag erhalten, zeigen gegenüber Kontrollgruppen ein um 50 Prozent geringeres Risiko, an Alzheimer oder Demenz zu erkranken.[49] Die Dosierungsempfehlungen sind sehr unterschiedlich, sie reichen von 1000 IE bis hin zu 10 000 IE pro Tag. Ich bleibe gern im mittleren Bereich dieser Spanne: 5000 IE täglich.
- **Zink** wird zur Entgiftung der Leber gebraucht. Nach Schätzungen der Weltgesundheitsorganisation ist jeder Dritte hier unterversorgt. Dosierung: 15 Milligramm pro Tag.

Weitere Nahrungsergänzungen

Diese Mittel lassen die Knochen stark bleiben, unterstützen die Krankheitsabwehr und versorgen Sie mit essenziellen Kofaktoren für die Energieerzeugung in den Zellen:

- **Natriumbikarbonat**, meist einfach »Natron« genannt, kann die stark säurebildende westliche Ernährung ausgleichen und den pH-Wert normalisieren. Es neutralisiert auch überschüssige Magensäure und bietet deshalb Hilfe bei Sodbrennen. Die Reaktion mit der Magensäure erzeugt Kohlendioxid, wundern Sie sich also nicht, wenn Sie nach der Einnahme aufstoßen müssen. Nehmen Sie ½ Teelöffel ein (frühestens zwei Stunden nach der Abendmahlzeit, um die Verdauung nicht zu stören).
- **Nicotinamidribosid** ist eine in neuerer Zeit entdeckte natürliche Form des Vitamins B_3. Zusammen mit Pterostilben angewendet erhöht es die Konzentration von NAD+ im Gehirn um 40 Prozent, was für eine effizientere Energieerzeugung sorgt. NAD+ nimmt im Alter ab, und es scheint so zu sein, dass unterstützende Gaben von Nicotinamidribosid (125 Milligramm pro Tag) die Gehirnzellen schützen.
- **Tryptophan** (auch »L-Tryptophan« genannt) ist eine essenzielle Aminosäure, die auf natürliche Weise hormon- und stimmungsausgleichend wirkt. Als Nahrungsergänzung eingenommen fördert Tryptophan den Schlaf, besänftigt Ängste und fördert die Fettverbrennung. Es dämpft das Verlangen nach Zucker und generell nach Kohlenhydraten. Außerdem kurbelt es die Produktion des »Wohlfühl«-Neurotransmitters Serotonin an. Tryptophan als Nahrungsergänzung erleichtert die Beherrschung des Appetits und damit das Abnehmen. Außerdem fördert es im Gehirn die Produktion des »Spirit-Moleküls« DMT. Dosierung: 1000 Milligramm pro Tag.
- **Vitamin K_2** wird in westlichen Ernährungslehren noch nicht allzu sehr beachtet, viele kennen es nicht einmal. Vitamin K_2, insbesondere als Menachinon-7 (MK-7), hält Kalzium in den Knochen fest und damit von den Arterien fern, weil es die Mineralisierung durch Osteoblasten (knochenbildende Zellen) fördert. Es lässt die Masse und die mechanische Widerstandskraft der

> Knochen zunehmen, weil es sie fest und zugleich biegsam macht, sodass sie nicht leicht brechen. In den USA ist Vitamin-K-Mangel sehr verbreitet, weil wir zu wenig Grünes essen. In Japan sind die Menschen durch ein fermentiertes Sojaprodukt namens »Natto« gut mit MK-7 versorgt, was erklärt, dass Knochenbrüche und Knochenabbau bei japanischen Frauen seltener vorkommen. Vitamin K_2 senkt auch das Risiko für Herz-Kreislauf-Erkrankungen. Dosierung: 100 Mikrogramm pro Tag.

Während des Programms »Erneuere deinen Körper« werden Sie noch weitere Nahrungsergänzungen nehmen, auf die wir später zu sprechen kommen.

Nahrungsergänzungsmittel sind hochwirksame Substanzen und daher mit Augenmaß anzuwenden. Falls Sie die in diesem Buch behandelten Mittel nehmen möchten, besprechen Sie das vorher mit Ihrem Arzt, Heilpraktiker oder Ernährungsberater. Kaufen Sie lieber Kapseln als Tabletten, damit Ihr Darm die Wirkstoffe besser aufnehmen kann.

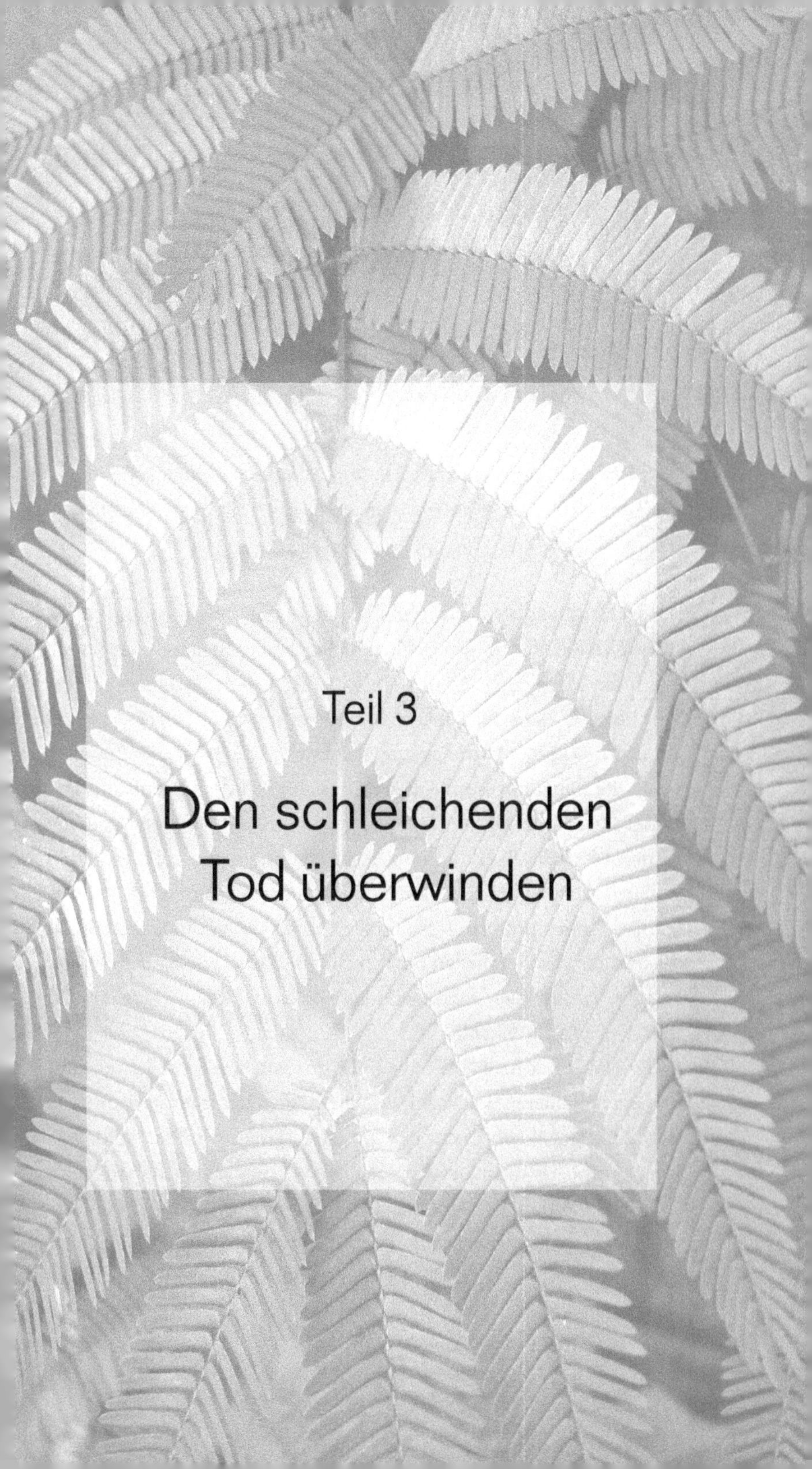

Teil 3

Den schleichenden Tod überwinden

SIEBEN

Die Todesuhr zurücksetzen

Hab keine Angst, einen großen Schritt zu tun, wenn es nötig ist.
Du kannst einen Abgrund nicht in zwei kleinen Sprüngen überqueren.

David Lloyd George

Mutter Natur möchte, dass wir »fruchtbar sind, uns mehren und die Erde füllen«, damit die Menschheit nicht aussterben kann. Man könnte sagen, die Menschheit ist unsterblich, aber jeden Einzelnen holt der Tod. Etwa ab dem 35. Lebensjahr geht es mit dem Körper langsam bergab. Die Zeit der Fortpflanzung neigt sich peu à peu ihrem Ende entgegen, die Reparatur- und Erneuerungsfähigkeit des Organismus lässt nach. Es wird weniger Wachstumshormon gebildet, das unter anderem für den Muskelaufbau und eine elastische und glatte Haut zuständig ist. Die Radikalfänger Glutathion und Superoxiddismutase (SOD) werden kaum noch produziert, wenn Sie einmal vierzig sind. Erste Falten zeigen sich, Wunden heilen nicht mehr so schnell wie früher, und ein langer Abend ist auch nicht mehr das, was er mal war – jetzt gehen wir spätestens um elf ins Bett.

Die Natur hat nicht mehr viel mit uns vor, wenn die Jahre hinter uns liegen, in denen wir Nachkommen zeugen. Ich sage das nicht gern, aber die Biologie hält es mit den Jüngeren. Wenn wir älter werden, so Bruce Ames, Direktor des Center for Nutrition and Metabolism am Children's Hospital im kalifornischen Oakland, erstellt der Körper eine Art Prioritätenliste. Essenzielle Vitamine und Mineralstoffe fließen zuerst den für das unmittelbare Überleben notwendigen Proteinen zu –

auf Kosten der Langlebigkeitsproteine wie SIRT1, die unserer langfristigen Gesunderhaltung dienen.[50]

Bei vielen Menschen besteht ein Mangel an lebensverlängernden Nährstoffen. Wo Armut herrscht, ist Unterernährung der Hauptgrund dafür, während die Wohlhabenden mit ihrer kalorienreichen und nährstoffarmen Ernährung eher damit zu kämpfen haben, dass ihr durch Antibiotika geschädigter Darm die Nahrung nicht richtig aufschließen und verwerten kann. Die Leber mag ja so viel Vitamin B_{12} speichern, dass es auf Jahre hinaus reichen würde, aber wenn Ihr Körper es gar nicht erst der Nahrung entziehen kann, wird es zu einem Mangel an diesem so wichtigen Vitamin kommen. Bei sehr vielen Menschen der Industrienationen besteht offensichtlich auch eine Unterversorgung mit Magnesium und Selen.

Ames betrachtet als Beispiel das Vitamin K, das für Blutgerinnung und Knochengesundheit gebraucht wird. Wenn Sie nicht genügend Vitamin K aus pflanzlicher Nahrung beziehen, schaltet Ihr Körper auf ein Notprogramm um und verwendet alles an Vitamin K, was er nur auftreiben kann, für die Blutgerinnung, damit Sie nicht an kleinen Verletzungen verbluten. Aber dann ist nicht mehr genügend Vitamin K vorhanden, um Kalzium aus dem Blut in die Knochen zu überführen. Damit steigt nicht nur das Risiko, an Osteoporose zu erkranken, sondern Sie werden außerdem zum Kandidaten für einen Herzinfarkt durch Kalziumablagerungen in Ihren Arterien. Deshalb ist ein hochwertiges Vitaminpräparat wirklich sehr zu empfehlen.

Die Naturvölker haben ebenso viel Sinn für die Schönheit und Spannkraft der Jugend wie für die Weisheit des Alters. Wissen steht für sie nicht in Büchern, sondern ist im Gedächtnis der Alten bewahrt. Fällt dieses Wissen der Demenz zum Opfer, ist die gesamte Kultur gefährdet. Die Schamanen des Amazonasgebiets entdeckten Pflanzen, die unser Gehirn schützen, wenn wir älter werden, auch wenn sie von den wissenschaftlichen Zusammenhängen nichts wussten. Sie kannten Pflanzen, die Giftstoffe und Schlacken aus den Gehirnzellen befördern, sodass die Mitochondrien wieder funktionstüchtig werden, diese kleinen Kraftwerke in den Zellen, die den Alten erlaubten, sich an die Lehrgeschichten und Lieder zu erinnern. Wir können uns genauso dieser pflanzlichen Substanzen für ein neues Kapitel unseres Lebens jenseits unseres 35. Geburtstags bedienen. Um die Mechanismen des langen Lebens in Gang zu setzen, müssen wir zuerst die Kraftwerke unserer Zellen wiederherstellen, die Mitochondrien.

Die Mitochondrien

Natürlich wussten unsere Vorfahren nichts von Mitochondrien. Sie bezeichneten das Prinzip, das Alter und Niedergang aufhält, als »die weibliche Lebenskraft«. Die Wissenschaft gibt uns heute eine weniger mystisch klingende Deutung dieser Lebenskraft – die aber auch wieder auf das Weibliche hinausläuft.

Mitochondrien sind winzige fadenartige Zellorganellen, die Kohlenhydrate und Fette durch ihren Stoffwechsel in Energie umwandeln. Sie werden deshalb auch als »Kraftwerke der Zellen« bezeichnet. Eigentlich sind Mitochondrien Bakterien, die sich aus den ersten sauerstoffatmenden Organismen auf der Erde entwickelten. Vor Milliarden Jahren ernährten sich die ersten primitiven Bakterien von Aminosäuren und von vielen anderen Stoffen in der Ursuppe der Meere. Als die Nahrung knapper wurde, entstanden die ersten Cyanobakterien oder Blaualgen (oft als »blaugrüne Algen« bezeichnet) und erschlossen sich eine neue Nahrungsquelle: die Sonne, deren Energie sie zu ihrem Brennstoff machten. Das war ein gewaltiger Durchbruch hin zu dem, was wir Fotosynthese nennen. Von jetzt an gab es für alle Organismen, die das Sonnenlicht zu nutzen vermochten, Nahrung in Hülle und Fülle, und die blaugrünen Algen wurden zur erfolgreichsten Lebensform. Aber das grüne Leben erzeugte als Abfallprodukt einen Stoff, der für die damaligen Verhältnisse hochgiftig war: Sauerstoff. Ein Großteil des freien

Sauerstoffs in der damaligen Atmosphäre wurde im Gestein gebunden, doch der Sauerstoffgehalt stieg schließlich schneller, als er unschädlich gemacht werden konnte. Da die meisten Lebensformen dieser Epoche den Sauerstoff nicht verwerten konnten, kam es zu einem globalen Massensterben. Mit einer Ausnahme: Die Mitochondrien waren die ersten sauerstoffatmenden Bakterien und wurden so zur erfolgreichsten Lebensform überhaupt.

Im weiteren Verlauf der Evolution schlichen sich die Mitochondrien in Pflanzen und Tiere ein. Sie lebten zunächst in harmonischen Beziehungen mit ihren Wirten und versorgten sie als Gegenleistung für eine warme und sichere Umgebung mit Brennstoff. Seitdem und bis heute sind alle Pflanzen und Tiere für ihre Energieversorgung auf die Mitochondrien angewiesen.

Mitochondrien besitzen ihre eigene DNA, die ganz anders ist als unsere. Unsere DNA ist als Doppelhelix aufgebaut, die der Mitochondrien wie eine Art Perlenschnur. Wir haben vermutlich um die zwanzigtausend Gene, die Mitochondrien gerade mal 38. Die jedoch haben es in sich. Die Mitochondrien sind nicht nur die Energielieferanten unseres Körpers, sondern überwachen auch dessen Todesuhr, da sie den Prozess der Apoptose, des Zelltods, steuern. Geht die Todesuhr richtig, wissen alte Zellen genau, wann sie sterben müssen, um gesunden neuen Zellen Platz zu machen. Geht die Todesuhr nach, wissen die Zellen nicht, wann ihre Zeit gekommen ist, und dann können Krebszellen entstehen. Geht die Uhr dagegen vor, sterben die Zellen zu früh ab, und es kommt zum vorzeitigen Altern.

Der Treibstoff des Lebens

Die DNA der Mitochondrien wird nur über die mütterlichen Gene vererbt. Sie stehen demnach buchstäblich für die weibliche Lebenskraft, die von der Mutter an die Tochter weitergegeben wird. Vor Jahrmillionen brach für die ersten eukariotischen Zellen – das sind Zellen mit einem Kern – eine Blütezeit an, als sie sich mit den Mitochondrien verbündeten. So dient es auch heute unserem Körper, diese weibliche Kraft zu hegen und zu pflegen. Die Mitochondrien stellen uns den Brennstoff bereit, den wir zum Leben brauchen: ATP oder Adenosintriphosphat. Wenn wir sie mit Ketonkörpern versorgen, insbesondere mit β-Hydroxybutyrat, liefern sie uns den Brennstoff, um die Nervenschaltkreise zu aktivieren, die uns die Erfahrung der Einheit ermöglichen.

Vor Jahren war ich für ein paar Tage in einem buddhistischen Zentrum in Santa Fe, New Mexico. Alle meine Gebete und Konzentrationsbemühungen änderten nichts daran, dass meine Gedanken immer wieder zu meinen Vorhaben und der anziehenden Frau vor mir abwanderten. Dann fasste ich den Entschluss, vier Tage zu fasten und nur Wasser zu trinken. Die ersten beiden Tage waren richtig schlimm – ich rutschte ständig auf meinem Kissen hin und her, und der Magen knurrte so laut, dass es für alle ringsum eine Zumutung war. Am dritten Tag änderte sich das alles. Die Hungerattacken waren weg, die Meditation lief ganz easy. Die Frau vor mir stellte keine Ablenkung mehr dar, das ständige Plappern in meinem Kopf hörte auf, Frieden breitete sich in mir aus. Das alles ging ganz leicht und mühelos.

Es dauert zwei, drei Tage, bis der Restzucker im Blut abgefackelt und die Umstellung auf Fettverbrennung vollzogen ist. Die Ketonkörper mobilisierten die höheren Gehirnfunktionen, zu denen ich durch Sitzen auf einem Meditationskissen vorzudringen versucht hatte. Mein limbisches Gehirn mit seinen Neandertaler-Instinkten hatte überhaupt nichts mit Meditation im Sinn – es wollte Drachen töten, Jungfrauen erretten oder E-Mails checken. An dem Tag wurde mir klar, dass spirituelle Erfahrungen nicht nur aus unserer Meditationspraxis erwachsen, sondern viel mit der Gehirnchemie zu tun haben. Beides ist wichtig.

Heute nehme ich zu jedem Retreat ein Glas Kokosöl mit und gebe es auch an die Teilnehmer unseres Programms »Erneuere deinen Körper«

aus, damit sie leichter über die holprige Strecke der ersten Tage kommen – bis schließlich die Ketose einsetzt.

Es geht ums Geld

ATP ist die Währung des Körpers. Die Zellen verbrauchen davon so viel, wie sie benötigen, um sich zu regenerieren und zu teilen, und der Überschuss kommt auf die Bank, in diesem Fall in die Leber, wo das Kapital lagert, bis es für irgendwelche Körperfunktionen gebraucht wird. Um ATP zu erzeugen, verheizen die Mitochondrien Sauerstoff, ungefähr so, wie ein Automotor mittels Sauerstoff die Energie des Benzins freisetzt – nur nicht so explosiv. Wir atmen Sauerstoff ein, er gelangt mit dem Blut zu den Zellen des ganzen Körpers, und dort setzen die Mitochondrien ihn ein, um die Energie aus Glukose und Fett in unserer Nahrung in ATP umzuwandeln.

Jede Zelle ist bedroht, wenn die Mitochondrien geschädigt sind und nicht reibungslos funktionieren. Über zweihundert der heute verbreiteten Gesundheitsstörungen – von Krebs, Herzkrankheiten, Fibromyalgie und chronischer Müdigkeit bis hin zu Parkinson, Demenz, Leberzirrhose und Migräne – werden mit Fehlfunktionen der Mitochondrien in Verbindung gebracht. Sie sind leicht durch Toxine zu irritieren, auch wenn es sich um pharmazeutische Giftstoffe handelt. Der naturheilkundliche Arzt John Neustadt und der Psychiater Steve Pieczenik haben die aktuellen Forschungsberichte gesichtet und kommen zu diesem Ergebnis: »Medikamente erweisen sich inzwischen als eine Hauptursache für Schäden an den Mitochondrien, was vielleicht auch viele ihrer unerwünschten Nebenwirkungen erklärt. Alle Arten von psychotropen Substanzen schädigen nachweislich die Mitochondrien, und das gilt auch für cholesterinsenkende Mittel, für Analgetika wie Paracetamol und viele andere.«[51]

Geschädigte Mitochondrien vermehren sich schneller als gesunde und ernähren sich nur von Zucker, während gesunde Mitochondrien auch Fett verwerten können. Krebszellen mit ihren defekten Mitochondrien ernähren sich von Zucker, weshalb es aus wissenschaftlicher Sicht ratsam erscheint, zur Vorbeugung und Bekämpfung von Krebs weitgehend auf den Verzehr von Kohlenhydraten zu verzichten.[52]

Wenn die Mitochondrien beschädigt sind, wird Ihr Stoffwechsel träge, und Sie haben keine Energie. Ihr Körper weiß dann nicht mehr, wie er Fett verbrennen kann, und Sie schaffen es einfach nicht abzunehmen. Die Fettspeicher Ihres Körpers entwickeln sich zu Deponien für Gift- und Schlackenstoffe. Gut möglich, dass Sie unter Stimmungsschwankungen leiden, oft müde sind und sich allgemein unwohl fühlen. Häufige Energietiefs verleiten Sie dazu, schnelle »Lösungen« zu suchen und beispielsweise zu einem zuckrigen Eiweißriegel zu greifen. Doch der verschärft das Problem nur, weil er die zuckerliebenden Hefen im Darm ernährt und Ihren Blutzucker erhöht. So kommt es zu Entzündungen, der oxidative Stress nimmt zu, und immer mehr Mitochondrien erleiden Schäden. In den Zellen sammeln sich defekte Mitochondrien an und beschleunigen die Alterung, während geschädigte Zellen sich unkontrolliert vermehren und Tumoren bilden.

Autophagie – Recycling der Mitochondrien

Für die Gesundheit des Gehirns ist es ganz wichtig, dass beschädigte und kränkelnde Mitochondrien abgebaut werden, damit frische und vitale neue Mitochondrien ihren Platz einnehmen können. Autophagie oder Autophagozytose ist, wie wir bereits gesehen haben, die Müllabfuhr in den Zellen: Abfälle werden abgebaut, beschädigte oder tote Mitochondrien werden recycelt und dienen der Rückgewinnung von Aminosäuren, den Bausteinen neuer Eiweißmoleküle für neue Zellen. Wie altes Laub und abgestorbene Pflanzen im Wald von Mikroben zerlegt und zu Nahrung für neue Pflanzen aufbereitet werden, so kann Ihr

Körper beschädigte und abgestorbene Mitochondrien wiederaufbereiten und die Aminosäuren für neues Zellwachstum bereitstellen. Das meinen wir mit Autophagie.

Sportliche Betätigung an frischer Luft bringt die Autophagie in Gang. In Bewegung verbraucht der Körper mehr Sauerstoff, sodass die schwächsten Mitochondrien verkümmern und vitalen neuen Platz machen. Auch Entschlackungsmaßnahmen machen die Mitochondrien munter. Und wenn wir darauf achten, dass unsere Ernährung reich an sekundären Pflanzenstoffen ist, aktivieren wir in den Zellen die Produktion der Antioxidanzien, die unsere Mitochondrien schützen und gesund halten und darüber hinaus die Autophagie fördern. Der Hauptschalter der Autophagie ist aber eigentlich mTOR.

Die wirksamste Unterstützung der Autophagie ist das Fasten. Schon während der kurzen Fastenpause zwischen Abendessen und dem Mittagessen des Folgetags schaltet der Körper in den Reparaturmodus, weil mTOR den Rückgang der Nährstoffe verzeichnet. Die Fähigkeit unseres Körpers, bei Bedarf auf Fettverbrennung umzuschalten, war in früheren Zeiten äußerst nützlich, um strenge Winter mit knappem Nahrungsangebot zu überleben. Aber unsere Mitochondrien können nicht so einfach umschalten, wenn unsere Fettspeicher zu Giftmülldeponien werden. Der Körper verbrennt schlicht kein Fett, wenn es voller Gift ist. Um von Kohlenhydratverbrennung auf Fettverbrennung umschalten zu können, müssen Sie wie gesagt erst einmal Abfälle recyceln und Toxine ausleiten.

Gesunde Fette wie Avocados, Kokosöl und Olivenöl versorgen Gehirn und Herz (und alle Mitochondrien) mit Ketonkörpern. Die Energiedichte solcher Ketonkörper ist um ein Mehrfaches höher als die von Zucker.[53] Sobald Sie dann jedoch wieder Kohlenhydrate essen, stürzen sich Ihre Mitochondrien auf den Zucker, essen sich satt und lassen den Rest der Mahlzeit stehen. Jetzt schüttet Ihre Bauchspeicheldrüse Insulin aus, um den überschüssigen Zucker aus dem Blut in die Zellen zu transportieren. Sind die Zellen jedoch bereits ausreichend mit Glukose versorgt, lassen sie die Sendung zurückgehen – so wie man vielleicht das Dessert wegschiebt, wenn man nicht mehr kann. Andererseits lässt man so einen köstlichen Schokoladenkuchen ja nicht einfach verkommen, weshalb Ihr Körper den Zucker in Fett umbaut und einlagert.

Wenn der hohe Blutzucker zum Normalzustand geworden ist, befinden Sie sich in einer prädiabetischen Verfassung. Da Ihre Zellen keinen weiteren Zucker mehr aufnehmen können, verringern sie die Zahl der Insulinrezeptoren. Die Bauchspeicheldrüse nimmt jedoch weiterhin ein zunehmendes Überangebot an Zucker im Blut wahr und pumpt ordentlich Insulin nach. Am Ende entsteht eine Insulinresistenz.

Sollten Sie sich also kohlenhydratreich ernähren, um den Bauch herum zunehmen, darüber hinaus an Stimmungsschwankungen leiden und sich oft wie benebelt fühlen, sind Sie wahrscheinlich bereits auf dem Weg in die Insulinresistenz – ein Zustand, der Ihren Mitochondrien schweren Schaden zufügt. Verringern Sie die Zufuhr von Zucker und Getreide zugunsten einer überwiegend pflanzlichen Ernährung mit gesunden Fetten, dann hat die Bauchspeicheldrüse keinen Grund mehr, so viel Insulin freizusetzen, und der ganze Kreislauf, der mTOR aktiviert, kann sich beruhigen. Die Autophagie kommt in Gang. Abfallstoffe in den Zellen werden abgebaut und ausgeschieden. Tote Mitochondrien können zur Rückgewinnung der Aminosäuren recycelt werden. Alles läuft, wie es soll.

Oxidativen Stress und das Treiben freier Radikale eindämmen

Mitochondrien verwenden Sauerstoff, um für den Körper Energie zu gewinnen. Läuft diese Verbrennung jedoch nicht sauber und effizient, entstehen als gefährliche Nebenprodukte freie Radikale – ungefähr wie bei diesen alten Autos, die außer Benzin auch Schmieröl mitverbrennen und gewaltige Qualmwolken ausstoßen. Mitochondrien vertragen diese freien Radikale überhaupt nicht, und beschädigte Mitochondrien erzeugen noch mehr freie Radikale, die Fetten, Eiweißstoffen und sogar der DNA in den Kernen unserer Zellen schaden.

Verschlimmernd wirken Umweltgifte, die unsere Mitochondrien zusätzlich belasten. Das gilt besonders für Pestizide, die ja dazu da sind, die Mitochondrien von Schädlingen zu zerstören. Darüber hinaus enthalten sie, um dem Regen standzuhalten, spezielle Haftstoffe und sind nicht leicht von den Pflanzen abzuwaschen, auch nicht daheim in der Küche. Pestizidrückstände haben bei unseren Mitochondrien eine genauso verheerende Wirkung wie bei Pflanzenschädlingen.

Je stärker der oxidative Stress, dem Ihr Körper ausgesetzt ist, desto mehr Antioxidanzien brauchen Sie, um die Schäden in Grenzen zu halten. Antioxidanzien können Sie beispielsweise aus Beeren gewinnen, aber bei einer mittleren Belastung würden Sie an die 20 Kilogramm Blaubeeren pro Tag vertilgen müssen, um die Abermilliarden freien Radikale abzufangen. Zum Glück kann der Körper selbst Antioxidanzien wie Glutathion und SOD herstellen, aber diese Produktion geht ab dem Alter von etwa 35 Jahren stark zurück, und wenn Sie vierzig sind, ist sie praktisch null.

Zu den ganz erstaunlichen Entdeckungen der Schamanen gehören Heilpflanzen, die unsere untätig gewordenen antioxidativen Systeme wieder in Gang bringen. Nrf2-Aktivatoren wie Trans-Resveratrol, Curcumin und Pterostilben statten Sie wieder mit so vielen Radikalfängern aus, wie Sie hatten, als Sie noch keine dreißig waren. Sie werden in diesem Buch erfahren, wie das in weniger als einer Woche zu erreichen ist.

Entzündungen

Lokale Entzündungen sind eine natürliche und gesunde Immunantwort. Wenn Sie hinfallen und sich das Knie aufschlagen, schickt der Körper sofort vermehrt Plasma und Leukozyten zur Wunde, damit eventuell von außen eindringende Bakterien gleich abgefangen und unschädlich gemacht werden können. Chronische Entzündungen dagegen stören das biochemische Gleichgewicht des Körpers, was dazu führen kann, dass unser Immunsystem auch gesunde Zellen und Gewebe als fremd einstuft und attackiert. Unkontrollierte Entzündungszustände lassen die Todesuhr schneller gehen, und das kann Herzkrankheiten und Autoimmunerkrankungen wie rheumatoide Arthritis, Diabetes, Multiple Sklerose (MS) und andere nach sich ziehen.

Im Gehirn können chronische Entzündungszustände Schäden beispielsweise beim Hippocampus anrichten und Zustände wie Parkinson und Alzheimer herbeiführen. Da trifft es sich gut, dass die für unser Programm zur Erneuerung des Körpers so entscheidend wichtigen Nrf2-Aktivatoren ausgesprochen wirksam gegen Entzündungen sind. Den Wissenschaftlern ist aufgefallen, dass sogar konventionelle Entzündungsmittel wie Acetylsalicylsäure (zum Beispiel Aspirin) und Ibuprofen das Alzheimer-Risiko um ganze 60 Prozent[54] und das Parkinson-Risiko um immer noch erstaunliche 45 Prozent[55] verringern.

Den Hippocampus wiederherstellen

Der wie ein Seepferdchen geformte Hippocampus unterstützt uns bei der Regulierung unserer Gefühle sowie beim Lernen und bei der Speicherung von Gedächtnisinhalten. Er ist am Erwerb aller neuen Fähigkeiten beteiligt, ob wir lernen, ein Musikinstrument zu spielen, oder ob wir uns an eine Ernährung gewöhnen, die für Gesundheit und langes Leben förderlich ist. Leidet der Hippocampus Schaden, verlieren wir unsere Neugier und Begeisterung für das Leben, während uns Ärger und Angst bleiben. Wir können ihn jedoch mit Omega-3-Fettsäuren so wiederherstellen, dass unser Gefühlsleben, unser Gedächtnis und unsere Lernfähigkeit davon profitieren.

Ist der Hippocampus beschädigt, leidet unser Kurzzeitgedächtnis, während das Langzeitgedächtnis unbeeinflusst bleibt. Das erklärt vielleicht auch, weshalb Demenzkranke sich oft sehr gut an Ereignisse erinnern, die Jahrzehnte zurückliegen, aber nicht wissen, was vor zwei Wochen oder auch nur vor zehn Minuten war.

Der Hippocampus besitzt keinen Zeitsinn und verwechselt manchmal etwas Aktuelles mit ähnlichen Dingen, die vielleicht zwanzig Jahre zurückliegen. Wir haben gerade jemanden kennengelernt, der uns an einen früheren Partner erinnert – und schon ist es vorbei mit der möglichen neuen Beziehung. Auch für alte Verhaltensweisen, abgedroschene Gedanken und verbrauchte Gefühle ist der Hippocampus zuständig. Wenn er nicht richtig funktioniert, erinnern wir uns immer wieder an die gleichen unangenehmen Situationen und peinigenden Gefühle. Wir sind dann nicht aufgeschlossen für neue Erfahrungen und lernen nichts aus ihnen.

Vor ein paar Jahren lud mich ein Freund zu seiner Hochzeit ein. Es war seine fünfte. Als ich ihn darauf ansprach, sagte er, diesmal sei alles anders. Mein Freund versuchte, seinen Hippocampus mit einer weiteren Eheschließung zu reparieren und dadurch etwas Neues zu erfahren, doch das ist kein sehr vielversprechender Ansatz, um das Gehirn in Ordnung zu bringen. Ich versuchte ihm schonend beizubringen, er möge doch aufhören, die richtige Partnerin zu suchen, um dafür selbst endlich der richtige Partner zu werden. Nein, so sah er das nicht. Ein halbes Jahr nach der Trauung rief er mich an und teilte mir mit, seine Ehe sei beendet. Er machte mir sogar Vorwürfe, weil ich ihn nicht daran gehindert hatte, eine so rohe und rücksichtslose Person zu heiraten. Ich zitierte den Literaturprofessor und Mythologen Joseph Campbell, der sinngemäß einmal gesagt haben soll: Wenn du eine Lektion nicht lernst, heiratest du sie am Ende. Außerdem erklärte ich ihm, er müsse unbedingt seinen Hippocampus reparieren, sonst werde er sich höchstwahrscheinlich immer wieder Frauen dieser Art suchen – und sie leider auch finden.

Dieses Verhaltensmuster ließ nicht zu, dass sich mein Freund für etwas Neues öffnete und die Chance für Erlebnisse einer anderen Art auch nur wahrnahm. So verging die Zeit, und er versuchte, seinen Traum von Liebe immer wieder auf die gleiche alte Art zu verwirklichen. Mit unserem Programm »Erneuere deinen Körper« können Sie Ihr Gehirn so weit auf Vordermann bringen, dass es nicht in der Vergangenheit gefangen bleibt, sondern frische Ideen entwickelt und sich dann mit wirklich guten Gründen verliebt.

Wenn der Hippocampus Schaden gelitten hat, nehmen wir alles ringsum als bedrohlich wahr. Sobald der Hippocampus jedoch wieder ganz funktionstüchtig ist, sehen wir da, wo zuvor Gefahren zu lauern schienen, lauter Chancen. Ich habe einen Patienten, der an der Börse ein Vermögen verdient hat, weil er in Firmen investierte, deren Aktien alle anderen verkauften, weil sie Gefahren drohen sahen.

Der Hippocampus kann gesund werden, wenn der Spiegel des von der Darmflora bereitgestellten Serotonins ansteigt und die Produktion von Stammzellen im Gehirn wieder in Gang kommt. Vor wenigen Jahrzehnten glaubten wir wie gesagt noch, das Gehirn könne keine neuen Neuronen oder Nervenzellen bilden. Heute wissen wir, dass unser Gehirn in gerade mal sechs Wochen neue Stammzellen bauen kann, um damit neue Nervenschaltkreise anzulegen, die es uns erlauben, die Welt neu und anders zu sehen. Statt Ihr Leben durch neue Partner, neue Jobs oder die Unterbringung der Kinder im Internat ändern zu wollen, sollten Sie lieber Ihr Gehirn erneuern. Das wird Ihnen leichter fallen, wenn Sie sich dabei auf einen stabilen Hippocampus stützen können.

Wenn Sie das Betriebssystem Ihres Computers aktualisiert haben, können Sie neue Programme verwenden, die mehr leisten. So ähnlich ist es auch mit dem Upgrade Ihres Gehirns: Es macht Sie fit für ein neues und konstruktiveres Denken, das Ihrer Gesundheit und Ihrem seelischen Wohlbefinden dient.

Wenn Sie vergesslich werden, gehen Sie vielleicht lachend darüber hinweg, und einen Moment der Verwirrung tun Sie als »altersbedingte Gedächtnislücke« ab, während Sie gleichzeitig an Schreckgespenster wie Alzheimer oder Demenz denken. Der Gedanke, dass das Gehirn im Alter nachlässt, erschreckt uns, aber in Wahrheit muss es gar nicht so sein. Die für die westliche Zivilisation typischen Alterskrankheiten wie Herz-Kreislauf-Erkrankungen, Alzheimer, Demenz und Parkinson sind weitgehend vermeidbar. Und die Prävention beginnt damit, dass wir im Hippocampus neue Zellen wachsen lassen und uns so ernähren, dass unser Gehirn immer auf gute Fette zurückgreifen kann.

Die Chemie des Gehirns

Unsere steinzeitlichen Vorfahren mögen wenig über die Chemie des Gehirns gewusst haben, aber sie kannten sich bestens mit Pflanzen aus, die das Gehirn befähigen, sich selbst zu heilen und aufzuwerten. Inzwischen haben die Wissenschaftler drei Schlüsselenzyme und Proteine entdeckt, die Körper und Gehirn reparieren: BDNF, Glutathion und SOD. Darüber hinaus, und das ist wirklich erstaunlich, regen sie die Fähigkeit des Körpers an, Nervenstammzellen zu erzeugen, und damit unterstützen sie uns eigentlich beim Aufbau eines neuen und gesünderen Gehirns:

- **BDNF:** Der bereits mehrfach erwähnte Wachstumsfaktor gibt nicht nur den Anstoß zur Bildung neuer Gehirnzellen, sondern ist auch wichtig für die Wiederherstellung des Gehirns und für die Anlage neuer Nervenverbindungen, die neue Formen des Denkens und Wahrnehmens und neue Reaktionsweisen spontan entstehen lassen. Haben Sie sich schon einmal neu in Ihren Partner beziehungsweise in Ihre Partnerin verliebt? BDNF erneuert Ihr Gehirn so, dass Ihnen Ihr Leben und Ihre Welt wie neu verzaubert vorkommen kann
- Welche Bedeutung hat BDNF? Ungenügende BDNF-Produktion wird mit Alzheimer, Demenz und Depressionen in Zusammen-

hang gebracht. Toxine, Stress, Bewegungsmangel und zuckerreiche Ernährung senken den BDNF-Spiegel. Wenn Sie nicht genügend Omega-3-Fettsäuren mit der Nahrung aufnehmen, sollten Sie entsprechende Nahrungsergänzungsmittel nehmen, damit mehr BDNF gebildet wird und Ihr Gehirn ein Upgrade bekommt. Wie geht man dabei vor? Wenn Sie Ihr nächtliches Fasten mit gesunder fettreicher Nahrung wie beispielsweise einer Avocado beenden, bildet Ihr Körper mehr BDNF. Um den Effekt noch zu verstärken, können Sie sich einen Tag Wasserfasten während des Programms »Erneuere deinen Körper« vornehmen. Auch Bewegung erhöht den BDNF-Spiegel, wobei aber wichtig ist, dass es Ihnen Spaß macht. Forschungsergebnisse lassen erkennen, dass Sport der genussvollen Art für Ihren BDNF von größerem Nutzen ist als etwas, was Sie nur tun, weil es sein muss.

- **Glutathion** wirkt antioxidativ und entzündungshemmend. Außerdem neutralisiert es freie Radikale und wirkt entgiftend, und zwar wie eine Art Fusselbürste, die überall im Körper Giftstoffe aufnimmt und zur Leber transportiert, wo sie zerlegt werden. Glutathion hilft der Abwehrkraft Ihres Körpers auf die Sprünge und unterstützt den Aufbau und Erhalt Ihrer Muskulatur. Glutathionmangel zieht eine Schädigung der Mitochondrien durch freie Radikale nach sich, und dann können sie die Todesuhr der Zellen nicht mehr regulieren.

  Wie lässt sich das Glutathion vermehren? Nahrungsmittel wie Grünkohl, Spinat, Avocado und Kürbis befähigen den Körper, mehr Glutathion zu bilden. Leider fehlt vielen Menschen, und ich bin einer von ihnen, ein Gen, das zur Bildung von Glutathion notwendig ist, und der Hälfte der Menschheit fehlt ein weiteres Gen für die ausreichende Produktion von Glutathion. Bei Menschen mit ernsten Erkrankungen liegt der Prozentsatz noch höher, und bei chronischen Krankheiten ist die Versorgung mit Glutathion in der Mehrzahl der Fälle kaum nennenswert.

Von außen zugeführtes Glutathion nützt dem Körper nichts, weil es im Darm abgebaut wird. Ich empfehle deshalb die Einnahme von S-Acetylglutathion, das den Verdauungstrakt übersteht und ins Blut gelangt. Ich nehme es zweimal die Woche ein und finde die Wirkung sehr überzeugend. Während des Programms zur Erneuerung des Körpers werden Sie davon täglich 1000 Milligramm einnehmen.

Sie können auch N-Acetylcystein (NAC) nehmen, das die Produktion von Glutathion ankurbelt. Der Vorteil gegenüber S-Acetylglutathion liegt darin, dass der Körper diese Glutathion-Vorstufe nutzen kann, um selbst nach Bedarf Glutathion zu erzeugen, anstatt die zugeführte Dosis gleich umsetzen zu müssen.

- **Superoxiddismutase (SOD)** ist ein unübertroffenes Antioxidans, ein Enzym, das mit einem einzigen Molekül über eine Million freie Radikale neutralisieren kann. Auch die Vitamine C und E gelten als gute Antioxidanzien, aber bei ihnen liegt das Verhältnis bei eins zu eins: Ein Molekül kann ein Radikal ausschalten. Da sich im Körper unzählige freie Radikale herumtreiben, viel zu viele für die empfohlene Tagesdosis dieser Vitamine, brauchen wir die geballte Kraft der Superoxiddismutase, wenn wir wirklich etwas ausrichten wollen.

  Ein Mangel an SOD spielt eine Rolle bei der Entstehung von Arteriosklerose, der Verhärtung unserer Arterien durch altersbedingte Ablagerungen, und für den Abbau von Collagen in alternder Haut. Unser Körper produziert SOD selbst, und sie wird auch mit der Nahrung aufgenommen, aber wenn wir über viele Jahre massenhaft freien Radikalen ausgesetzt waren, die über Pestizide und andere Umweltgifte in unseren Körper gelangt sind, müssen wir schon etwas beherzter vorgehen.

  Wie kommen wir an mehr SOD? Sie können Ihre körpereigene SOD-Produktion mit Nahrungsergänzungsmitteln ankurbeln, Trans-Resveratrol (500 Milligramm pro Tag) und Curcumin

(1000 Milligramm pro Tag) sind geeignet. Außerdem empfehle ich Nahrungsmittel wie Blaubeeren und Weintrauben, die reich an Pterostilben sind – das Sie auch als Nahrungsergänzungsmittel einnehmen können.

BDNF, Glutathion und SOD sind also Stoffe, mit denen wir den Gebrechen des Alters begegnen und gesunde Mitochondrien erzeugen können. Sie sind aber noch aus einem anderen Grund wichtig: Sie entschlacken das Gehirn und ermöglichen uns dadurch die Erfahrung der Einheit. Von dieser Erfahrung aus können wir unsere Gesundheit wiederherstellen und uns die Welt kreativ neu erträumen.

ACHT

Sich von Stress befreien

Die Hauptfortschritte der Zivilisation sind Vorgänge,
welche die Kulturen, in denen sie stattfinden, fast zugrunde richten.

Alfred North Whitehead

Vor langer Zeit sagte mein Lehrer unter den Schamanen des Amazonasbeckens zu mir, wenn ich mir wirklich das Wissen des Regenwalds aneignen wolle, müsse ich eine Nacht ganz allein an einem der Nebenflüsse des Río Madre de Dios verbringen. Er setzte mich in einer abgelegenen Gegend am Flussufer ab, als gerade die Sonne unterging. Und es war wirklich ein schöner Platz – eine richtige Sandbucht, eingerahmt von gewaltigen Bäumen, die dort »Shiwawacos« genannt werden. Am anderen Ufer versorgten sich Aras und andere Papageien an einer natürlichen Salzlecke aus Tonerde mit den Mineralstoffen, die zu ihrer täglichen Ernährung gehören. Die letzten Sonnenstrahlen fielen auf den ockerfarbenen Ton und ließen das Gefieder der Vögel blau und rot aufleuchten. Ganz plötzlich war es dann dunkel, wie das in den Tropen so ist.

Ich wühlte in meinem Rucksack und musste feststellen, dass der alte Mann mir meine Taschenlampe und die Streichhölzer, die ich für solche Fälle immer bei mir trage, stibitzt hatte. Ich versuchte mir einzureden, ich sei hier im Garten Eden, von nichts als Schönheit umgeben und ganz geborgen. Dann wurde es aber richtig dunkel, und erst jetzt ging mir auf, dass ich mich allein im stockfinsteren Dschungel befand. Das machte mir Angst, jedes Knacken oder Rascheln schreckte mich auf. Sicher schlich da ein Jaguar im Unterholz herum und konnte mich jeden Moment anfallen und zerfleischen. Doch es wurde Morgen, und alles war wieder wunderbar – sogar als ich frische Jaguarspuren im Sand entdeckte. Ich musste mich danach noch oft im Regenwald aufhalten, bis ich verstand, dass man dort ganz in Sicherheit sein kann, auch wenn man nur mit dem Allernötigsten ausgerüstet ist. Ich lernte, keine Beute zu sein.

Zur Beute für Jaguare und andere Raubtiere werden wir dadurch, dass sie unsere Angst riechen. Ein Jaguar wittert unsere Angst kilometerweit, wie auch ein Straßenräuber in der Stadt ein untrügliches Gespür für mögliche Opfer hat. Angst setzt in unserem Gehirn und Hormonsystem eine ganze Kaskade chemischer Reaktionen in Gang, unsere Ausdünstungen ändern sich und verwandeln sich in die eines gejagten Tiers. Haben Sie sich je so gefürchtet, dass Sie Ihren eigenen Angstschweiß riechen konnten? Angst lässt uns die Welt als räuberisch erleben, und unsere Gedanken kreisen dann fast ausschließlich um unseren Schutz: »Bin ich in Sicherheit? Habe ich genug von allem, was meine Sicherheit ausmacht? Liebe, Geld und so weiter?« Angst hält uns in einem dauerhaften Alarmzustand, der uns zur leichten Beute machen kann.

Angst kann uns krank machen. Die meisten unserer gesundheitlichen Probleme haben einen emotionalen Hintergrund, und Angst spielt hier eine überragende Rolle. Emotionen sind sehr alte Überlebensprogramme, die im limbischen System niedergelegt sind, und wenn unser Nervensystem und Denken von »toxischen« Gefühlen beherrscht wird, leben wir gefährlich. Sobald wir uns nicht länger als Opfer unserer Lebensumstände fühlen, sondern Entdeckungsreisende werden möchten, müssen wir unsere Gefühle heilen. Dafür brauchen wir keine weiten Wege auf uns zu nehmen, Gelegenheiten bieten sich überall. Das Leben konfrontiert uns immer wieder mit Herausforderungen und Stresssituationen, die wir nutzen können, um toxische Emotionen wie Angst und Ärger in aufbauende Gefühle wie Liebe und Mitgefühl zu verwandeln.

Ich unterscheide gern zwischen momentanen, vorübergehenden Gefühlsregungen und solchen, die in uns schwelen und uns vergiften – daher der Ausdruck »toxische Emotionen«. Sicher ärgern Sie sich manchmal über Ihre Kinder oder Ihren Partner. Dann schickt diese Gefühlswallung einen Schwall von Stoffen durch Ihren Körper und Ihr Gehirn, die durch den Ärger entstehen, doch das Gefühl vergeht schnell, und Sie finden in Ihre Gelassenheit zurück. Toxische Emotionen dagegen halten sich stunden-, tage- oder jahrelang in Ihrem Körper und können sich in den Nervenschaltkreisen des Gehirns einnisten. Die Hirnforscherin Jill Bolte Taylor beschreibt den Unterschied zwischen vorübergehenden Gefühlen und toxischen Emotionen in ihrem Buch *Mit einem Schlag:* »Innerhalb von neunzig Sekunden nach der Auslösung ist die chemische Komponente dieser Wut in meinem Blut restlos verschwunden, und meine automatische Reaktion ist vorbei. Bleibe ich jedoch auch danach noch wütend, dann deshalb, weil ich mich dafür entschieden habe, diesen Kreislauf weiterlaufen zu lassen. In jedem Augenblick treffe ich die Wahl, den Nervenimpulsen zu folgen oder in den Augenblick zurückzukehren.«[56]

Angst gehört zu den ganz besonders ungesunden Gefühlen. Sie macht uns blind für alle Chancen, die sich bieten. Panik sieht keinen Ausweg. Angst löst eine Kampf-oder-Flucht-Reaktion aus, die über die HPA-Achse (*hypothalamic-pituitary-adrenocortical axis* oder Hypothalamus-Hypophysen-Nebennierenrinden-Achse) verläuft. Wenn Sie Gefahr wittern, setzt der Körper unabhängig davon, ob tatsächlich Gefahr besteht oder nicht, über die HPA-Achse eine Stressreaktion in Gang, die die Blutzufuhr zum präfrontalen Cortex einschränkt, zu dem Teil des Gehirns, in dem Möglichkeiten wahrgenommen werden können.

Es gibt natürlich reale Gefahren in der Welt, aber wie wir reagieren, können wir weitgehend selbst bestimmen. Wenn Sie nicht mehr Beute sein möchten, müssen Sie Ihre Überzeugung hinterfragen, dass diese Welt ein Haifischbecken ist. So werden Sie erkennen, dass Ihr Stress weniger mit den Menschen und Umständen als vielmehr mit Ihren eigenen Glaubenssätzen zu tun hat. Und dann können Sie mit Ihrer Welt im

Einklang sein, statt sich ständig in einem Kampfgebiet zu sehen, dem Sie einfach nicht entkommen.

Was genau wir im Alltag als emotionalen Stress erfahren, hängt oft direkt mit einengenden Glaubenssätzen und der ständig aktiven Kampf-oder-Flucht-Reaktion zusammen.

Hinderliche Glaubenssätze

Einengende Überzeugungen haben wenig mit Intelligenz oder dem Bildungsstand zu tun, dafür umso mehr mit Kindheitserfahrungen, die unser Weltbild prägen – ein Weltbild, das unser Gehirn dann für bare Münze nimmt. Man bekommt manchmal sogar den Eindruck, dass Experten umso realitätsblinder werden, je mehr Sachverstand sie besitzen. Vor dem Einmarsch in den Irak zeigten sich zahlreiche amerikanische Experten überzeugt, dass Saddam Hussein dabei war, umfangreiche Lager an Massenvernichtungswaffen anzulegen. Später stellte sich bekanntlich heraus, dass es keine gab. Die »Fakten«, die man uns präsentierte, waren reine Hirngespinste. Aber diese Experten hatten den Kongress nicht belogen. Sie waren sicher, die Wahrheit zu kennen. In den Fünfzigerjahren gab es in den USA eine Zigarettenreklame, deren Claim nach ähnlichem Muster eine andere »Wahrheit« suggerieren wollte: »Wussten Sie, dass Camel von mehr Ärzten geraucht wird als irgendeine andere Zigarette?«

Wenn wir uns eine Meinung bilden, gewichten wir alles, was mit unseren Ansichten übereinstimmt, viel stärker als anderes, was unserer Sicht der Dinge nicht entspricht. Nehmen wir Fake News als Beispiel. Freunde können sich ohne Weiteres darauf verständigen, dass viele Nachrichten einseitig oder schlicht falsch sind, aber was stimmt und was nicht, darüber werden die Meinungen weit auseinandergehen. Dem westlichen Bewusstsein gelten Wissenschaft und Rationalität im Allgemeinen mehr als die Intuition, und selten kommt es zu

Bestrebungen, beide Arten des Erkennens so zu verbinden, dass man ein wirklich umfassendes Bild bekommt. Wenn ich mit Medizinern spreche, fragen sie immer nach wissenschaftlichen Forschungen, die meine Aussagen über Gesundheit und Krankheit bestätigen, auch wenn sie insgeheim schon wissen, dass meine Aussagen zutreffen. Deshalb fließt in dieses Buch so viel Wissenschaft ein, und wir würden gern noch viele weitere Forschungsberichte zu diesem Thema in den Fachzeitschriften sehen. Aber vergessen wir nicht, dass in Fachjournalen publizierte Forschungsergebnisse ebenfalls gefakt sein können. Manchmal formulieren Wissenschaftler ihre Ausgangshypothesen um, damit sie besser zu den erhobenen Daten passen, oder berufen sich für ihre Schlussfolgerungen auf Studien, die mit zu kleinen Stichproben arbeiten oder nur minimale Effekte erbrachten.[57]

Solange wir uns nur einer der beiden Erkenntnisarten bedienen, besteht die Gefahr, dass wir voreingenommen sind, ohne es zu merken. Wir beharren darauf, dass ein streng wissenschaftliches Vorgehen zu verlässlicheren Ergebnissen führt als die Intuition, und wir ignorieren die Erkenntnis, dass wir mit einer Kombination der beiden Ansätze zu den besten Ergebnissen kommen. Douglas Dean und John Mihalasky haben zehn Jahre lang zum Phänomen der außersinnlichen Wahrnehmung (oder Intuition) bei hohen Entscheidungsträgern in der Industrie geforscht und festgestellt, dass diejenigen, die risikobehaftete Entscheidungen letztlich aufgrund von intuitiven Eingebungen trafen, deutlich höhere Gewinne einfuhren als andere, die sich allein auf »Fakten« und Logik beriefen.[58.]

Intuition ist nicht unbedingt so irrational, wie gestandene Rationalisten annehmen. So schreibt der Nobelpreisträger Daniel Kahneman unter Berufung auf Herbert Simon, der Schachgroßmeister psychologischen Tests unterzog, dass Experten, die ihre Entscheidungen intuitiv treffen, letztlich aus einem großen Erfahrungs- und Wissensschatz schöpfen: »Die Psychologie richtiger Intuitionen hat nichts Magisches an sich.«[59] Zu richtigen Intuitionen komme es dann, wenn Experten gelernt hätten, vertraute Elemente in einer neuen Situation wiederzuerkennen und in einer Weise zu handeln, die ihr angemessen sei. Natürlich ist eine Entscheidung, die aus einer spontanen Regung heraus getroffen wurde – »Ich weiß gar nicht, warum ich mir gerade ihn ausgesucht habe, ich mochte einfach seinen Blick« –, wahrscheinlich eine rein emotionale Reaktion, die genauso gut falsch wie richtig sein kann. Ich bin mir ganz sicher, dass es sich bei vielem, was wir Intuition nennen, eigentlich um »Bauchgefühle« handelt, auf die wir alle zurückgreifen können, wenn wir unseren Darm und die Darmflora in Ordnung gebracht haben.

Weit verbreitet und sehr folgenreich ist die Grundannahme, wir könnten uns nicht selbst um unsere Gesundheit kümmern, sondern müssten sie den Ärzten, Medikamenten und Therapien überantworten. Tatsächlich überlassen wir uns da einem Gefühl der Machtlosigkeit, das uns davon abhalten kann, die für unser Leben oder Überleben wichtigen Schritte selbst einzuleiten. Das Programm »Erneuere deinen Körper« ruft uns in Erinnerung, dass wir keineswegs ausschließlich auf die medizinischen Fachleute und Verfahren angewiesen sind. Wir können uns mithilfe der Kräfte von Superfoods und Nervennährstoffen, verbunden mit unseren spirituellen Ressourcen, auf die Selbstheilungskräfte besinnen, die in uns stecken.

Solange wir uns von unseren beengenden Glaubenssätzen leiten lassen, die im limbischen System gespeichert und dort aktiv sind, werden wir immer von anderen hören wollen, was zu tun ist. Und das sind ja nicht nur die Ärzte, die über medizinische Maßnahmen bestimmen, sondern auch die politischen Experten mit ihren Wahlempfehlungen und schließlich die Medien, die uns sagen, wer unsere Feinde sind.

Ungeprüfte Glaubenssätze weisen uns gern feste Rollen zu, insbesondere die des Opfers, die des Täters und die des Retters. Sie besetzen die drei Ecken des »Dreiecks der Ohnmacht«, wie ich gern sage. Wir inszenieren Dramen um diese drei Rollen, und im Lauf der Story agieren wir, als hätten wir uns im Gestrüpp verirrt und könnten diesen

»Ohnmachts-Plot« einfach nicht abschütteln, sondern klammern uns verzweifelt an ein und dieselbe oder an wechselnde Rollen – aber alles spielt sich immer in diesem Dreieck ab. Wir weisen den Beteiligten immer wieder die gleichen Rollen zu und inszenieren wieder und wieder dasselbe alte Drama.

Wenn neue Patienten zu mir kommen, möchten viele mich als ihren Retter sehen, der sie von ihrer Krankheit befreit, die sie zum Opfer macht. Diese mir zugedachte Rolle muss ich erst einmal in aller Deutlichkeit ablehnen. Danach geht es darum, dass ich sie darin bestärke, sich auf ihre eigenen inneren Heilkräfte zu besinnen. Sonst würden sie nichts anderes als Zauberei von mir wollen, bei der sie unbeteiligte Zuschauer bleiben können.

Die Standardrollen Opfer, Täter und Retter halten uns in Angst, Abwehr, Neid und Konkurrenzdenken gefangen. Stellt dann jemand etwas besonders Cleveres oder Originelles auf die Beine, können wir nicht einfach bewundernd Beifall spenden, sondern sind insgeheim neidisch und spielen die Leistung unauffällig herunter. Wenn wir mit unseren Gefühlen ins Reine kommen, haben wir die Chance, beengende Glaubenssätze hinter uns zu lassen und unser Leben im Gesamtzusammenhang zu sehen – frei von Voreingenommenheit, die uns nicht klar sehen lässt. Aus den Erzählungen von Menschen, die Prüfungen bestanden, um schließlich für sich selbst und ihre Gemeinschaft heilend wirken zu können, lässt sich weitaus mehr Kraft gewinnen als aus den kümmerlichen Drei-Rollen-Dramen, die wir immer wieder produzieren und die uns darauf beharren lassen, dass wir vom Leben schlecht behandelt werden.

Wenn sich an diesen immer gleichen inneren Erzählungen etwas ändern soll, müssen wir unser Kampf-oder-Flucht-System reparieren. Erst wenn die HPA-Achse wieder ihre ursprüngliche Ausrichtung hat, können Sie leichter von negativen Gefühlen ablassen, die allzu leicht in Depression und Ärger umschlagen und Sie krank machen, um stattdessen positive Gefühle aufzubauen, die den Körper bei seiner Selbstheilung unterstützen.

Reizüberflutung und »Kampf oder Flucht«

Zwei der großen Stressursachen, mit denen wir es heute zu tun haben – Reizüberflutung und die permanent aktivierte Kampf-oder-Flucht-Bereitschaft –, gehen gern Hand in Hand. Wir werden mit Informationen und Sinnesreizen förmlich bombardiert, sodass die HPA-Achse ständig aktiviert ist.

Fernsehen und Internet lassen in einer Woche mehr Reize auf uns los, als unsere steinzeitlichen Vorfahren im Laufe eines ganzen Lebens verarbeiten mussten. Und wir sind eigentlich immer mit hängender Zunge unterwegs, um mit allem Schritt zu halten, sodass wir chronisch überfordert sind. Ich weiß nicht, wie oft ich schon den Satz gehört habe: »Ohne Kaffee wüsste ich nicht, wie ich irgendwas gebacken kriegen sollte.« Unser Gehirn ist so ausgelegt, dass es mit *einem* brüllenden Löwen irgendwie umgehen kann, aber wenn der gesamte Urwald auf uns losgeht, ist es überfordert. Unser Gehirn kann heute die ganzen Eindrücke nicht mehr verarbeiten, geschweige denn die Dinge mit etwas Abstand betrachten. Doch nur so wären wir imstande zu unterscheiden, was Krise ist und was nicht und wo wir aktiv werden müssen und wo wir entspannt bleiben können.

Die Medien berichten von Kriegen und sonstigen Katastrophen in fernen Ländern, aber unser Flucht-oder-Kampf-System ist natürlich ganz auf das lokale Geschehen ausgerichtet und versteht »fern« gar nicht erst. Wenn wir also etwas über weltweite Probleme lesen oder sehen, erfasst unser Denken durchaus, dass sich das anderswo abspielt, aber wenn das limbische Gehirn, in dem die Flucht-oder-Kampf-Reaktion geschaltet wird, ein Video von irgendwelchen schrecklichen Dingen sieht, geht es davon aus, dass das hier und jetzt geschieht – und schlägt Alarm. Je stärker unser Hippocampus durch Stress und Toxine vorgeschädigt ist, desto näher und bedrohlicher empfindet er die Gefahr, bis sie schließlich gleich hinter der nächsten Ecke, wenn nicht schon an der Haustür zu lauern scheint.

Zu unserem Flucht-oder-Kampf-System gehört auch das Element »Erstarren« *(freeze)*. Wenn wir Gefahr wahrnehmen, werden wir wütend oder bekommen es mit der Angst, wir lassen uns auf einen Kampf ein oder laufen weg, aber es kann auch sein, dass wir regungslos verharren. Dann reagieren wir sehr langsam, weil unsere Gefühle von Hormonen übermittelt werden und diese chemische Signalleitung etwas langsam ist – eher analog als digital, um einen technischen Vergleich zu ziehen. Unser Körper arbeitet nach einem alten Standard.

Wir sind analoge Wesen in einer digitalisierten Welt und können nicht mithalten. Die Gefühle, die sich als Reaktion auf die Umstände einstellen, werden wir nicht so schnell wieder los. Wir kosten die Liebe zu einem Kind oder einem Haustier aus, und manchmal wurmt uns etwas tagelang. Gedanken dagegen schießen als elektrische Impulse in Lichtgeschwindigkeit durch unser Nervensystem und fordern sofortige Reaktionen. Die Informationsflut in unserer Gesellschaft lässt die Kluft zwischen Denken und Fühlen, Kopf und Bauch immer größer werden, und das Ergebnis nennen wir »Reizüberflutung«. Wir schlafen, aber wir kommen auch dabei nicht zur Ruhe. Wir sind ständig überarbeitet und chronisch müde. Aus diesem Grund bleibt die Flucht-oder-Kampf-Reaktionsbereitschaft ununterbrochen aktiv und vergiftet unser Gehirn mit Stresshormonen, bis wir in Angststarre fallen oder die chronische Erschöpfung uns lahmlegt.

Im Westen halten wir die Informationsüberflutung durch Spezialisierung für irgendwie handhabbar. Ein Gastroenterologe weiß vielleicht bis ins winzigste Detail alles über den Verdauungstrakt, ist aber ratlos, wenn es um Gefühle und ihre Auswirkung auf die körperliche Gesundheit geht, etwa um »das Bauchgefühl« einer Frau, dass mit ihrer Ehe etwas nicht stimmt. Andererseits denken Psychologen, die Patienten mit Depressionen und Ängsten haben, fast nie daran, sich nach Verdauungsproblemen zu erkundigen – dabei wissen wir inzwischen, dass viele seelische Nöte ihren Ursprung im Darm haben. Unsere Medizin wird nach Körperzonen praktiziert, und für alles gibt es Experten:

Herz, Gehirn, Knochen, Dickdarm und so weiter. Aber kaum je erfassen wir das Gesamtbild und denken an das übergreifende Wohlbefinden des Patienten.

Wir haben schon von der Neuroplastizität gesprochen, dem Phänomen, dass wiederholt benutzte Nervenschaltkreise zu so etwas wie Signal-Autobahnen werden. Bei vielen Menschen gilt das heute für die Flucht-oder-Kampf-Reaktion. In den USA zum Beispiel wäre nach den Angaben der National Institutes of Mental Health in jedem Jahr bei gut 25 Prozent der Bevölkerung eine psychiatrische Diagnose angebracht, davon 17 Prozent Ängste und 7 Prozent Depressionen.[60] Besonders traurig: Bei Teenagern kommen Ängste und Depressionen heute fünf- bis achtmal häufiger vor als noch vor fünfzig Jahren.[61]

Der Hippocampus ist so etwas wie der Thermostat der Flucht-oder-Kampf-Reaktion. Er bestimmt, was wir als Gefahr wahrnehmen, was als Chance und was als belanglos. Je niedriger der Thermostat eingestellt ist, desto später schaltet er sich ein, und das bedeutet, dass wir nicht so leicht aus der Ruhe zu bringen sind und die Welt uns nicht gar so gefährlich erscheint. Ist der Thermostat jedoch hoch eingestellt, wird der Flucht-oder-Kampf-Reflex schon bei kleinen Schwankungen ausgelöst, und wir sehen Gefahren, wohin wir blicken.

Die HPA-Achse steuert nicht nur unsere Reaktion auf Gefahren, sie ist auch an der Regulation unserer Verdauung, Stimmungslage, Sexualität, Energiespeicherung und des Immunsystems beteiligt – und daraus ergibt sich, dass eine Überlastung dieser Achse wirklich gefährlich werden kann. Wenn unsere Flucht-oder-Kampf-Reaktion ausgelöst wird, sorgt die HPA-Achse für eine vermehrte Produktion der Hormone Adrenalin und Cortisol. Einen plötzlichen Adrenalinstoß kann man leicht mit Munterkeit und Lebenslust verwechseln, aber Lebenslust erfrischt, während eine Überflutung mit Stresshormonen die Gewebe und Organe einschließlich des Gehirns schädigt und uns in den Burn-out treibt.

Droge Adrenalin

Der Hippocampus besitzt viele Cortisolrezeptoren, und wenn die Nebennieren uns bei Stress mit Cortisol fluten, kann das auf Dauer den Hippocampus schädigen, der dann unter Umständen bis auf etwa die Hälfte seiner normalen Größe schrumpft. Ernähren wir unser Gehirn jedoch mit Omega-3-Fettsäuren, können sich der Hippocampus und die HPA-Achse regenerieren. Schon nach sechs Wochen der Supplementierung mit 2 Gramm DHA täglich fangen Sie wieder an, Schönheit zu sehen, wo bis dahin nur Hässliches zu erkennen war; und wo früher Gefahren zu lauern schienen, erkennen Sie jetzt Chancen. Der Hippocampus erholt sich sehr schnell, und sobald Ihr Gehirn nicht mehr unter zu viel Adrenalin und Koffein leidet, lösen sich auch die unangenehmen Folgen der Stressüberlastung.

Dann kommt die HPA-Achse zur Ruhe, und in der Alchemistenküche der Zirbeldrüse werden wieder körpereigene psychotrope Stoffe gebraut, die Gefühle von Freude, Glück und Verbundenheit erzeugen. Das Gehirn kann die beiden Molekülarten – Angst und Stress und andererseits Glück – nicht gleichzeitig produzieren. Hier heißt es: entweder – oder.

Ich habe einen Patienten, der als Liebhaber offenbar nicht viel hermacht. Dieser Meinung ist zumindest seine Frau. Er verhalte sich beim Sex so gierig, als ob er Heißhunger habe, den er möglichst schnell stillen wolle. Er sei nur auf den Höhepunkt aus, und für ein gemeinsames lustvolles Vorspiel habe er keinen Sinn. Es sei, als müsse er unbedingt als Erster auf der Ziellinie sein. Bei seiner Arbeit als Investmentbanker komme ihm diese Haltung sehr zustatten, aber im Bett, nein, da sei es entschieden der falsche Ansatz. Er war schlichtweg nicht in der Lage, es geruhsam angehen zu lassen und die innige Nähe zu genießen. Das Paar kam nach einem halben Jahr erfolgloser Paartherapie zu mir, und ich verordnete den beiden als Erstes eine therapeutische Dosis Omega-3-Fettsäuren, 3 bis 5 Gramm pro Tag (2 Gramm pro Tag sind die Erhaltungsdosis). Damit – und mit ein wenig Coaching durch seine Frau – gelang es dem Mann innerhalb von sechs Wochen (so lange dauert die Überholung des Hippocampus), den Genuss an sinnlichen Entdeckerfreuden für sich zu erschließen. Als auf der HPA-Achse wieder Normalität eingekehrt war, konnte er sich ohne Scheu dem Liebesspiel mit seiner Frau hingeben.

Die beiden verbreiteten unter guten Freunden, ich sei der beste Paartherapeut, bei dem sie je gewesen seien; und ich hatte danach tatsächlich ein paar Anfragen von Leuten, die mich als Helfer bei Beziehungsproblemen in Anspruch nehmen wollten. Ich erklärte ihnen, dass Eheberatung und Gesprächstherapie bei mir nicht zu bekommen seien, wohl aber Gehirntherapie.

Ohne diese Adrenalinsucht, die uns auf Hochtouren laufen und ständig kampfbereit sein lässt, kommen auch mehr Umsicht und Augenmaß in unser Leben. Vorschnelle Entscheidungen und angstgesteuerte Impulshandlungen werden viel seltener, wenn die HPA-Achse nicht mehr alles beherrscht. Nur wenn das Gehirn nicht aus dem Flucht-oder-Kampf-Modus herauskommt, lässt es sich von den alten Mustern leiten, die uns an das Dreieck der Ohnmacht fesseln und zu den immer wieder gleichen unproduktiven, wenn nicht gar destruktiven Aktionen verleiten.

Sobald die Glücksmoleküle wieder mit von der Partie sind, besinnen wir uns auf das Träumen, nicht nur in der Nacht, sondern auch tagsüber. Kreatives Tagträumen ist der charakteristische Ausdruck einer höheren Funktionsfähigkeit des Gehirns. Sammler und Jäger wenden nur ungefähr drei Stunden des Tages für die Nahrungsbeschaffung auf, ansonsten haben sie frei, betätigen sich künstlerisch oder träumen. Die Hadza in Tansania und die !Kung in Botswana arbeiten nur etwa vierzehn Stunden die Woche. Als unsere frühen Vorfahren zu Ackerbau und Viehzucht übergingen, mussten sie fortan so viel mehr Zeit in die Erzeugung von Nahrungsmitteln investieren, dass sie kaum noch zusammen am Feuer sitzen konnten, um sich Geschichten zu erzählen.

Die Industrialisierung brachte in dieser Hinsicht auch keine Vorteile, im Gegenteil, die Arbeiter mussten jetzt schier endlos in den Fabriken schuften. Nur die Menschen an der Spitze der Machtpyramide und die ganz unten, die Superreichen und die mittellosen Mönche, konnten sich der Kontemplation widmen. Auch heute ist es nicht ganz einfach, zu meditieren oder kreativ zu träumen, wenn die Tage sich zwischen Textnachrichten, E-Mails und Wäschewaschen abspielen.

Dabei kann man den Wert des Tagträumens gar nicht hoch genug veranschlagen. Der als Mathematikgenie geltende James H. Simons baute einen Hedgefonds auf, den er zu unglaublichen Erfolgen führte und der ihn zum Milliardär machte. Simons, der sich stark in der Wissenschaftsförderung engagiert, führt seinen Erfolg auf etwas zurück, was er selbst »Sinnieren« nennt. Der *New York Times* erzählte er: »Ich bin nie einer von der schnellen Sorte gewesen. Ich lasse mir die Dinge gern einfach so durch den Kopf gehen, und dieses Sinnieren hat sich für mich als ein ziemlich gutes Vorgehen erwiesen.«[62]

In die Sterne gucken und der Fantasie freien Lauf lassen, dafür ist keine Zeit mehr. Heute müssen ellenlange To-do-Listen abgearbeitet werden. Endloses Tun hat das Sein und das Träumen verdrängt. Dann stehen wir irgendwo draußen, kleben am Display unseres Smartphones und wischen vom SMS-Eingang zur Wetter-App, aber fühlen wir die Sonne noch, den Wind auf der Haut?

Die Technik gewährt uns jederzeit Zugang zu allem, was es an Informationen gibt. Bei Streitpunkten benötigen wir lediglich einen Hotspot oder nutzen einfach unsere Flatrate, um die Sache schnell zu recherchieren. Aber eigentlich wissen wir nicht, was wir mit all den Informationen tun sollen und wo in diesem ganzen Wissen echte Erkenntnis steckt. Information will immer irgendeinen nächsten Schritt von uns – kaufen, verkaufen, machen. Wahres Wissen bringt uns dazu zu träumen.

Die Furcht vor dem Tod

Starre Glaubenssätze, Reizüberflutung, ständig aktive Flucht-oder-Kampf-Bereitschaft – alle unsere Stressbelastungen fügen sich zum Urstress der Todesangst zusammen. Die Naturvölker haben ihre Einweihungs- und Übergangsriten, die die Menschen ganz direkt mit dieser Angst konfrontieren, und durch die vorweggenommene rituelle Todeserfahrung überwinden sie die Angst vor dem tatsächlichen körperlichen Tod. Was die Schamanen »den Tod durchleben« nennen, weckt ein tiefes Wissen um die andere Wirklichkeit, um die ungebrochene Fortdauer des Lebens in der unsichtbaren Welt. Wer den Tod durchlebt hat, der macht sich nicht mehr ständig um Alltagsdinge Sorgen, und sein Blick wird frei für den wahren Sinn und Zweck des Lebens.

Wir alle bekommen einen Vorgeschmack davon, wenn ein geliebter Mensch stirbt. Dann wissen wir auf einmal, was wirklich wichtig ist, und schwören uns, mehr davon zu leben und den Alltagsbetrieb zurückzufahren, aber schon ein paar Tage oder Wochen später denken wir nicht mehr daran und überlassen uns wieder dem Sog der leeren Geschäftigkeit.

Beim Upgrade Ihres Gehirns werden Sie feststellen, dass Sie durchaus von Dingen lassen können, die Ihnen bisher unverzichtbar für Ihre Sicherheit und Ihr Glück, ja als überlebenswichtig erschienen. Ist die Angst als Grundhaltung gegenüber dem Leben einmal überwunden, kann Unsicherheit Sie nicht mehr aus dem Konzept bringen, einfach weil Sie sich zutrauen, irgendwie damit zurechtzukommen. Sie werden sich in der Welt willkommen und geborgen fühlen, Sie werden erleben, dass das Universum bei Ihren Absichten und allem, was Ihnen wirklich wichtig ist, hinter Ihnen steht.

Von der Trennung zur Einheit

Das limbische System unseres Gehirns nimmt die Dinge eher getrennt denn als Einheit wahr. Es zerlegt die Realität in überschaubare Brocken, die es verstehen zu können glaubt, doch dabei entgeht ihm das Gesamtbild. Die höheren Gehirnanteile dagegen spüren irgendwie, dass die sichtbare Welt der materiellen Phänomene und die unsichtbare Welt des Geistes und der Energie nicht getrennt sind. Sie nehmen nicht nur die Teile, sondern das Ganze wahr. Lediglich unsere Alltagswahrnehmung, die auf praktische Belange ausgerichtet ist, sieht die beiden Seiten als getrennt und verschieden. Hier in der sichtbaren Welt nehme ich meinen Körper als von dem meines Nachbarn getrennt wahr, aber in der unsichtbaren Welt ist alles mit allem verflochten und nicht zu isolieren.

Die unsichtbare Welt ist reine Einheit und weder räumlich noch zeitlich zu verorten. Sie ist allgegenwärtig, aber als solche nicht sinnlich erfahrbar. Wir erkennen sie nur an ihren Manifestationen. Unmittelbar erfassen können wir das unsichtbare Reich lediglich aufgrund einer Verschiebung unserer Wahrnehmung, die die Grenze zwischen den Welten für einen Moment aufhebt. Das geschieht bei der Erneuerung Ihres Gehirns wie von selbst, und die Wahrnehmung der Einheit aller Erscheinungen ist dann praktisch unausweichlich.

Solange Sie nicht zumindest einen kurzen Einblick in die andere, die unsichtbare Wirklichkeit bekommen haben, wird Ihr Gehirn eher im Zweifel sein, was »da draußen« vorliegt. Haben Sie jedoch die Erfahrung der Einheit gemacht, verschwindet dieses Gefühl der Getrenntheit, weil Sie sich als integralen Bestandteil des großen Ganzen wahrnehmen.

In der gewohnten äußeren Welt sind unsere Möglichkeiten beschränkt, weil unsere Sinne nur einen Ausschnitt der Wirklichkeit erfassen. Unser Denkapparat ist darauf abgerichtet, das aktuelle Geschehen mit früher Erlebtem zu vergleichen. Aber in der anderen Wirklichkeit erschließt sich uns der Ursprung der Dinge, und wir haben Zugriff auf eine schöpferische Kraft, die immer wieder Neues hervorbringen kann. Das scheinbar Unmögliche wird möglich.

Dann können wir uns Gesundheit und Wohlbefinden buchstäblich erträumen, wir empfinden Freiheit von Mangel und Angst als greifbar nah, wir wissen, wie harmonische Beziehungen zu anderen Menschen, zu allen Lebewesen und zur Erde aussehen. Dann wird auch deutlich, dass der Tod nichts Furchtbares ist und nicht um jeden Preis verhindert werden muss – er ist einfach ein Durchgang in einen anderen Bereich.

Dieser Zugang zur unsichtbaren Welt gab den Menschen vor 50 000 Jahren den Mut, dem Horizont entgegen und darüber hinaus zu segeln und schließlich Australien und die pazifischen Inseln zu besiedeln oder sich zu Fuß ins Unbekannte aufzumachen und über die Beringstraße nach Amerika einzuwandern. Wer aus eigener Anschauung um die andere Welt weiß, der sieht keine Grenzen des Möglichen mehr und wird sich dafür einsetzen, eine Zukunft Gestalt annehmen zu lassen, die noch keine Gelegenheit hatte, sich zu zeigen.

Große Ideen, die unserem wahren Wesen, aber nicht unbedingt unserem Bild von uns selbst entsprechen, entspringen der anderen Wirklichkeit. Wer sich mit der gewöhnlichen Welt identifiziert und daran glaubt, dass dem Möglichen in einer solchen Welt Grenzen gesetzt sind, wird wohl den Kopf schütteln, wenn er von solchen Ideen hört – aber am Ende sind sie doch von solcher Kraft, so unwiderstehlich, dass man sie nicht auf Dauer ignorieren kann.

Wenn Sie mutig genug sind, dann kann unser Programm zur Erneuerung des Körpers Sie in ein ganz anderes Leben versetzen, ein Leben mit neuer Gesundheit, neuer Weisheit, neuen Unternehmungen, neuen Beziehungen, neuen Chancen. Sie werden sich zunehmend wohl in Ihrer eigenen Haut fühlen. Veränderungen, die Sie vornehmen, werden sich als dauerhaft erweisen und nicht einfach als Träume, die doch nie wahr werden – Sie werden die Ungewissheit als etwas Vertrautes und Freundliches erleben, das Ihnen überraschende Chancen eröffnet.

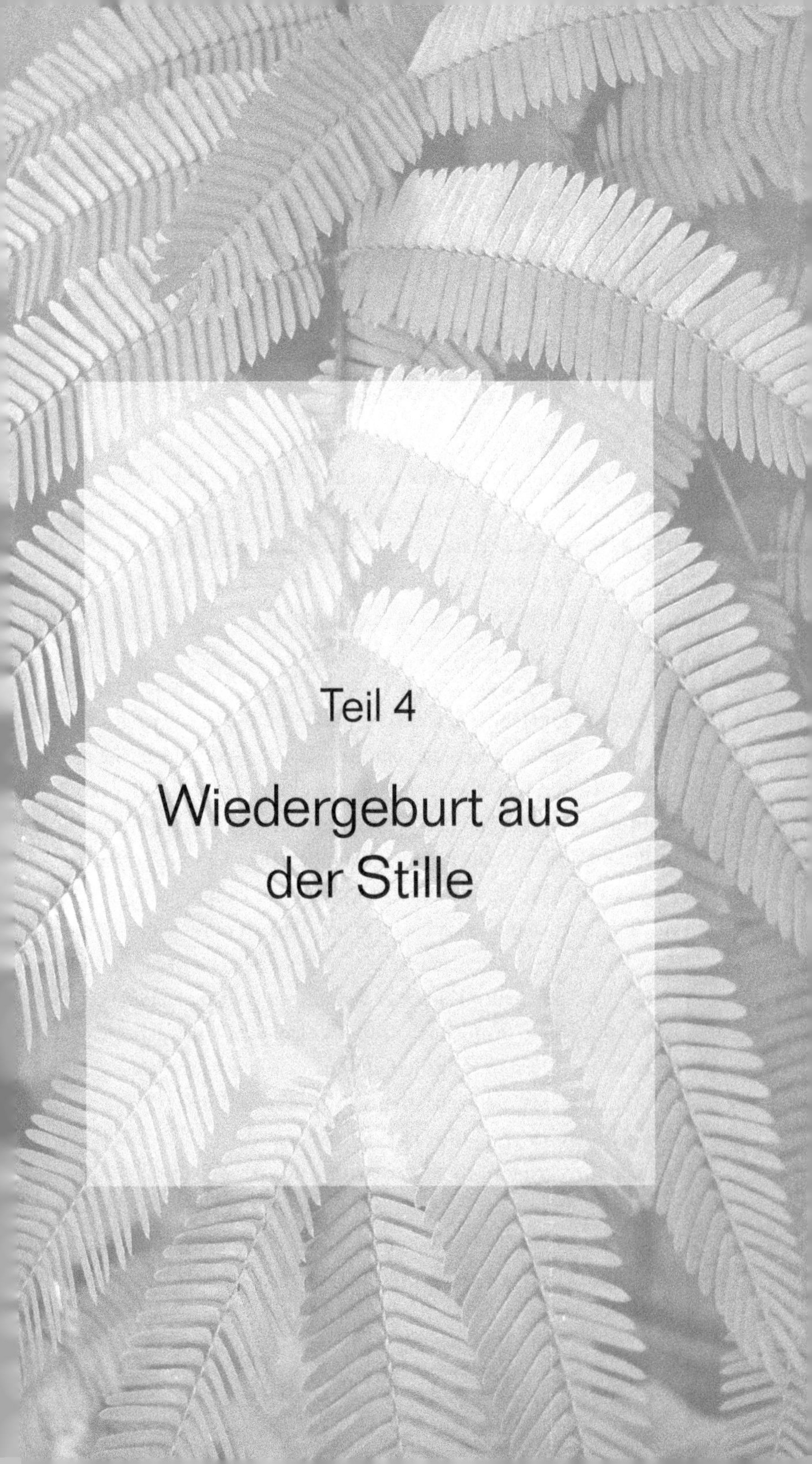

Teil 4

Wiedergeburt aus der Stille

NEUN

Eine neue Mythologie

Religionen, Philosophien, Künste, primitive und zivilisierte Gesellschaftsformen, die Urentdeckungen der Wissenschaft und Technik, selbst die Träume, die den Schlaf erfüllen, all das gärt empor aus dem magischen Grundklang des Mythos.

JOSEPH CAMPBELL

Sie haben Ihren Körper entgiftet und dann mit Superfoods und Nervennahrung Ihr Gehirn fit gemacht, die Gesundheitsgene eingeschaltet und die Krankheitsgene abgeschaltet. Anschließend haben Sie angefangen, sich von toxischen Emotionen zu befreien, um schließlich die Flucht-oder-Kampf-Bereitschaft zu normalisieren, sodass Ihr Gehirn zur Produktion von Glücksmolekülen übergehen konnte. Im nächsten Schritt werden Sie sich von alten Mythen Ihrer Familie und Kultur lösen, die Ihr Leben praktisch vorzeichnen. Danach werden Sie sich einen neuen Mythos zu eigen machen, der Sie in Ihre eigene Kraft bringt, damit Sie sich einen neuen Körper und eine neue Welt erträumen können.

Wieso Mythen? Nun, Ihre rechte Gehirnhälfte kann ganz schlecht mit trockenen Fakten umgehen, dafür umso besser mit Geschichten und Mythen. Dass Fernsehserien wie »Game of Thrones«, Filme wie »Der Herr der Ringe« und »Krieg der Sterne« oder auch die *Harry-Potter*-Bücher so erfolgreich sind, macht deutlich, wie sehr uns Fantasy und das Mythische faszinieren. Dennoch belächeln wir populäre Mythen als Zaubermärchen oder unterhaltsame Geschichten. Doch schon der berühmte Mythenforscher Joseph Campbell hat klar herausgestellt, dass Mythen nicht nur den Stoff für Comics und Blockbuster-Filme liefern. Sie beeindrucken uns weitaus stärker und tiefer, als uns bewusst ist. Schon in sehr jungen Jahren geraten wir in den Bann übermächtiger Mythen, die unsere Weltanschauung und unsere Wahrnehmung der Welt prägen und folglich auch unsere alltäglichen Entscheidungen mitbestimmen.

Eine Mythologie fasst die Überzeugungen und Wertvorstellungen einer Kultur zusammen. Es scheint aber auch Mythen von universaler Gültigkeit zu geben, die in der kollektiven Psyche der Menschen verankert sind und archetypische, das heißt überall und zu allen Zeiten gleiche Energien transportieren. In solchen universalen Mythen kommen oft ganz normale Menschen vor, die sich, und zwar in vielen Fällen unfreiwillig, auf eine »Heldenreise« machen, auf der sie unüberwindlich erscheinende Hindernisse bewältigen und Großes vollbringen, vom biblischen Jonas, der von einem Wal verschluckt wurde, bis hin zu Luke Skywalker.

Die Mythen der alten Griechen drehen sich um die nur allzu menschlichen Ränkespiele der olympischen Götter und um die Reisen und Großtaten heroischer Gestalten wie Odysseus, Herakles und Achilles. Unsere modernen Mythen sind kaum weniger fesselnd als die der Antike. Ein klassischer Mythos mit dem Titel »Vom Tellerwäscher zum Millionär« erzählt vom typisch amerikanischen Selfmademan, der es mit entschlossenem Einsatz zu Ruhm und Reichtum bringt. Ganz ähnlich auch der Mythos vom tapferen Waisenkind, das es schafft, mit Mut, Hochherzigkeit und Liebreiz eine bedrückende, lieblose Kindheit zu überstehen und sein Glück zu finden. Solche Mythen nehmen ein gutes Ende, Tugend wird belohnt. Es sind Leitmythen, die den Unternehmergeist der Amerikaner bis zum Ende des 20. Jahrhunderts beflügelt haben. Dann tauchte auf einmal eine neue Gattung von Börsenmaklern und Internet-Wunderkindern auf, die praktisch über Nacht Milliarden an sich rafften.

In den Mythen des 21. Jahrhunderts liegt die Gewichtung etwas anders. Es sind jetzt oft Geschichten, die in fernen Sternensystemen oder in von Zauberern und Fabelwesen bewohnten magischen Gefilden spielen. Oder sie wenden sich der dunklen Seite der Fantasie zu und schildern düstere, apokalyptische Untergangsszenarien, in denen denkende Maschinen eine entscheidende Rolle spielen. In beiden Versionen geht es nicht mehr um steinreiche ehemalige Tellerwäscher oder herzige Waisenkinder. Dennoch bleibt die Thematik letztlich gleich: Ein ganz normaler Mensch hat sich mit gewaltigen Herausforderungen herumzuschlagen und erfährt im Verlauf der Geschichte eine tiefgreifende Verwandlung.

Die in einen Mythos gebannten Überzeugungen und Wertvorstellungen können von großer Kraft sein. Wenn Sie Ihren persönlichen Leitmythos gefunden haben, kann es sein, dass Sie Ihr Leben völlig umkrempeln, um diesem Mythos gerecht zu werden. Ändern Sie Ihren Mythos, und Ihre Überzeugungen und Wertvorstellungen wandeln sich ebenfalls – und zuletzt auch die Realitäten Ihres Lebens.

Aber Sie finden Ihren Leitmythos nur, wenn Ihr Gehirn entsprechend vorbereitet ist. Ein kaputtes Gehirn greift automatisch auf die alten Mythen zurück, und Sie bleiben den vier Urprogrammen des limbischen Gehirns ausgeliefert: Kampf, Flucht, Futter und Vermehrung mit den zugehörigen Mythen des Kriegers, der Jungfrau in Nöten, des bedürftigen Kindes und des irrenden Liebhabers. Solange uns Aggression, Angst und Gier (oder ihr Gegenteil, der Mangel) umtreiben, können wir nicht einmal in schweren Krisen auf andere Werte und Überzeugungen umschalten. Unbewusste Mythen machen unsere schönsten Bemühungen zunichte.

Die jüdisch-christliche Tradition hat uns Mythen von großer Durchsetzungskraft hinterlassen. In unserer Psyche haben sie den Stellenwert von Computerprogrammen, die pausenlos im Hintergrund laufen. Wir sind uns dieser Programme nicht einmal bewusst, aber sie prägen unser Selbstwertgefühl und unser Weltbild, sie färben unser tagtägliches Leben.

Eine der ersten biblischen Geschichten, die wir als Kinder hören, ist die von Adam und Eva aus dem 1. Buch Mose, der Genesis. Und schon diese Geschichte erzählt uns, wir seien für immer aus dem Garten Eden vertrieben worden, weil wir gegen Gottes Gebot verstießen, und seitdem könnten wir nicht mehr direkt mit Gott sprechen – oder mit den Flüssen, Steinen, Bäumen und Tieren. Naturvölker, etwa die Ureinwohner Subsahara-Afrikas, Australiens oder Amerikas, kennen so etwas wie die Vertreibung aus dem Paradies nicht. In ihren Mythen erleiden sie nicht nur keine Vertreibung aus dem Paradies, sondern es wird ihnen ausdrücklich anvertraut, sie sind die Hüter und Bewahrer der Erde.

Wir sagen zwar oft, wir würden gern mehr im Einklang mit der Natur leben, aber tief in uns verwurzelte Mythen hintertreiben diese guten Absichten und Bemühungen. Dann sagen wir uns, dass wir als Einzelne ja doch nichts ausrichten können oder dass unsere Wirtschaft kollabieren würde, wenn wir den Ausstoß an Treibhausgasen entscheidend drosseln. Am Ende läuft es immer wieder auf Maßnahmen zur kurzfristigen Stabilisierung der Wirtschaft hinaus, und gegen den Klimawandel wird nicht viel unternommen. Derweil laufen wir weiterhin als Paradiesvertriebene herum, von der Natur ebenso wie von unserem göttlichen Selbst abgeschnitten.

Die jüdisch-christliche Tradition beschert uns noch ein paar weitere Mythen, nicht zuletzt den Glauben, das ewige Leben sei einigen Auserwählten vorbehalten und es hinge von Geistlichen ab, ob wir ein Visum für die Fahrt zum Himmel bekommen oder nicht. So etwas wäre für die indigenen Völker, bei denen ich gelernt habe, völlig undenkbar. Für sie ist der Himmel hier auf der Erde, niemand bleibt ausgeschlossen, und der Tod ist lediglich der Übergang von einem Zustand in einen anderen, gleichsam von unserer Existenz als »Teilchen« in eine andere, in der wir »Welle« sind. Im Buddhismus und anderen östlichen Philosophien sieht man das ähnlich: Bewusstsein ist unsterblich, und das Paradies besteht einfach im Erwachen hier und jetzt.

Aus schamanischer Sicht wird letztlich nicht nur der stoffliche Körper geheilt, sondern auch unser leuchtendes Energiefeld, der Lichtkörper, der uns über dieses Leben hinaus trägt. Das ist der Körper, der uns nach dem Ende dieses Lebens noch sehr lange begleiten wird und von dem im Westen so gut wie gar nicht die Rede ist.

Ein weiterer durchsetzungsstarker und belastender Mythos besagt, dass es das Böse als ein eigenständiges Prinzip gibt. Mich überzeugt die gegenteilige Anschauung weitaus mehr, nämlich dass wir in einem wohlwollenden Universum leben, das nichts unversucht lassen wird, um die Dinge in unserem Sinne zu regeln, sofern wir auf gutem Fuß mit ihm stehen und die »Hardware« unseres Gehirns die Erfahrung der Einheit wirklich tragen kann.

Diese alten Geschichten halten sich hartnäckig im »kollektiven Unbewussten«, wie der Schweizer Psychiater C. G. Jung es nannte, einer Art Archiv aller Ideen und Erinnerungen der Menschheit. Die kollektiven Mythen sind uns so selbstverständlich geworden, dass wir kaum einmal innehalten, um uns zu fragen, ob diese oder jene Geschichte nicht reichlich alt ist. Meist bedarf es globaler Krisen, bahnbrechender technischer Entwicklungen oder grundlegend neuer Entdeckungen, damit alte Mythen neuen weichen können. So wie die Erfindung der Druckerpresse unser Weltbild in den darauffolgenden Jahrhunderten veränderte, wird jetzt durch das Internet und die künstliche Intelligenz der Erzählfaden unserer Zeit neu gesponnen. Wir wissen noch nicht, welche neuen Mythen sich herausschälen werden, aber dass die alten Mythen sich überlebt haben, das wissen wir.

Mit der Suche nach neuen persönlichen Mythen heißen wir neue Kräfte in unserem Leben willkommen, die uns auf die Gestaltung einer zukunftsfähigen Welt einstimmen.

Archetypische Kräfte

In der heutigen Zeit ist es klar, dass wir Menschen einmütiger und kreativer zusammenarbeiten müssen – in einer Weise, die eher dem archetypisch Mütterlichen nachgesagt wird. Wenn wir im Einklang miteinander und mit Mutter Erde leben wollen, wird es Zeit, die männliche Mythologie der Eroberung, Herrschaft und hierarchischen Machtverteilung abzulösen. Aber auch als Einzelne müssen wir die selbstbezogene, auf Kampf und Macht fixierte Dominanzmentalität aufgeben.

Dazu genügt jedoch nicht das Versprechen, unsere Ernährung und Lebensweise zu ändern und besser mit uns selbst und anderen umzugehen. Es wird notwendig sein, dass wir uns aktiv auf archetypische Energien einlassen, die unseren Wertvorstellungen, aber auch unserem Handeln eine neue Ausrichtung geben können. Diese Archetypen prägen und leiten uns Menschen seit unvordenklichen Zeiten. Nach C.G. Jung sind sie Formen in der Psyche, die offenbar stets und überall präsent sind.[63] Die Archetypen, aus denen wir schöpfen müssen, sind sehr alt, sie sind in allen Zeiten die Leitbilder menschlicher Erfahrung gewesen. Sie sind in mündlich überlieferte Mythen, in Weisheitslehren und heilige Bücher eingebettet oder als Bestandteil religiöser und weltlicher Riten überliefert. Mythen und volkstümliche Erzählungen über die Auseinandersetzung des Menschen mit den archetypischen Kräften, die einst als Götter gedeutet wurden, existieren in jeder Kultur der Erde, seit es Sprache gibt.

Ich lege Ihnen nicht nahe, die alten Götter anzurufen und Hühner oder Ziegen als Opfergaben darzubringen, aber ich finde es wünschenswert, uns wieder auf die Naturkräfte einzulassen, für die die Archetypen stehen. Wenn wir uns nur mit Mythen befassen, die uns ärmer und schwächer machen und die sich in Bücher, Filme und Nachrichtensendungen eingeschlichen haben, wiederholen wir sie in unserem Leben, weil wir nichts dagegenhalten können. Dann lassen wir uns auf das Gerangel mit einem jüngeren Rivalen ein oder werden von Gaunern ausgenommen und bleiben bei Gewohnheiten, die uns körperlich und psychisch schaden und spirituell verarmen lassen. Wir nehmen nur noch das wahr, was uns erprobt und bewährt erscheint, und zum schöpferischen Austausch mit dem Leben sind wir dann nicht mehr in der Lage. In unserer Dauerkrise sehen wir nicht, dass der Rivale vielleicht unser Partner sein könnte und sich mit dem Gauner möglicherweise nett spielen ließe. Wir müssen jetzt anders mit den Archetypen und ihren Energien umgehen.

Mark, ein erfolgreicher Börsenmakler mit der Überzeugung, dass es nur eine begrenzte Anzahl von Kuchenstücken gibt und man schnell zugreifen muss, ehe ein anderer einem zuvorkommt, begleitete mich vor einiger Zeit bei einer Expedition in den Anden. Die Schamanen, bei denen wir waren, hielten ihm entgegen, er greife nach Stücken des falschen Kuchens. Sicher, dieser Kuchen werde ihm mehr Geld bringen, aber der wahre Kuchen, der sei anderswo und bestehe aus Weisheit und Großzügigkeit, und davon gebe es genügend Stücke für alle.

Das war für Mark wie eine Ohrfeige, er kam schnaubend zu mir und meinte, die Indios wollten ja nur sein Geld, sie wollten ihm Steine, Federn und Klamotten andrehen und sich an ihm bereichern. Er werde keinen Moment länger bleiben. Zum Glück befanden wir uns so hoch in den Bergen, dass man erst am nächsten Tag an den Abstieg denken konnte. Ich brachte Mark schonend bei, dass es eigentlich etwas anderes war, was ihn da kränkte, nämlich das uneingestandene Wissen, dass Geld und Ruhm sein Herz und seine Seele einfach nicht befriedigen konnten. Das räumte er widerstrebend ein. Ja, sein Begriff von Erfolg sei tatsächlich zermürbend, der ganze Stress und endlose Zeitaufwand untergrabe seine Gesundheit. Es war klar, dass er den Blick weiten musste, wollte er Frieden finden – und das war wohl auch der Grund für seine Teilnahme an der Expedition.

Wenn unsere persönliche Mythologie zeitgemäß sein soll, müssen wir die scheinbar so überzeugenden, in Wahrheit jedoch beengenden Glaubenssätze ablegen, die jeden von uns in seiner eigenen kleinen Hölle leben lassen. Mark glaubte, er müsse steinreich werden, um etwas für die Welt tun zu können, etwa mit Spenden an Wohltätigkeitsorganisationen. Da erschreckte ihn die Erkenntnis, dass er vielmehr an seinem Mythos von der Knappheit etwas ändern musste – an seinem Glauben, er besitze nicht genug, um schon jetzt etwas auszurichten. Nur so konnte er die Erfüllung finden, auf die er aus war. Wir können unseren persönlichen Mythos nur dann ändern, wenn wir mit den altbekannten Geschichten anders umgehen, um diese Energien klüger einsetzen zu können. Die Beziehung zu Ihrem inneren Krieger beispielsweise könnten Sie so abwandeln, dass Sie alle Urteile über sich und andere weglassen und Ihre Kampfkraft den wirklich wichtigen Auseinandersetzungen oder dem Sport vorbehalten.

So werden wir Krieger, die gegen ihre eigenen Dämonen antreten, anstatt sich Leute zu suchen, gegen die sie hetzen und die sie unterwerfen können. Wir können den heiligen Krieg gegen den Ungläubigen in uns selbst führen – oder uns das ganze Säbelrasseln sparen, um herauszufinden, was dieser innere Ungläubige uns eigentlich sagen will. Und genauso können wir mit dem schmollenden inneren Kind umgehen, das sich immer durchsetzen möchte, oder mit dem Prinzesschen, das alle Aufmerksamkeit und Bewunderung für sich haben will.

Übung: Einen neuen Mythos erzählen

Persönliche Mythen sind Programme, die tief im Unbewussten schlummern und in Träumen und Märchen erkennbar werden. Jeder ist der Held in seinen persönlichen Mythen, aber wenn es ein Mythos ist, der uns an Beschränkung und Ohnmacht fesselt, müssen wir neue Mythen finden, die uns beflügeln, um unsere Gesundheit und unser Wohlergehen zu sichern – und unseren Körper zu erneuern.

Wenn Sie eine neue Geschichte finden wollen, müssen Sie die alten Mythen und Erzählungen kennen, die sich jetzt als hinderlich erweisen. Schreiben Sie eine kleine Erzählung, höchstens eine Seite, über einen Mann oder eine Frau im tiefsten Burgverlies. Wie kam dieser Mensch hierher? Und welche Ängste und Glaubenssätze halten ihn oder sie hinter Schloss und Riegel?

Bleiben Sie noch eine Weile sitzen, damit sich eine neue Vision von Ihnen und Ihrem Leben entwickeln kann, und schreiben Sie die neue Geschichte, in der Sie frei sind, die Burg verlassen und ins Unbekannte aufbrechen, wo Gefahren und Chancen auf Sie warten und Sie Ihr Schicksal selbst gestalten. Benennen Sie die Stärken und Überzeugungen, auf denen Ihre neue Geschichte beruht.

Schritte zu einer neuen Mythologie

Im Folgenden werden wir uns vier Mythen ansehen, an denen abzulesen ist, welche Kraft mit einer neuen persönlichen Mythologie verbunden sein kann. Die Geschichten von Parzival, Psyche, Arjuna und Siddhartha verdeutlichen uns die Schritte des Weges, auf dem wir uns von überholten Glaubenssätzen lösen und unser Schicksal in eine andere Richtung lenken können. Alle vier Gestalten traten eine Heldenreise der Verwandlung an, aus der sie als gottähnliche Wesen hervorgingen.

Um uns diese Mythen zu erschließen und ihre Kraft für uns zu gewinnen, werden wir uns des Medizinrads bedienen. Wir können das Medizinrad als eine Art Lehrmethode der indigenen Völker Amerikas verstehen, aber letztlich finden wir es in allen erdverbundenen spirituellen Traditionen wieder.

Stonehenge in England und Machu Picchu in Peru, uralte heilige Stätten der Völker Britanniens und der Anden, sind vielleicht die bekanntesten Beispiele für heilige Orte, die im Land und den Zyklen der Natur verwurzelt sind. Kennzeichen beider Stätten sind gewaltige Steingebilde, die eine Ausrichtung auf den Jahreslauf der Sonne erkennen lassen: von der Frühjahrs-Tagundnachtgleiche über die Sommersonnenwende zur Herbst-Tagundnachtgleiche und schließlich zur Wintersonnenwende und wieder von vorn. Und beide lassen sich als große Medizinräder auffassen.

Das Medizinrad führt uns vor Augen, wie wir uns den Herausforderungen auf dem Weg der Transformation stellen können. Wir folgen dem Rad von Süden nach Westen, Norden und Osten und bereiten uns dabei nicht nur auf die Erneuerung des Körpers vor, sondern schaffen eine neue Mythologie, die uns darin unterstützt.

Wir beginnen im Süden mit dem Weg des Heilers und der Heilung unserer Wunden. Es folgt im Westen der Weg des Göttlich-Weiblichen, auf dem wir unsere Todesfurcht überwinden. Im Norden schließt sich der Weg des Wissenden an, und hier lernen wir, still zu sein wie die glatte Oberfläche eines Sees, der alles widerspiegelt und nichts verzerrt. Zuletzt kommen wir im Osten zum Weg des Sehers oder Visionärs, und hier üben wir, unsere Welt ins Dasein zu träumen.

Dieser Weg um das Medizinrad mit allem, wozu wir in jeder der vier Richtungen aufgerufen sind, ist die klassische Heldenreise. Hier sollen wir unser gewohntes und gewöhnliches Leben hinter uns lassen und ins Unbekannte aufbrechen, um unser Leben tiefer zu verwandeln, als wir es uns je hätten träumen lassen.

Auf diesem Weg ist jeder insofern ganz auf sich gestellt, als niemand uns die Arbeit abnehmen kann. Das bedeutet aber nicht, dass Sie das Medizinrad ganz allein abschreiten werden. Sie befinden sich hier immer in der Gesellschaft mutiger und weiser Männer und Frauen, die den Weg vor Ihnen gegangen sind. Das Universum ist stets bereit zu helfen, aber nur mit der nötigen Bescheidenheit werden wir wirklich etwas davon haben. Ohne Demut fallen wir allzu leicht in das Alte und Gewohnte zurück, in die lähmenden alten Ich-Geschichten. Das Ego würde gern das Medizinrad einmal schnell umrunden und dann gleich vollkommen erneuert sein, aber so funktioniert Transformation nicht. Sie müssen sich die Lektionen aller vier Richtungen wirklich erarbeiten.

ZEHN

Der Weg des Heilers

Die Vergangenheit abstreifen und die Mutterwunde heilen

Im Leben eines jeden Menschen kommt der Zeitpunkt, an dem er sich der Vergangenheit stellen muss. Für den Geträumten, der die Kraft allenfalls gestreift hat, geschieht das normalerweise auf dem Sterbebett, wenn er mit dem Schicksal um ein paar Augenblicke mehr feilscht.

Der Träumer dagegen, der Mensch der Kraft, taucht allein und am Feuer in diesen Augenblick ein, um die Gespenster seiner Vergangenheit zum Zeugnis aufzurufen wie vor Gericht. Das ist das Werk des Heilers, und hier beginnt das Medizinrad.

VILLOLDO/JENDRESEN: *DANCE OF THE FOUR WINDS*

Falls Sie sich fragen, weshalb ich Sie zu einer mythischen Reise der Erneuerung Ihres Lebens einlade: weil Ihr Körper und Ihre Gesundheit genauso von verinnerlichten Geschichten bestimmt sind wie von dem, was Sie essen und trinken. Und wir wissen ja, wie schwer man sich von Ernährungsgewohnheiten löst. Verinnerlichte Geschichten zu revidieren ist noch schwieriger, und die Psychologie hilft uns da offenbar nicht groß weiter. Nach hundert Jahren Psychotherapie haben wir (von einigen Ausnahmen wie der kognitiven Verhaltenstherapie abgesehen) nicht viel vorzuweisen. Zur Erneuerung des Körpers brauchen Sie eine neue Geschichte von Ihrer Heldenreise durchs Leben, damit Sie nicht länger von obsoleten Programmen und unbrauchbar gewordenen Glaubenssätzen gesteuert werden.

Auf der Südhalbkugel ist das Kreuz des Südens eine markante Erscheinung nicht nur am Himmel, sondern auch im Herzen der Menschen – ganz so, wie der Große Bär und der Polarstern die Bewohner der Nordhalbkugel berühren und leiten. Mit seinen vier Sternen gibt das Kreuz des Südens dem Sternengucker Orientierung und bildet auch symbolisch den Weg durch die vier Quadranten und Stadien des Medizinrads ab.

Der Süden gilt als die Domäne der Schlange, da die Milchstraße in der indigenen Kosmologie als Himmelsschlange gesehen wird. Der Schlangen-Archetypus steht in vielen Kulturen für Sexualität und Lebenskraft. In den östlichen Traditionen haben wir die »Kundalini« genannte Schlangenkraft, häufig dargestellt als die an der Basis der Wirbelsäule wie eine Schlange eingerollte Lebenskraft. Die Schlange steht auch für die Instinkte und ein prosaisches Denken: Alles ist einfach so, wie wir es sehen, keine Schattierungen, kein Schillern: »So ist es nun mal.« Gefühlsregungen spielen keine Rolle, wir handeln unsentimental wie die buchstäblich kaltblütige Schlange.

Manchmal ist es genau richtig, die Welt mit den Augen der Schlange zu sehen. In einer Gefahrensituation, in der wir in Panik geraten und kopflos handeln könnten, kann instinktives Verhalten lebensrettend sein. Wenn Sie auf einem Berggipfel vom Gewitter überrascht werden, sollten Sie nicht erstarren und sich auch nicht lange mit dem Entwerfen von Plänen aufhalten, sondern lieber dem Schlangeninstinkt nachgeben und die Beine in die Hand nehmen.

Die Schlange erinnert uns an unsere Verbundenheit mit der Erde, die uns trägt und erhält. Das Reich der Stofflichkeit aus Fleisch, Erde und Gestein weckt unsere Sinne, während wir wie die Schlange aus unserer alten Haut herauswachsen und sie zurücklassen. Der nächste Schritt besteht darin, alte und nicht mehr brauchbare Rollen und Identitäten abzulegen und darauf zu vertrauen, dass wir ohne sie auskommen können. Wenn wir dann ganz nah an den Empfindungen unseres Körpers bleiben, können wir instinktiv agieren, ohne uns lange mit Planungen aufzuhalten. Eine hochschwangere Frau grübelt nicht, ob sie ihr Kind nun zur Welt bringen soll oder nicht, sie vertraut sich der Weisheit ihres Körpers an und überlässt sich den Wehen.

Die Schlange treibt uns an, wenn es alte Identitäten abzulegen und drastische Veränderungen einzuleiten gilt. Wir dürfen aber nicht im Schlangenbewusstsein bleiben, sonst gleiten wir in ein achtloses Leben ab, in dem wir uns nur für unsere eigenen Belange interessieren und keine Rücksicht auf die Gefühle und Bedürfnisse anderer nehmen. Wir halten am Bekannten fest, an Identitäten und Rollen, die in der Vergangenheit einen Nutzen für uns hatten. Sehr oft handelt es sich da um Identitäten, die wir nicht unbedingt bewusst gewählt, sondern aufgrund von familiären und gesellschaftlichen Einflüssen übernommen haben. Die evolutionsgeschichtlich ältesten und primitivsten Anteile unseres Gehirns hängen sehr am Vertrauten, und wenn wir unter ihrem Einfluss stehen, scheuen wir Veränderungen, selbst wenn das Alte uns keinen Nutzen mehr bringt. Man heiratet, trauert aber zugleich dem ungebundenen Leben mit wechselnden Sexualpartnern nach. Jemand erholt sich von einer lebensbedrohlichen Krankheit, ist aber so verunsichert und verängstigt, dass er Patient bleibt.

Wie eine Schlange weniger gut sieht, während sie sich häutet, verengt sich unser Gesichtsfeld, wenn wir anstehende Veränderungen aufschieben. Dann sehen wir nicht Chancen, sondern Gefahren und experimentieren gar nicht erst mit neuen Lebensformen, die uns glücklicher machen und eine tiefere Selbsterfahrung ermöglichen könnten.

Robin war Ende dreißig, als sie mich aufsuchte, weil sie sich in einer persönlichen Krise befand. Sie hatte zwei halbwüchsige Söhne, und was ihr ganz besonders zusetzte, war der Umstand, dass sie für ihre Söhne offenbar nur noch Putz- und Waschfrau war. Sie besaß lediglich eine einzige Identität, nämlich Mama, und sosehr es sie kränkte, nur noch als Dienstmädchen gesehen zu werden – noch mehr erschreckte sie der

Gedanke, ihr Leben zu ändern und sich vielleicht einen Job zu suchen. Früher war sie in der Werbebranche tätig gewesen und hatte Zeitschriftenanzeigen für Damenkleidung gestaltet, doch auf diesem Gebiet hatte sich inzwischen viel getan, und mit Internetmarketing, Suchmaschinenoptimierung und virtuellen Verkaufsräumen kannte sie sich nicht aus.

Im Gespräch mit mir klagte Robin, ihr Leben daheim mache sie wütend und krank. Sie hatte fast 15 Kilogramm zugenommen, und jedes Mal, wenn sie ihre Söhne zurechtzuweisen versuchte, bekam sie Herzrasen und dann Kopfschmerzen. Morgens wachte sie derart benommen auf, dass sie erst nach etlichen Tassen Kaffee klar denken konnte. Sie wusste, dass sich etwas ändern musste. Für den Anfang, sagte ich, solle sie ihre Ernährung auf Gehirnnahrung umstellen, um den Hippocampus wieder funktionstüchtig zu machen. Das werde ihr den Bruch mit dem alten Denken ermöglichen, das sie weit über den angemessenen und sinnvollen Zeitraum hinaus an die Mutter- und Dienstmädchenrolle fesselte. Ich trug ihr außerdem auf, einen Monat lang alle glutenhaltigen Produkte und sämtliche Milchprodukte zu meiden, damit sich herausstellen konnte, ob hier Unverträglichkeiten vorlagen. Außerdem sollte sie keinen Zucker und kein Weißmehl zu sich nehmen.

In unserer nächsten Sitzung drei Wochen später zündete ich eine große Kerze an, die immer auf meinem Schreibtisch steht. Ich ließ Robin ihre unangenehmsten Rollen auf kleine Zettel schreiben, die sie dann zusammenrollte. Sie hauchte in jedes Röllchen ein Gebet und hielt sie schließlich nacheinander in die Kerzenflamme, so lange, bis die Finger heiß zu werden begannen. Die Reste ließ sie in eine mit Sand gefüllte Metallschale fallen. Mit diesem uralten Ritual, so erläuterte ich, könne sie sich bewusst von den überholten Rollen lösen, die zu ihrer alten Identität gehörten – sie konnte sie symbolisch einäschern.

Sie wusste gleich, was sie zuerst loswerden wollte, die Dienstmädchenrolle. »Damit bin ich wirklich durch!«, verkündete sie mit erhobener Stimme. Danach verbrannte sie die Rollen der Schnellköchin, der

Waschfrau, der Ehefrau und zuletzt die der Anzeigenfachkraft. Sie legte also auch die Rolle ab, die ihre frühere berufliche Laufbahn ihr zuwies. Danach war sie offen für eine neue Rolle, in der sowohl die Veränderungen in ihrem Gewerbe als auch ihre persönlichen Veränderungen Platz fanden. Sie wollte ihre Qualifikation neu und anders einsetzen, vielleicht in der Werbebranche, vielleicht aber auch auf einem anderen Gebiet.

Was die Neurowissenschaft inzwischen bestätigt hat, wissen die Schamanen schon lange: dass Rituale Veränderungen im Gehirn bewirken können. Kleine Rituale wie Robins Verbrennungszeremonie heben unser Bewusstsein aus seiner limbischen Kurzsichtigkeit auf die Ebene höherer Nervenschaltkreise. Als sie ihre alten Rollen dem Feuer übergeben hatte, entwich ihr ein tiefer Seufzer der Erleichterung. Ihr war aber auch klar, dass sie eine Rolle behalten wollte, die der Mutter. Sie sagte: »Ich werde mein Leben lang ihre Mama sein, aber nicht mehr ihr Dienstmädchen.« Hätte Robin ihre alten Rollen verbrannt, ohne vorher ihren Hippocampus wiederherzustellen, hätte es sich um kaum mehr als eine anrührende kleine Geste in bester Absicht gehandelt. Gute Vorsätze vergisst man nur zu schnell, oder der Wille, sie umzusetzen, erlahmt, und dann wird es sehr schwierig, eine Programmierung zu überwinden und das Verhalten zu ändern.

Nach dieser Sitzung ging Robin heim und ließ den männlichen Teil der Familie wissen, sie werde sich für einen Kurs im Bereich Onlinemarketing einschreiben. Wer etwas essen wolle, müsse sich selbst darum kümmern, wer saubere Wäsche haben wolle, müsse lernen, die Waschmaschine und den Trockner zu bedienen. Sie wich keinen Zentimeter von dieser Linie ab, und ihr Haus verwandelte sich für zwei Wochen in ein Katastrophengebiet – überall Wäscheberge und schmutziges Geschirr. Dann jedoch veranlassten Hunger und ein gewisses Hygienebedürfnis die Männer zum Umdenken.

Beim nächsten Mal erzählte Robin, ihr Blutzucker habe sich stabilisiert und sei jetzt wieder normal, sie habe 7 Kilogramm abgenommen und drücke mit Begeisterung wieder die Schulbank.

Auf dem Weg des Heilers müssen wir darauf vertrauen, dass wir, wie die Schlange bei der Häutung, von der Natur beschützt sein werden, wenn wir unsere alten Rollen und Identitäten ablegen und dann erst einmal nackt und ungeschützt sind. Als Älteste in ihrem Volkshochschulkurs fand Robin ihr Vorhaben durchaus beängstigend, und sie musste sich sehr zusammennehmen, um nicht ihrem Mann und den Jungen doch wieder aus der Patsche zu helfen. Aber sie hatte ihren Hippocampus in Ordnung gebracht, und das erlaubte ihr, sich neue Kompetenzen anzueignen, die ihr erlauben würden, im Marketing Fuß zu fassen. Die Alternative wäre gewesen, weiterhin als »Haushälterin« ihr Leben zu fristen.

Parzival und die Heilung des Männlichen

Die Erzählung von Parzival, einem Ritter der Artusrunde, umschreibt die archetypische Suche eines Mannes nach Ganzheit und Heilung, deren Ziel die Loslösung von alten Identitäten als Voraussetzung für die weitere Entwicklung ist. Hier geht es für die Schlange um die Heilung des verwundeten Männlichen, um eine aufgeklärte Männlichkeit, die auch ihre Weiblichkeit integriert, es geht um Qualitäten wie Schönheit, Gefühlsreichtum und Liebe, die in vielen Männern noch schlummern und von Müttern, Geliebten und Ehefrauen geweckt werden müssen.

Im Zentrum der Parzival-Sage steht der Heilige Gral. Der Gral ist der Inbegriff des heiligen Weiblichen, und Parzival macht sich auf die Suche nach ihm.

Parzival, in der Sage als junger unwissender Tölpel dargestellt, war noch sehr klein, als sein Vater starb. Seine Mutter zog ihn in den Wäldern von Wales auf, fernab der kriegerischen Männerwelt. Als Jüngling sah er einmal einen Zug Ritter durch den Wald reiten, deren glänzende Rüstungen und wehende Banner ihn sofort faszinierten. In ihm regte sich der Wunsch, ein Mann zu sein und sich zu beweisen, und er beschloss, sich diesen Rittern auf ihrer Suche nach dem Gral anzuschließen.

Parzivals Mutter war außer sich bei dem Gedanken, ihren Sohn zu verlieren. Sie hätte ihn so gern für immer bei sich gehabt. Als Ritter, das wusste sie, stand ihm ein Leben der Kämpfe und Schlachten in fernen Ländern bevor. »Wenn du gehen musst«, sagte sie, »versprich mir, dass du keusch bleiben und keine Fragen stellen wirst und dass du immer dieses Hemd tragen wirst. Ich habe es für dich angefertigt, und es soll dich an deine Mutter und ihre unbeirrbare Liebe erinnern.« Als guter Sohn ließ sich Parzival auf diese Bedingungen ein. In jungen Jahren machen wir uns die Anweisungen unserer Eltern und der Gesellschaft zu eigen und ahnen noch nicht, wie beengend solche Vorschriften und Rollenzuweisungen mit der Zeit werden.

Parzival folgt also den Spuren der Ritter. Er lässt den Wald hinter sich und begegnet bald darauf einem Mädchen, das stellvertretend für die reine weibliche Energie in allen Menschen steht. Parzival müsste sich dem inneren Weiblichen zuwenden, um ein ganzer Mann zu werden, aber die Worte der Mutter werden laut in ihm und erinnern ihn an sein Keuschheitsgelübde. So entscheidet er sich gegen das Mädchen und für das Leben des Kriegers. Bis heute ist es so, dass unsere jungen Männer ihre Initiation eher im Krieg als in der Liebe erhalten.

An König Artus' Hof wird Parzival von niemandem ernst genommen, und als er zu erkennen gibt, dass er ein Ritter werden möchte, sagt Artus lächelnd: »Wenn du den Roten Ritter besiegst, sind Pferd und Rüstung dein.« Parzival zögert nicht lange, den Roten Ritter herauszufordern, und zu jedermanns Überraschung besiegt und tötet er ihn, wobei ihm allerdings der Zufall zu Hilfe kommt. Das weckt den Krieger in ihm, doch trotz der stolzgeschwellten Brust fehlt seiner Männlichkeit noch etwas. Unter seiner Rüstung trägt er immer noch das Hemd der Mutter.

Er macht sich wieder auf den Weg und gelangt zu einer Burg, in der sich, streng bewacht, der Heilige Gral befindet. Der Burgherr leidet an einer schweren Erkrankung oder Verletzung seiner Lenden – durch

Missbrauch seiner Manneskraft, wie es in einigen Fassungen heißt –, und das kennzeichnet ihn als einen Mann von verwundeter Männlichkeit. Weil der Burgherr keine Nachkommen zeugen kann, verödet das Land, und die Untertanen sind unzufrieden. Dies beschreibt die Verfassung des modernen Mannes, der nicht vom Gral berührt, nicht durch Liebe initiiert wurde. Er arbeitet schwer, damit es seiner Familie gut geht, aber er erreicht dieses Ziel nicht und fühlt sich weder geschätzt noch geliebt.

Der Burgherr schenkt Parzival das Gralsschwert. Das Schwert repräsentiert das männliche Prinzip, und seine Aufgabe ist es, den Heiligen Gral zu schützen, die weibliche Kraft. Schließlich findet ein großes Festmahl statt, an dessen Ende der Heilige Gral präsentiert wird. Alle verfolgen die Szene mit großer Spannung, denn der Legende nach muss ein unschuldiger junger Mann die entscheidende Frage stellen: »Wem dient der Gral?« Diese Frage setzt die Kräfte des Grals frei, das Elixier, das alle Wunden heilt. Doch ach, als der Kelch Parzival gereicht wird, erkennt er ihn nicht als den Gral, und da er der Mutter versprochen hat, keine Fragen zu stellen, gibt er ihn einfach weiter.

Als er am nächsten Tag aufwacht, findet er die Burg verlassen, während sein Pferd gesattelt bereitsteht. Kaum hat er die Zugbrücke überquert, verschwindet die Gralsburg hinter ihm im Nebel. Auf seinen weiteren Wegen rettet er bedrängte Jungfrauen und befreit belagerte Burgen, vollbringt die üblichen Heldentaten und bewährt sich als Ritter. Als er an König Artus' Hof zurückkehrt, heißen ihn die Ritter der Tafelrunde willkommen. Gemeinsam feiern sie seine Triumphe, bis eine alte Frau ihre Stimme erhebt. Sie wirft Parzival vor, die Gralsfrage nicht gestellt zu haben. Dadurch sei die Gelegenheit versäumt worden, die Heilkräfte des Grals zum Wohl der ganzen Menschheit zu befreien. Derart bloßgestellt und lächerlich gemacht begibt sich Parzival erneut auf die Suche nach der Gralsburg, um seinen Fehler wiedergutzumachen. Jahr für Jahr zieht er umher, aber erfolglos – wie so viele Männer, die keine tiefe und dauerhafte Liebe finden, keine Erfüllung.

Viele Jahre später begegnet Parzival an einem Karfreitag einer Gruppe von Bußpilgern, die sich darüber entsetzen, dass er an diesem heiligen Tag Rüstung und Waffen trägt. Er legt die Rüstung ab, und im gleichen Augenblick weiß er den Weg zur Gralsburg. Dort wird er – zumindest hoffen wir das, denn die Geschichte erzählt es nicht mehr – die erlösende Frage stellen, die den Bann der verwundeten Männlichkeit bricht. Parzival wird ganz und heil, nachdem er am Quell der reinen weiblichen Kraft getrunken hat. Erst wenn ein Mann seine Rüstung ablegt, sein Krieger-Ich, kann er aus dem Gral trinken und vom Göttlich-Weiblichen geheilt werden.

Wir alle sind auf der Suche nach dem Heiligen Gral, Frauen und Männer. Sein Elixier lindert den Wundschmerz, den uns eine von Gewalt geprägte Geschichte zugefügt hat, es besänftigt die schmerzhaften Folgen von all dem, was die Diktate unserer Eltern und der Gesellschaft angerichtet haben. Viele tragen auch heute noch Rüstung, sei es der Businessanzug oder das toughe Auftreten, und ziehen jeden Morgen in den Kampf, um belagerte Burgen zu befreien, aber sehr befriedigend ist das nicht, und die Dankbarkeit hält sich auch in Grenzen.

Solange sich Parzival nicht von seiner Vergangenheit und der Ritter-Identität löste, konnte er sich nicht zu dem Mann entwickeln, als der er angelegt war. Er konnte sein Versprechen, den Gral zu finden, nicht einlösen, und so ging es den Menschen des Landes schlecht. Ob Mann oder Frau – wenn wir schließlich nicht mehr versuchen, so zu sein, wie wir sein zu müssen glauben, wenn wir die Angst vor Missbilligung und Ablehnung überwinden, fallen uns auf einmal die Möglichkeiten auf, die sich bieten. Wir fragen freiheraus, wir gehen Risiken ein. Aber vorher müssen wir die Rüstung ablegen und Mutters Hemd gleich mit.

So beängstigend und schwierig es uns erscheinen mag, die alten Geschichten und Kämpfe hinter uns zu lassen, das Schwert und den emotionalen Panzer abzulegen, so entscheidend wichtig ist dieser Schritt für unsere Wandlung. Ohne diesen Schritt erkennen wir den Gral nicht und können seine Heilkraft nicht befreien.

Vielleicht merken wir nicht einmal, wie wir an der Rolle des missverstandenen und nicht ausreichend gewürdigten Kriegers festhalten und weiterhin unseren Eltern vorwerfen, dass wir nicht die richtigen Chancen bekamen, um etwas aus uns zu machen. Wenn wir diese Opferhaltung loswerden möchten, werden wir uns klarmachen müssen, dass unsere Eltern auch schon den Parzival-Mythos gelebt haben und deren Eltern ebenfalls und immer so weiter. Auf dem Weg des Heilers durchbrechen wir die Ketten der Schuldzuweisungen und schlüpfen in eine neue Rolle. Wir schreiben eine neue Geschichte, die nicht nur uns selbst befreit, sondern auch künftige Generationen.

Unser Leben lang tun wir es der Schlange nach und legen immer wieder Identitäten ab, die zu eng geworden sind. Irgendwann wird sich zeigen, dass Rollen einfach Anzüge sind, die wir in den Schrank hängen, die wir tragen oder ausziehen können, wie es die Umstände erfordern.

Wenn Sie in das Werk des Südens und Ihre persönliche Gralssuche eingestiegen sind, können Sie der oder die Träumende sein, wo Sie bisher Geträumte waren, Sie können heilen, anstatt auf der Empfängerseite des Heilens zu stehen, und Ihr Leben widerfährt Ihnen nicht mehr, sondern Sie erschaffen es.

Im nächsten Kapitel blicken wir in eine neue Richtung des Medizinrads: nach Westen. Hier beginnt der Weg des Jaguars.

Übung: Alte Rollen und Identitäten verbrennen

Die kleine Feuerzeremonie hilft unserem Gehirn, neue Schaltkreise anzulegen, und sie erleichtert uns das Ablegen alter Rollen und Identitäten, damit wir uns von der Vergangenheit lösen und vorwärtsgehen können. Es ist wichtig, dass Sie sich dem Geschehen mit bewusster Intention zuwenden, sonst hat die Zeremonie nicht annähernd so viel Tiefe und Bedeutung und auch nicht die transformierende Kraft.

Traditionell findet die Zeremonie in einer Gruppe am Lagerfeuer statt, aber sie wirkt auch, wenn Sie ganz allein und im Haus sind. Sie brauchen eine dicke Kerze, die mindestens 10 Zentimeter hoch sein soll, Streichhölzer und eine feuerfeste Schale (in der auch ein Sandbett sein kann, wenn Sie möchten).

Zünden Sie die Kerze an. Nehmen Sie einen Holzzahnstocher in die Hand und denken Sie an eine Rolle oder Identität, die Sie nicht mehr brauchen oder die Ihnen hinderlich geworden ist. Hauchen Sie die Energie dieser nicht mehr zeitgemäßen Rolle oder Identität dem Zahnstocher ein, und jetzt halten Sie ihn in die Flamme, bis er Feuer fängt. Halten Sie ihn so lange, bis die Finger heiß werden, dann lassen Sie ihn in die Schale fallen. Verfahren Sie so mit weiteren Zahnstochern, denen Sie alte Rollen und Identitäten einhauchen, um sie in Flammen aufgehen zu lassen – so lange, bis Sie alles los sind, was Ihnen im Moment einfällt.

Ich habe bei meiner ersten Zeremonie dieser Art mit der Rolle des *Vaters* angefangen. Beim Anzünden des Holzstäbchens habe ich meinem Vater für seine Liebe und alles von ihm Gelernte gedankt, so unvollkommen es auch sein mochte. Ich weiß, dass er sein Bestes gegeben hat. Dann folgte meine Rolle als *Sohn.* Mit einem Gebet bedankte ich mich bei meinen Kindern dafür, dass ich lernen konnte, Sohn und Vater zu sein. Weitere Rollen, die ich dem Feuer übergab, waren *Ehemann, Geliebter, Heiler, Opfer* und immer so weiter, bis ich an die zweihundert Rollen und Identitäten verbrannt hatte.

ELF

Die Reise zum Göttlich-Weiblichen

Der Todesfurcht standhalten und der Göttin begegnen

Am folgenden Tage, als Maria am Brunnen stand, um ihr Krüglein zu füllen, erschien ihr ein Engel des Herrn und sagte: »Glückselig bist du, Maria, weil du in deinem Schoß dem Herrn eine Wohnung bereitet hast. Siehe, das Licht vom Himmel wird in dir wohnen, und durch dich wird es in die gesamte Welt zurückleuchten.«

Pseudo-Matthäusevangelium 9, 1

Die göttliche Mutter, Symbol des Weiblichen, findet sich in allen Kulturen – als die Madonna, als Kali oder Guanyin, sogar als die Weisheit selbst, die Mutter aller Buddhas. Wir suchen die göttliche Mutter in ihrer eigenen Domäne auf, in jener dichten und dunklen Innenwelt, in die wir gelangen, wenn wir uns unserer Todesfurcht stellen müssen. Dieser Reise ist im Medizinrad der Westen zugeordnet, die Richtung des Jaguars und der untergehenden Sonne.

Treffen wir auf das Göttlich-Weibliche in der Außenwelt, sind wir hingerissen. Ein Mann sieht die Göttin in der Frau, in die er sich verliebt – bis sie ihm sein Leben zu sehr durcheinanderbringt. Wenn Frauen der Göttin begegnen, erheben sie sie häufig zum Idol oder beneiden sie, statt zu erkennen, dass diese Schönheit und Kraft auch in ihnen selbst steckt.

Der griechische Mythos erzählt von einer Begegnung des Jägers Aktaion mit Artemis, der Göttin der Jagd, des Waldes und des Mondes.

Hier wird deutlich, was geschehen kann, wenn wir unverhofft dem Göttlich-Weiblichen begegnen. Bei einer gemeinsamen Jagd mit Freunden sieht sich Aktaion allein, nur in Begleitung seiner Hunde, in der Gegend um, während die anderen rasten. Er gelangt in einen Teil des Waldes, den er noch nie gesehen hat, und erkundet ein dicht mit Pinien und Zypressen bewachsenes Tal. Er folgt einem kristallklaren Bach bis zu einer Stelle, an welcher der Bach sich zu einem Becken weitet. Dort trifft er – ebenso überrascht wie entzückt – Artemis und ihre Nymphen nackt beim Baden an. Die Nymphen versuchen noch, sich vor Artemis zu stellen, damit die Göttin den lüsternen Blicken des jungen Sterblichen entzogen ist, doch diese überragt sie und bleibt in ihrer ganzen stolzen Weiblichkeit aufrecht stehen. Sie spritzt dem Jäger Wasser ins Gesicht und sagt: »Jetzt kannst du sagen, du habest Artemis nackt gesehen.«

Sofort entsprießt Aktaions Kopf ein Geweih, der Hals wird länger und kräftiger, die Arme formen sich zu Beinen, die Hände zu Hufen. Mit einem Satz springt er davon und kann nur staunen über seine Schnelligkeit, aber als er sich an einem Tümpel ausruhen und trinken will, sieht er sein Spiegelbild im Wasser – er hat sich in einen Hirsch verwandelt. Gleich darauf hört er seine eigenen Hunde, die seiner Fährte folgen. Erschrocken flieht er, aber die Hunde haben ihn bald erreicht und fallen ihn an. Er will ihre Namen rufen, doch es kommen nur sehr seltsame hohle Laute aus seinem Mund. Die Hunde reißen und zerfleischen ihn, bis er verblutet.

Durch die Verwandlung in einen Hirsch, Symbol der Virilität und Kraft, wird Aktaion zu einem Inbegriff aller Männerfantasien, zum unersättlichen »Zuchthengst«, zum gehörnten Gottmenschen. Auch in steinzeitlichen Kunstwerken finden wir die Medizinmänner als gehörnte Wesen dargestellt, beispielsweise den berühmten »tanzenden Schamanen« in der Drei-Brüder-Höhle (Grotte des Trois-Frères) im südfranzösischen Département Ariège. Die Göttin dagegen ist die Wunscherfüllerin, die auch unsere tiefsten, unbewussten Wünsche erfüllt – und die können Elemente enthalten, die unseren Untergang einleiten, wenn wir nicht aufpassen.

Begegnung mit dem Jaguar

Die Sonne versinkt hinter dem Horizont, und mit der einsetzenden Dunkelheit bricht das vielfältige Stimmengewirr des Dschungels los. Lautlos streicht eine geschmeidige Großkatze durch das Halbdunkel. Der Jaguar ist ein Symbol für das Göttlich-Weibliche. Einem Jaguar im Vollbesitz seiner Kräfte kann im Regenwald kein anderes Tier gefährlich werden, er lebt furchtlos und schlägt im Dschungel nur gerade so viel Beute, wie er zum Überleben braucht. Er tötet nicht aus Gier, zum Zeitvertreib oder um für mögliche Nahrungsknappheit vorzusorgen. Er verbiegt sich auch nicht, um mehr zu schaffen, mehr zu leisten, mehr zu sein. Ein Jaguar muss sich nicht beweisen. Er jagt, streift umher und schläft, wie es ihm gerade zumute ist – er führt ein ausgeglichenes, geruhsames Leben.

Für die indigenen Völker im Südwesten der Vereinigten Staaten, in den Wäldern Mexikos und des Andenhochlands ist der Jaguar das Sinnbild für die transformierende Kraft der One Spirit Medizin – ganz so, wie der Äskulapstab im Westen das Sinnbild des Heilens ist. Die Olmeken, die als Träger der ältesten Kultur Amerikas gelten und an der Golfküste Mexikos lebten, waren so fasziniert vom Jaguar, dass sie ihm in ihrer Kunst breiten Raum gaben. Viele ihrer Skulpturen zeigen Wesen, die halb Mensch und halb Jaguar sind.

Für die Maya ist der Jaguar das Symbol des Todes – und für die Bejahung des Todes als einer Seite des Lebenszyklus. Vor den spanischen Eroberungszügen wurden die Maya-Priester *balam* genannt, in der Maya-Sprache das Wort für »Jaguar«. Es besagt, dass die Priester durch alle Bereiche und über den Tod hinaus gewandert waren. Sie hatten die symbolische Reise in die Unterwelt gemacht und ihre Todesfurcht überwunden, um schließlich mit dem Elixier der Unsterblichkeit zurückzukehren. Auf unserem Weg zum Göttlich-Weiblichen leitet uns die Weisheit des Jaguars, wir lösen uns von der Angst vor dem Unbekannten und vertrauen darauf, dass nur das in uns stirbt, was im Interesse alles Lebendigen erneuert werden muss. Der Kreislauf von Leben und Tod sorgt dafür, dass immer wieder Harmonie hergestellt wird, und allen Lebensformen geht es gut, solange die »Bilanz« der Natur ausgeglichen bleibt.

Für uns verbindet sich mit dem Weg des Jaguars die Sicherheit, dass wir unabhängig von möglichen Gefahren um uns herum geborgen sind. Auf diesem Weg entdecken wir unsere Furchtlosigkeit und stellen fest, dass uns das Leben mit allem versorgt, was wir für Gesundheit und inneren Frieden benötigen. Der Jaguar lässt uns mit Zuversicht und sicherem Schritt hinausziehen und das Unbekannte erkunden – immer in der Gewissheit, dass wir unsere wahren Ziele ansteuern und dabei unserer Bestimmung treu sind. Jaguarmedizin schenkt uns Augenmaß und gesunden Menschenverstand in einer aus den Fugen geratenen Welt. Der Jaguar gibt uns zurück, was wir an Kraft und Zuversicht benötigen – und an Gesundheit.

Wer sich von Jaguarmedizin leiten lässt und darin weit genug geht, findet am Ende ins Reich der Göttin und wird ihrer Weisheit unmittelbar teilhaftig. Sie haben das vielleicht während der Genesung von einer Krankheit oder in der Phase der Erholung von einem Unfall schon selbst erlebt – diese tiefe Dankbarkeit, wenn man sich wieder gesund fühlt oder wieder gehen kann. Und sollten Sie je erlebt haben, dass jemand so etwas wie »Mein Krebs hat mir das Leben gerettet« sagt, dann wissen Sie, was ich meine. Dieser Mensch hat nicht nur seine Gesundheit zurückbekommen, sondern sein Leben hat eine neue Richtung genommen, in der er Sinn und Weisheit findet.

Wenn wir diesen Teil des Medizinrads ganz abschreiten, der Göttin begegnen und uns der Todesfurcht stellen, werden wir findig und geschmeidig wie der Jaguar. In unser Leben werden Wohlbefinden und Ausgeglichenheit einkehren. Wir können uns jetzt sogar Hoffnungen machen, dass wir wie die alten Weisheitshüter der Maya den Tod besiegen und unsere unsterbliche Natur entdecken werden.

Um zu verstehen, was das bedeutet, müssen wir uns dem Denken der Ureinwohner Amerikas annähern. Sie glaubten wie viele andere Völker an ein essenzielles Ich, das den Tod des Körpers überdauert. Im Unterschied zu unserem religiösen Denken, in dem das ewige Leben der Seele vorausgesetzt wird, glaubten die Schamanen der alten Zeit, dass Unsterblichkeit lediglich in uns angelegt ist. Es liegt an uns, diese Anlage zu entwickeln, damit unser Bewusstsein den Tod überdauert. Deshalb müssen wir uns ein Leben lang der spirituellen Praxis widmen, um schließlich »lebendig aus dem Leben scheiden« zu können, wie es die Schamanen des Amazonasgebiets ausdrücken. Die Maya sprachen von der »Erweckung des Jaguarkörpers«, und die Experten auf diesem Gebiet waren die *balam*, die »Kartografen« des Jenseits, die die Wege im Reich des Todes so präzise angeben konnten, wie sie in unseren heutigen Karten des physischen Geländes verzeichnet sind. Im tibetischen Buddhismus ist der Lichtkörper die Entsprechung des Jaguarkörpers. Die Umrundung des Medizinrads dient auch dem Zweck, die in uns liegenden Samen der Unsterblichkeit keimen zu lassen.

Sie werden vielleicht fragen, was das mit dem Nachwachsen eines neuen Körpers zu tun hat.

Eine ganze Menge, und zwar deshalb, weil die alte Jaguarmedizin *das* Mittel gegen Angst ist – und Angst, insbesondere vor dem Tod, steht hinter so gut wie allen Übeln. Um uns zu heilen und dann gesund zu bleiben, müssen wir furchtlos werden.

Um den eigenen Tod wissen

Erinnern Sie sich noch daran, als Ihnen zum ersten Mal bewusst wurde, dass Sie sterben werden? Als Jugendliche fühlen wir uns gegen den Tod gefeit. Andere mögen sterben, aber wir doch nicht! Da kann es vorkommen, dass wir nach überreichlichem Biergenuss mit einem Auto voller Freunde schneidig in die Kurven gehen und einfach nicht wahrhaben wollen, dass die Gesetze der Physik auch für uns gelten. Aber irgendwann verlieren wir einen geliebten Menschen, haben einen Unfall oder sehen unsere Gesundheit bedroht – und dann wird uns vielleicht klar, dass der Tod schon immer neben uns ging.

Eigentlich gibt es hier *zwei* große Erweckungsmomente. Der erste besteht in der Erkenntnis unserer Vergänglichkeit, wenn uns bewusst wird, dass unsere Zeit auf der Erde irgendwann abläuft. Wenn wir uns das zu Herzen nehmen, wissen wir von da an um die Kostbarkeit jedes Augenblicks, und unser Leben ist ein anderes geworden.

Zum zweiten großen Erwachen kommt es, wenn wir uns über die Todesfurcht erheben und erkennen, dass unser wahres Wesen eigentlich außerzeitlich ist – ihm droht kein Tod. Es genügt jedoch nicht, unsere Unsterblichkeit nur intellektuell zu verstehen, sondern wir müssen uns dessen bis in die Zellen hinein bewusst sein. Viele frühe Gesellschaften kennen Initiationsriten zur Ausbildung dieses Bewusstseins, eine symbolische Begegnung mit dem Tod, in der ein Initiand den ungebrochenen Fortbestand des Lebens über das körperliche Dasein hinaus erleben kann.

Ob Sie es nun bewusst auf ein symbolisches Todeserlebnis im Rahmen eines Initiationsritus anlegen oder bei einem Unfall beziehungsweise einer schweren Krankheit gerade noch einmal mit dem Leben davonkommen, jedenfalls wirkt die Auseinandersetzung mit der Todesfurcht ungemein befreiend. Anschließend werden Sie Ihre kreativen Fähigkeiten besser einsetzen können, um im normalen Wahnsinn des Alltags Ihre Ruhe zu bewahren. Das Stimmengewirr des Dschungels verwandelt sich in Musik. Eine Tragödie wird zum Fundament einer neuen, befriedigenderen Lebensform. Sie sehen Ihre eigene Zukunft und die des Gemeinwesens verheißungsvoller. Mit der Erkenntnis, dass Sie und alle anderen Lebewesen für immer miteinander zu tun haben, verbindet sich ein Aufruf, nämlich der Erde und allen ihren Bewohnern zu dienen.

Nachdem Sie den Weg des Jaguars eingeschlagen haben, werden Sie sich Geschichten einer neuen Art zu erzählen haben. Geschichten, die Sie beflügeln, weil es darin nicht mehr nur um die Befriedigung unmittelbarer Bedürfnisse geht. Lassen Sie sich aber gesagt sein, dass Sie die Todesfurcht nicht einfach überspringen können, um rascher ans Ziel zu kommen. Die Initiation wird unvollständig bleiben, wenn Sie es allzu eilig haben, die Gefahrenzone hinter sich zu lassen. Dann ist die kurze Begegnung mit dem Tod nichts weiter als eine nette kleine Unterbrechung und keine Einladung, die Unsterblichkeit Ihres wahren Wesens zu erfahren. Sie werden höchstwahrscheinlich in alte Verhaltensweisen zurückfallen, die auf Angst gründen, und die Probleme, die Sie hinter sich zu lassen gedachten, sind wieder da. Wird die Herausforderung des Jaguars nicht ganz angenommen, wächst uns das Leben wieder über den Kopf, und dann bleibt keine Zeit für die wirklich wichtigen Dinge.

Wenn wir die Angst in den Griff bekommen wollen, müssen wir uns auf ihre natürliche Funktion als Frühwarnsystem besinnen und dürfen sie nicht als unsere gewohnte Verfassung akzeptieren. Angst macht uns auf mögliche Gefahren in unserer Umgebung aufmerksam, sodass wir angemessen darauf reagieren können. Setzt sich die Angst jedoch im Nervensystem fest, das sie eigentlich nur weiterleiten soll, wird man uns schließlich als »angstbesetzt« bezeichnen müssen. Auf der HPA-Achse herrscht dichter Verkehr, und das Leben gleitet auf allen Ebenen ins Chaos ab. Die Todesuhr in jeder Zelle kann dann nicht mehr als zuverlässiger Zeitgeber dienen. Das Gehirn ist voller Stresshormone, und die Erneuerung des Körpers stockt, weil wir keinen Zugriff auf die höheren Nervenschaltkreise des Gehirns haben.

Biologisch gesehen bestimmen Ausgewogenheit und Komplexität im Körper über unsere Gesundheit. Die Natur tendiert zum Komplexen. Ein Mensch entwickelt sich vom »Einzeller« zu einem hochkomplexen Wesen mit unzähligen spezialisierten Zellarten. Das Ganze braucht aber auch noch inneren Zusammenhang und harmonisches Zusammenwirken, erst daraus entsteht Gesundheit. Hundert Leute mit hundert Instrumenten sind noch kein Orchester. Erst wenn sie ihr Spiel aufeinander abstimmen, entsteht Musik.

Kurz gesagt sind Sie umso gesünder, je komplexer und besser aufeinander abgestimmt die Systeme Ihres Körpers sind. Ein Maß für die Gesundheit des Ganzen haben wir beispielsweise in der natürlichen Schwankungsbreite der Pulsfrequenz. Je leichter diese Frequenz bei Ihnen schwankt, desto gesünder ist Ihr Herz, und je glatter die Systeme Ihres Körpers zusammenwirken, desto größer sind Ihre Widerstandskraft und Gesundheit.

Wir erkennen dieses Zusammenspiel von Komplexität und harmonischem Zusammenwirken sogar auf der Ebene der Zellgesundheit. Geordnet funktionierende Zellen sorgen für Gesundheit, während entgleiste Zellen in einen primitiven Zustand zurückfallen und anfangen, Tumoren zu bilden. Solche chaotisch entartete Zellen entziehen dem Körper Nährstoffe, und anders als gesunde Zellen weigern sie sich zu sterben. Sie widersetzen sich den Anweisungen der Mitochondrien (die die »Todesuhr« überwachen), zum richtigen Zeitpunkt zugrunde zu gehen, damit junge und vitale Zellen ihren Platz einnehmen können. Wenn eine Zelle ihre Komplexität einbüßt, kann sie sich nicht mehr von gesunden Fetten, sondern nur noch von Zucker ernähren – deshalb ist es bei Krebs und anderen Krankheiten so wichtig, auf Zucker und leicht verwertbare Kohlenhydrate zu verzichten.[64]

Wenn sich Krebszellen vermehren, richten sie verheerende Schäden an und töten am Ende ihren Wirt. Und was da auf der Zellebene geschieht, spielt sich auch in unserem Dasein ab, wenn wir nicht akzeptieren, dass alles im Leben ein Ende hat. Dann beherrscht uns die Todesangst und saugt uns schließlich alle Lebenskraft ab.

Ende, Übergang und Neubeginn

Wir müssen uns erlauben, Angst vor den Umbrüchen zu haben, die der Tod des Alten einleitet. Die Todesfurcht – gleich, ob es sich um den Tod des Körpers, einer Denkweise, einer Beziehung, einer Lebenssituation oder eines Traums handelt – muss ganz und bewusst erlebt und dann überwunden werden, damit es zu neuem, gesundem Wachstum kommen kann.

Annie war mit ihren zwölf Jahren die jüngste Krebspatientin, die ich je gehabt hatte. Ihre Eltern hatten sie in der Hoffnung zu mir gebracht, dass die One Spirit Medizin ihren bösartigen Hirntumor stoppen könne. Alle nur erdenklichen medizinischen Maßnahmen waren bereits ergriffen worden, aber ohne Erfolg, und jetzt versprachen sie sich von mir die Hilfe, die sie nirgendwo hatten finden können. Durch die Chemotherapie hatte Annie alle Haare verloren und sah auf dem großen Ledersessel in meiner Praxis wie ein lächelnder kleiner Buddha aus.

Ich erklärte ihren Eltern den Unterschied zwischen Behandlung und Heilung. Eine Behandlung oder Kur kann vielleicht Symptome beseitigen, während Heilung sehr viel tiefer ansetzen und sich mit den Ursachen der Krankheit befassen muss. Symptomfreiheit kann das Ergebnis einer medizinischen Intervention sein, aber Heilung steht erst am Ende einer Reise, auf der das Leben in allen seinen Aspekten grundlegend transformiert werden muss. Solche Heilung schließt nicht aus, dass man doch stirbt, aber man geht dann mit seinem geheilten Ich in das nächste Leben.

Ich bat die Eltern, im Wartezimmer Platz zu nehmen, damit ich mit Annie allein sein konnte. Wir hatten kaum ein paar Sätze gewechselt, um uns ein wenig kennenzulernen, als Annie ganz direkt zu mir sagte: »Ich hab keine Angst.« Sie erzählte von Engeln, die jede Nacht im Traum und manchmal auch am Tag zu ihr kamen. Ihre Eltern dagegen seien wie von Sinnen vor Angst um sie. »Ich kann ihnen nicht von den Engeln erzählen«, sagte sie. Aber mir traute sie zu, dass ich es verstehen würde; und so war es auch. Ich spürte, dass sich die Schleier zwischen den Welten bereits für sie hoben und ihr Geist sich auf die große Heimreise vorbereitete. Verständlicherweise versuchten ihre Eltern alles, was ihnen möglich war, um ihr zu helfen, und so hatten sie ihre Tochter zu einer Reihe von Spezialisten und schließlich als Ultima Ratio zu mir gebracht.

Ich praktiziere lange genug, um zu wissen, dass der Tod zum Leben gehört. Ich habe auch tiefe Heilungen erlebt, die darauf hinausliefen, dass meine Klienten bewusst und in Frieden starben. Ich nahm also bei Annie eine Illumination vor, um ihr leuchtendes Energiefeld von Krankheitsabdrücken zu säubern und in der Folge ihren Körper wieder ins Gleichgewicht zu bringen. Die Illumination ist der zentrale Heilansatz der schamanischen Energiemedizin. Dabei wird das leuchtende Energiefeld von Krankheits-»Abdrücken« befreit, damit die körpereigenen Heilungsmechanismen aktiv werden können.

Die Ärzte gaben Annie nicht mehr lange zu leben. Mir ist jedoch bewusst, dass der Tod nur eine Tür ist, die zum Weiterleben in der Welt des Geistes führt. Ich mobilisierte die gestauten Energien, die sich in Annies Feld angesammelt hatten, damit sie bei der vor ihr liegenden Reise nicht so schwer zu tragen hatte. Sie fiel auf meiner Behandlungsliege in tiefen Schlaf.

Anschließend kehrte sie in den Ledersessel zurück, in dem sie geradezu versank. »Wird alles gut?«, fragte sie mich lächelnd, und wir wussten beide, was sie meinte. »Ja«, sagte ich, »alles wird gut.« Sie wollte noch gern wissen, wie sie ihren Eltern helfen konnte. »Sie haben solche Angst«, sagte sie. Ich bin immer wieder sprachlos über die Weisheit vieler Kinder – und das Fehlen dieser Weisheit bei so vielen Erwachsenen.

Als ihre Eltern wieder eintraten, fanden sie uns beide strahlend vor. Ich erzählte ihnen von den großen Fortschritten ihrer Tochter. Dann gab ich ihnen den Rat, alle glutenhaltigen Lebensmittel sowie Zucker, Milchprodukte und andere möglichen Allergene aus Annies Ernährung zu eliminieren. Darüber hinaus sollte sie Omega-3-Fettsäuren nehmen, um die Heilung der durch die Chemotherapie geschädigten Gehirnregionen zu unterstützen. Wir wissen, wie Sterben »geht«, schließlich wissen wir auch, wie Geborenwerden geht. Das gesamte Nervensystem sollte dabei in Bestform sein.

Annie starb ein paar Monate darauf lächelnd in den Armen ihrer Engel.

Lieben und loslassen

Der Wald und sein Unterholz können nur wachsen und gedeihen, wenn der Boden ständig mit abgestorbenen Pflanzenteilen »gedüngt« wird. Auch der Jaguar stirbt schließlich und ernährt den Baum, der die Affen ernährt, an denen sich wiederum der nächste Jaguar gütlich tut. Das Gleichgewicht des Lebens im Wald hätte ohne den Tod keinen Bestand, und genauso können wir nicht im Einklang mit dem Leben sein, wenn wir nicht akzeptieren, dass die Dinge enden. Alles muss sterben, damit Neues geboren werden kann. Tod und Leben sind auf unerklärliche Art miteinander verschränkt und halten sich stets die Waage.

Auf dem Weg des Jaguars können wir den Ausgleich zwischen zwei Polen finden: einem zupackenden Leben, in dem wir beherzt unsere Chancen wahren, und einer empfänglichen, hinnehmenden Lebenshaltung, die es uns erlaubt, uns dem übergreifenden Schöpfungsprozess zu überlassen. Es ist ein subtiles tänzerisches Spiel der aktiven männlichen und der empfänglichen weiblichen Energie. Der Jaguar lehrt uns, nicht zu horten, nicht mehr zu nehmen, als wir brauchen, da Mutter Erde uns mit allem reichlich versorgt. Wir dürfen darauf vertrauen, dass das, was uns hinter der nächsten Kurve erwartet, womöglich besser ist, als wir es jetzt erkennen können.

Die Jaguarmedizin erlaubt uns, optimistischer und mit mehr Einfallsreichtum zu leben. Die untergehende Sonne bereitet uns keine

Sorgen, sondern wir freuen uns an den Sternen des Abendhimmels und wissen, dass die Sonne zur rechten Zeit wieder aufgehen wird. Mögliche Verluste – unserer Jugend, unserer Habe, unserer Lieben, unserer Gesundheit – beschäftigen uns nicht mehr allzu sehr. Wir entwickeln eine gesunde Beziehung zum Tod.

Der Begriff »Entropie« beschreibt ein physikalisches Gesetz, nach dem sich alles im Universum nach und nach von einem geordneten Zustand in Richtung Unordnung, Chaos und Tod bewegt. Aber vorübergehende Unordnung und Orientierungslosigkeit sind die notwendigen Bedingungen einer Reorganisation auf höherem Niveau. Wir erleben das, wenn wir eine neue Beziehung eingehen, den Job wechseln oder mit einer neuen Therapie beginnen. Veränderungen bergen Gefahren, bieten aber auch die Chance, dass etwas Neues und Besseres entstehen kann.

Im Westen des Medizinrads also setzen wir uns mit Zerstörung und Wiedergeburt auseinander, mit der natürlichen Ordnung des Universums. Wir erfassen in der Tiefe, dass auf kreatives Chaos Harmonie und Ausgewogenheit folgen können. Im Hinduismus wird der Zyklus von Zerstörung und Wiedergeburt von den drei Hauptgottheiten des Kosmos repräsentiert: von Brahma, dem Schöpfer, Vishnu, dem Erhalter, und Shiva, dem Zerstörer.

Unsere Angst löst und verflüchtigt sich, wenn wir uns ihr gestellt haben, wenn wir Verlust und Verzweiflung bis ins Mark gespürt haben, wenn wir die Angst nicht mehr leugnen und nicht mehr weglaufen. Wir lassen uns auf das Chaos der Schöpfung ein, dieser Ursuppe, aus der neues Leben kommt. Das geht aber nicht probeweise, sondern wir müssen uns ganz hineinstürzen, damit es wirklich die Initiation in eine neue Form des Seins und Wahrnehmens werden kann. Wir lassen zu, dass uns das Unbekannte tief verunsichert, wir lassen die Sicherheit des Strandes hinter uns und wagen uns im Bewusstsein der Risiken, aber auch der Chancen in unbekannte Gewässer vor.

Wenn wir realisiert haben, dass der Tod zum Leben gehört, fühlen wir uns freier zu lieben. Viele geben sich aus Angst vor dem Verlust des geliebten Menschen nie ganz der Liebe hin. Ich war Ende zwanzig, als ich mir nach allzu vielen gescheiterten Beziehungen schwor, mich nie wieder rückhaltlos auf eine Liebesbeziehung einzulassen. Einen geliebten Menschen zu verlieren – ich ertrug den Schmerz einfach nicht mehr. Es dauerte dann ein paar dürre Jahre, bis mir aufging, wie gegenstandslos mein Schwur war. Liebe kennt keine Garantien. Eines Tages gab mir ein Gedicht von Rumi den Anstoß, mich meiner Angst zu stellen. Rumi sagt über seine Liebesbeziehung: »Ich habe aufgehört zu sein, du allein bist da.« Das war das genaue Gegenteil dessen, was ich in allen meinen Beziehungen gesucht hatte. Für mich war es immer so gewesen, dass das Du aufhörte zu sein und nur ich noch da war. Nach und nach dämmerte mir, dass alle Liebe im Grunde die Sehnsucht nach dem Geist ist, nach dem wahren Geliebten.

Rückkehr aus der Unterwelt

Ein Hauptthema aller großen Erzählungen ist die Überwindung der Angst, die uns davon abhält, unseren Träumen nachzugehen.

Die Unterwelt der griechischen Mythologie ist ein vielgestaltiges Reich mit arglistigen Geistern, Zauberflüssen und einer Herrscherin über das Schattenreich, die alle seine Geheimnisse kennt. Auch Reichtümer und tiefe Weisheit einer anderen als der diesseitigen Art verbargen sich hier. Einer der Sterblichen, die der Sage nach lebend in die Unterwelt und zurück gelangten, war Herakles, dem es gelang, den dreiköpfigen Höllenhund Zerberus niederzuringen.

Mit Mut und Kraft gelang es Herakles zu überleben, was nach menschlichem Ermessen unmöglich war. In der griechischen Unterwelt konnte man dauerhaftes Glück finden, wenn man es sich im Leben verdient hatte. Zerberus stellte sicher, dass niemand aus dem Hades in die Oberwelt zurückkehrte. Als Herakles ihn besiegt hatte, war der Weg ins Unbekannte und zu seinen verborgenen Schätzen auch für andere frei. Herakles brauchte Mut, um der Angst standzuhalten und in sie hineinzuatmen, anstatt sie zu beschwichtigen oder vor ihr wegzulaufen. Wir alle sind dazu aufgerufen.

Ein weiteres Beispiel für die heilenden Kräfte des Göttlich-Weiblichen finden wir in Psyche, die ebenfalls als Sterbliche in die Unterwelt abstieg und zurückzukehren vermochte. *Psychḗ* ist das griechische Wort für »Hauch, Atem, Seele«; und diese Geschichte erzählt von der Reise, die jeder Mensch, Mann oder Frau, antreten muss, der den Tod überwinden und von der Liebe initiiert werden möchte.

Die heute noch beliebte Geschichte wurzelt in der griechischen Mythologie, wurde aber erst durch die auf Lateinisch verfasste Erzählung bekannt, die Apuleius um 170 n. Chr. daraus machte. Psyche war die jüngste und schönste Tochter eines Königs und bei allen so beliebt, dass Aphrodite (Venus in der römischen Mythologie), die Göttin der Liebe und Schönheit, eifersüchtig wurde. Sie trug ihrem Sohn Eros (Amor) auf, Psyche in Liebe zu einem wahren Scheusal entbrennen zu lassen.

Kein Mann wagte es, um Psyches Hand anzuhalten, da ihre Schönheit so außerordentlich war. Sie blieb allein, bis ihre ratlosen Eltern schließlich das Orakel befragten. Dessen Spruch lautete, es sei Psyche beschieden, einen schrecklichen Unhold zu heiraten, finster wie der Tod. Hier sagt uns der Mythos, dass die junge und unschuldige Seite unserer selbst mit ihrem Ideenreichtum und ihrem Streben nach Veränderung das Althergebrachte bedroht. Psyche musste sich dem Tod stellen, und sie tat es, aber die Geschichte entwickelte sich anders als gedacht.

Nach Aphrodites Plan sollte Eros einen Liebespfeil auf Psyche abschießen, sodass sie sich unwiderstehlich zu dem Scheusal hingezogen fühlte, das ihr bestimmt und wie der verkörperte Tod war. Tatsächlich verliebte sich Eros jedoch selbst in das schöne Mädchen und ließ sie vom Wind in seinen Palast entführen – ungeachtet des finsteren Plans seiner Mutter, Psyches Schönheit und Lebendigkeit aus der Welt zu schaffen. Hier lässt der Mythos anklingen, dass uns die Angst vor Tod und Verlust tatsächlich unserer Schönheit und Lebendigkeit berauben kann.

Eros war Psyche ein gütiger und liebevoller Gemahl, aber er stellte die Bedingung, dass sie ihn niemals sehen dürfe. Er wollte nicht als Gott erkannt werden und kam nur in der Dunkelheit zu ihr. Psyche ging auf diese Bedingung ein und hatte große Freude an ihrem Gemahl. Einmal kamen jedoch ihre Schwestern zu Besuch, und da sie neidisch waren, überredeten sie die junge Frau, das gegebene Versprechen zu brechen. »Was, wenn er ein Scheusal ist?«, fragten sie.

Psyche hatte noch nie solche Bedenken gehabt, aber jetzt regten sich doch Befürchtungen in ihr, und sie fasste einen Plan für die Nacht. Als Eros schlief, zündete sie eine Lampe an, um sein Gesicht und die ganze Gestalt sehen zu können. Was sie zu sehen bekam, gefiel ihr sehr, und vor allem war sie erleichtert, dass Eros durchaus kein Scheusal war. Es fiel aber ein Tropfen Öl aus der Lampe und auf die Schulter des Gottes, der daraufhin aufwachte. Erbost über den Ungehorsam seiner Frau flog er davon. Unter dem Druck ihrer Umwelt hatte sich Psyche zu Angstgedanken hinreißen lassen und so eigenhändig ihr glückliches Leben zerstört.

Sie flehte die Götter an, ihr zu helfen, doch die fürchteten Aphrodites Zorn und mochten nicht eingreifen. Tatsächlich sind Götter in solcher Lage nicht die besten Helfer, sie hängen zu sehr am Althergebrachten. Sie sahen für die junge Frau keine andere Lösung, als sich Aphrodite wieder gewogen zu machen. Mit dem Mut der Verzweiflung trat Psyche an ihre Schwiegermutter heran. Sie war jetzt bereit für das Werk des Westens: sich ihrer Angst zu stellen und sie zu überwinden

Aphrodite, erbost, dass sich die junge Frau überhaupt in ihre Nähe wagte, stellte Psyche vier unlösbar erscheinende Aufgaben, die sie bewältigen musste, wenn sie ihren Mann wiederhaben wollte.

Zuerst musste sie einen gewaltigen Haufen Körner bis zum Eintritt der Dunkelheit verlesen; sollte das nicht gelingen, würde sie sterben.

Das steht für unsere Angst, nie genügend Zeit für alles zu haben: »Woher soll ich die Zeit nehmen, all das zu leisten, was in diesem Leben zu leisten ist? Wie soll ich wissen, was wichtig ist und was warten kann? Bleibt mir genügend Zeit für die Dinge, auf die es wirklich ankommt? Was, wenn die Zeit nicht ausreicht?« Nun, die Ameisen kamen Psyche zu Hilfe, und so bewältigte sie die Aufgabe rechtzeitig. Die Ameisen stehen für die Unterstützung, die wir immer haben können, wenn wir nur hinschauen. Niemand schafft das unmöglich Erscheinende allein.

Für die zweite Aufgabe musste Psyche einen Fluss überqueren, um die Wolle der auf der anderen Seite grasenden angriffslustigen Widder zu holen. Hier geht es um unsere Angst vor Gegnern, denen wir nicht gewachsen sind, sei es der Chef, ein Mitglied der Familie oder irgendeine Verpflichtung. Am Flussufer wuchs Schilf, und die Halme flüsterten Psyche zu, sie solle die Dunkelheit abwarten, dann würden die Widder schlafen, und sie könne die Wolle einsammeln, die sie beim Gang durchs Schilf überall hinterließen. Hier brauchte Psyche nur abzuwarten, bis sich das Problem von selbst löste. Es war gar nicht nötig, es mit diesem übermächtigen Gegner aufzunehmen.

Psyches dritte Aufgabe war es, in einem Kristallkelch Wasser von der hoch in den Bergen gelegenen heiligen Quelle des Unterweltflusses Styx zu holen. Die Quelle wurde von Drachen bewacht, die niemals schliefen. Das war eine Aufgabe, deren Bewältigung einer Sterblichen unmöglich erscheinen musste. Selbst die Götter würden vor solch einem Auftrag zurückschrecken. Uns alle stellt das Leben vor Aufgaben, deren Bewältigung uns unmöglich erscheint, und dann glauben wir wie Psyche, wir seien nicht klug genug, nicht gut genug, nicht stark genug, nicht mutig genug, um es zu schaffen. Psyche wusste sich keinen Rat, doch dann erschien ein Adler, packte den Kelch, flog hoch hinauf in die Berge, füllte ihn an der heiligen Quelle und brachte ihn zurück – und im Nu war das schier Unmögliche getan. Der Adler symbolisiert hier den Blick für das Gesamtbild, den großen Überblick, den wir brauchen, um unsere Ängste zu überwinden. Außerdem schwingt sich der Adler in Höhen auf, in die sich kein anderer Vogel wagt. Ähnlich ist es auch, wenn wir unser Gehirn auf ein höheres Niveau heben und zunehmend ganzheitlich wahrnehmen, statt lauter Einzelheiten zu sehen: Wir überwinden unsere Angst und streben hohe Ziele an, wir lassen uns auf größere Aufgaben und Herausforderungen ein, als wir uns eigentlich zutrauen. Der Adler kündet wie die Ameisen und Schilfgräser von der Hilfsbereitschaft des Universums, von den hilfreichen »Zufällen«, die auftreten, wenn wir trotz unserer Ängste Mut fassen und etwas wagen.

Die vierte Aufgabe wird Psyche in die Unterwelt führen, dort soll sie von Persephone etwas von deren kostbarer Schönheitssalbe für Aphrodite erbitten. Psyche ist entsetzt und derart entmutigt, dass sie sich das Leben nehmen will. Sie besteigt einen verlassenen Turm, um sich in die Tiefe zu stürzen, doch kurz vor dem Sprung verrät ihr der Turm, wo sie den Eingang zur Unterwelt finden kann. Zudem rät er ihr, zwei Münzen und zwei Gerstenkuchen mitzunehmen, sich von keiner der Schattengestalten in der Unterwelt helfen zu lassen und ihrerseits niemandem zu helfen, wenn sie darum gebeten werde. Das sind die denkbar nützlichsten Ratschläge, die man uns zur Überwindung der Angst mit auf den Weg geben kann. Erstens müssen wir Gaben mitbringen – unsere Fähigkeiten und Stärken, aber auch Eigenschaften wie Großzügigkeit und Mitgefühl –, und wir müssen sehr sorgfältig erwägen, wann wir um Hilfe bitten und wen. Sogar Freunde, die nur unser Bestes im Sinn haben, können oder wollen uns nicht unbedingt die Ratschläge oder Unterstützung geben, die wir benötigen. Zu gern hätte Psyche sich den Schatten zugewandt, die um Hilfe flehten, doch sie hielt sich an die Anweisung und ging weiter. Sie bezahlte Charon, den Fährmann, fütterte den Wachhund Zerberus, und von Persephone nahm sie nur eine Kleinigkeit an, nicht das angebotene Festmahl. So kam sie schließlich zu einem Tiegel Schönheitssalbe für Aphrodite. Psyche widerstand ihrer natürlichen Hilfsbereitschaft und blieb bei ihrer Aufgabe. Genauso müssen auch wir uns ausschließlich auf unsere Einweihung konzentrieren und dürfen uns nicht durch die Bedürfnisse anderer ablenken lassen – jedenfalls nicht in der Absicht, uns vor dem inneren Werk zu drücken.

Auch diese vierte Aufgabe hatte Psyche so gut wie bewältigt, als sie der Versuchung erlag und einen Blick in den Tiegel warf. Sofort fiel sie in tiefen Schlaf. In ihrer Ungeduld hatte sie versucht, ihre Einweihung zu beschleunigen, erreichte aber nur, dass sie in den »unerweckten« Zustand zurückfiel. Sie kehrte mit der Schönheitssalbe in die Welt zurück, aber die neidischen Götter nahmen ihr den Tiegel weg, damit das Geheimnis der ewigen Jugend nicht zu den Menschen gelangte. Schließlich wurde sie von Eros gerettet, von der Kraft der Liebe, die das Leben wiederherzustellen vermag. Ihr tiefer Schlaf steht für den Tod des alten Ichs, das sie im Totenreich zurückließ. Nach dem Erwachen wurde ihr von Zeus Unsterblichkeit verliehen.

Sie musste sich der Todesfurcht stellen, um ihrem Leben eine neue Wendung zu geben, und diese Bewährung im Angesicht der Angst – für den Mann im Kampf, für die Frau bei der Geburt eines Kindes – ist schon immer das zentrale Thema der Initiation gewesen.

Initiation ist immer auch eine Reise ins Reich des Todes und eine Begegnung mit dem Göttlich-Weiblichen – eine Reise, von der wir als neue Menschen zurückkehren. Das ist etwas anderes als die oberflächlichen Veränderungen, die wir erreichen, wenn wir in unserem Leben hier und da ein wenig an den Stellschrauben drehen. Der Weg zum Göttlich-Weiblichen verlangt uns alles ab und ähnelt damit Parzivals Suche nach dem Heiligen Gral. Man muss die Angst vor der Unterwelt aushalten und dort lange genug in tiefer Betrachtung verweilen, um sich mit der eigenen Dunkelheit auseinanderzusetzen, bevor man zu Klarheit und Licht aufsteigen kann. Das Elixier, das man bei der Rückkehr ins Leben mitbringt, ist keine Wundsalbe und kein Kosmetikum gegen Falten, es bewirkt eine Verjüngung, die der Neuerfindung des Lebens gleichkommt. Das Elixier der Unsterblichkeit ist die Trophäe, die uns am Ende des Jaguarwegs erwartet.

Auf dem Weg der Einweihung gibt es keine Abkürzungen. Die Aufgabe, unserer Todesangst Herr zu werden, begleitet uns ein Leben lang. Sie kann mit vielen Herausforderungen verbunden sein, aber nach jeder Prüfung wird der Weg weniger mühsam.

Wer die Fähigkeit zurückgewonnen hat, sich selbst immer wieder zu erneuern, kann sich der nächsten Himmelsrichtung im Medizinrad zuwenden, dem Norden. Hier werden Sie lernen, so still zu werden, dass Sie sich verlorene Anteile Ihrer Seele zurückholen können.

Jaguar-Meditation

Jaguare sind Meister der Meditation. Sicher haben Sie schon einmal einer Katze zugeschaut, wie sie sich in der Sonne aalt. Katzen kennen das Geheimnis der vollkommenen Entspannung. Ein Jaguar im Regenwald lässt sich genüsslich auf einem der starken unteren Äste eines Baums nieder und lässt die Welt an sich vorbeiziehen. Die Affen stören ihn nicht, die Papageien stören ihn nicht, er ist vollkommen gelassen und dabei hellwach, nur gelegentlich zuckt die Schwanzspitze ein wenig. Wir können uns bei ihm abschauen, wie man sich entspannt, tief entspannt. (Versuchen Sie mal, Ihrer Katze zu erklären, dass es Dinge gibt, um die man sich Sorgen machen muss …)

Wir wissen heute, wie sehr körperliche Störungen und Krankheitszustände damit zu tun haben, dass wir kaum noch in der Lage sind, unser Tempo zu drosseln und Stress abzubauen. Unser Nervensystem ist so angelegt, dass es uns bei Gefahr die angemessenen Flucht- oder Kampfreflexe liefert. Cortisol und Adrenalin kursieren dann im Blut und geben uns den Energieschub, den wir für die Auseinandersetzung mit der momentanen Bedrohung benötigen. Das Ganze ist aber für kurzzeitigen Betrieb ausgelegt: Wir wehren uns oder fliehen, und danach sollen die Stresshormone schnell wieder abgebaut, die Atemfrequenz soll wieder normal werden. Haben wir jedoch ständig Angst, entsteht ein chronischer Alarmzustand, der für einen dauerhaft erhöhten und damit toxischen Spiegel an Stresshormonen sorgt. Die Folge sind Entzündungen, Schädigungen der Nervenzellen und schließlich Krankheiten. Statt dass wir unserer Todesangst Herr werden, beherrscht uns die Todesangst. Unser Jaguar ist wie ein verängstigtes Kätzchen in den Baumwipfel geklettert – und wir können nicht einmal die Feuerwehr rufen!

Wir alle sterben eines Tages, aber dieses vorzeitige Abgleiten in den Tod, das können wir uns ersparen. Wir können unsere Angst vor dem Tod in den Griff bekommen, damit unser Leben nicht von endlosen Befürchtungen beherrscht wird, als könnte uns jederzeit eine Raubkatze anspringen. Wir können in einen entspannten, ruhigen, gelassenen Zustand zurückkehren und wie geschmeidige Jaguare sein, die ihr neues tiefes Wissen um die Unendlichkeit des Lebens auskosten.

Nach Ihrem Einstieg in unser Programm »Erneuere deinen Körper« wird es Ihnen viel leichter fallen, unter allen äußeren Bedingungen ausgeglichen zu bleiben. Ihr Gehirn ist dann nicht mehr voller Giftstoffe, der Darm nicht mehr mit Candida belastet – die Gründe für Ihre früheren emotionalen Reaktionen entfallen. Einerlei, was Sie dann verunsichern mag, Sie werden erleben, dass Sie jetzt eher Chancen zu Verbesserungen wahrnehmen. Sie werden in sich selbst die Mittel zur Gestaltung Ihres ureigenen Lebens finden.

ZWÖLF

Der Weg des Wissenden

Still werden mitten im Getümmel

Sieh die vielen Wunder, die nie ein Mensch gesehen hat. Sieh dieses ganze Universum des Bewegten und Unbewegten und was auch immer du schauen möchtest, sieh es alles in diesem meinem Körper. Mit deinen Augen kannst du mich nicht sehen. Ich gebe dir ein göttliches Auge, und nun sieh meine unumschränkte Yoga-Kraft.

Bhagavadgita

Als die Vorfahren der indigenen Völker Amerikas vor über 30 000 Jahren aus Asien nach Amerika einwanderten, brachten sie einen umfangreichen Wissensschatz mit. Nach Befunden der molekularen Archäologie (die Veränderungen der Mitochondrien-DNA verfolgt) muss etwa ein Dutzend mutiger Wanderer durch die weiten Ebenen Sibiriens bis zur Beringia vorgedrungen sein, dem Landrücken, der damals noch Russland mit Alaska verband. Von dort aus wanderten die Menschen weiter und bevölkerten im Laufe der Zeit Nordamerika, dann Mittelamerika und schließlich die Andenregion und ganz Südamerika bis hinunter nach Feuerland. Unterwegs bauten sie Felsenwohnungen wie im Südwesten Nordamerikas und Zitadellen in den Wolken, zum Beispiel Machu Picchu. Deshalb ist der Norden in der Mythologie der Andenvölker die Richtung der Ahnen. Der Weg des Wissenden ist im Medizinrad dem Norden zugeordnet, und es geht auf diesem Weg um die Stille und um die uralten Praktiken, mit denen man sie erreichen kann.

Der Norden ist nicht nur die Richtung der großen Weisen der Vergangenheit und der Ahnen, sondern er ist auch der ruhende Pol in aller Geschäftigkeit: Der Polarstern ist der einzige ruhende Punkt eines Himmels, an dem sonst alles in Bewegung ist. Dem Norden ist außerdem der Kolibri zugeordnet, der mit seinem unglaublich schnellen Flügelschlag in der Luft stillzustehen scheint. Die meisten nordamerikanischen Kolibris sind Zugvögel, die im Extremfall zwischen Kanada und Südamerika pendeln und zweimal jährlich diesen Tausende Kilometer langen Weg zum Teil übers Meer zurücklegen. Deshalb können wir vom Kolibri lernen, dass Stille uns befähigt, unerschrocken auf unbekanntes Gelände vorzudringen, sodass unser Leben eine einzige lange Abenteuerfahrt wird, ganz gleich, wie viele Meere zu überqueren sind.

Auf dem Weg des Wissenden lernen wir, uns über die rastlose Geschäftigkeit unseres Denkens, das sich unentwegt mit den Schwierigkeiten, Dramen und Einzelheiten des Alltags befasst, zu erheben, um in all dem inneren und äußeren Geschehen ruhig und in Frieden bleiben zu können. Wir erkennen zunehmend die Ordnung in der Unsicherheit und die Stille im Auge des Sturms. Wir bestehen nicht mehr darauf, dass die Dinge so oder so zu sein haben, sondern verfolgen mit wachsender Begeisterung, wie manche Pläne aufgehen und andere sich verflüchtigen. Wie alles von den Wechselfällen des Alltags immer wieder neu und bunt gemischt wird. Hier im Norden freunden wir uns mit einer alten Spruchweisheit an: »Der Mensch plant, Gott lacht.«

Der innere Frieden, den wir auf dem Weg des Wissenden finden, ergibt sich aus einem tiefgreifenden Wandel unseres Bewusstseins. Wahre Gelassenheit finden wir erst, wenn wir einmal innehalten und nicht mehr haben wollen, nach nichts mehr verlangen, wenn wir nicht mehr ausweichen, uns das Hirn zermartern, streben, kämpfen. In der Stille erschließt sich uns das Wissen der Vorfahren. Dieses Wissen gewinnen wir nur in einer anderen Wirklichkeit, in der wir die Zeitlosigkeit unmittelbar erfahren. Das also ist das Wesen und Geschenk des Nordens: Stille in Bewegung.

Aus der Sicht der Neurowissenschaft hat die Weisheit des Nordens uns erlaubt, ohne die Zähne und Klauen stärkerer und schnellerer Tiere zu überleben. Später ließ der Norden uns die Wunder der Wissenschaft entdecken – bis hin zur Entsendung des Hubble-Teleskops in den Weltraum und schließlich zur String-Theorie, die zu erklären versucht, woraus das Universum letztlich besteht. Erste Anzeichen dieser Entwicklung sind in der Zeit vor rund 50 000 Jahren zu erkennen, als unsere Vorfahren ihr mystisch geprägtes Weltbild an die Wände der Höhlen von Altamira in Nordspanien und Lascaux in Frankreich zu malen begannen. Diese Weisheit kann aber auch zweckentfremdet und für Krieg und Zerstörung eingesetzt werden. Dazu kam es vermutlich bald nach der Zeit dieser frühen Höhlenmalerei, als Homo sapiens die Neandertaler zu verdrängen begann.

Die Weisheit, die wir im Norden finden, macht uns bereit für Freude, Mitgefühl und Einfühlungsvermögen – für all die Regungen, mit denen wir uns über die Horrorgeschichten von menschlichen Untaten erheben, von denen die primitiveren Anteile unseres Gemüts so fasziniert sind.

Die Gaben des Wissenden oder Weisen werden für uns zugänglich, wenn wir innehalten und bemerken, dass wir mit viel zu hohem Tempo unterwegs sind, immer viel zu viele Eisen im Feuer haben und bei alledem erschreckend wenig herauskommt. Die Instruktion, die auf dem Weg des Wissenden gegeben wird – »Lehn dich zurück, lass es gut sein, genieß den Ausblick« –, könnte den Eindruck entstehen lassen, dass der Norden die am leichtesten zu bewältigende Richtung im Medizinrad ist. In Wirklichkeit können wir uns dem Norden jedoch erst zuwenden, wenn wir im Süden das Männliche geheilt haben, diesen Drang, es auf Kosten anderer zu Ruhm und Macht zu bringen, und im Westen über den Tod hinausgegangen sind, um dem Göttlich-Weiblichen zu begegnen. Bei der Ankunft im Norden stellt sich wahrscheinlich außerdem noch heraus, dass Nichtstun längst nicht so einfach ist, wie es klingt. Das Stillhalten ist auch kein Selbstzweck, sondern die unabdingbare vorbereitende Übung, wenn wir das Universum und alles, was in ihm geschieht, *als eins* erfahren möchten. Auf dem Weg des Wissenden bilden wir das göttliche Auge aus, mit dem wir das Wesen des Kosmos ermessen können. Die Voraussetzung dafür ist, dass wir still werden.

Bei der heute herrschenden Hektik scheint Stille so gut wie unmöglich zu sein. Wir sind es gewohnt, alles gleichzeitig zu tun und dabei auch noch unsere digitalen Gerätschaften im Auge zu behalten – wie sollen wir da länger als ein paar Sekunden innerlich still sein? Sogar wenn wir meditieren und uns auf den Atem konzentrieren, müssen wir uns kratzen, wenn es irgendwo juckt, wir ändern die Haltung, wenn sie zu unbequem wird, oder wir ärgern uns, wenn sich herausstellt, dass wir vergessen haben, unser Handy stummzuschalten.

Unser denkender Verstand will einfach ständig herumspringen, weshalb sich die Meditationsmeister seit Urzeiten überwiegend mit ihm befassen. Heute ist unser Denken das Produkt eines mit Giftstoffen belasteten Gehirns und außerdem noch viel gehetzter. Es springt von Thema zu Thema wie in einem Actionfilm mit schwindelerregenden Schnittfolgen. Mit dem Programm »Erneuere deinen Körper« gelingt es jedoch, den inneren Film zu verlangsamen und das interne Getöse abklingen zu lassen. Damit steht uns ein gewaltiger Wissensschatz offen, der Gedächtnisspeicher der Menschheit.

Im Norden stellt sich heraus, dass unser Realitätsverständnis reine Illusion ist, eine Einbildung, die wir gemeinsam von Augenblick zu Augenblick erzeugen. »Was ist überhaupt Realität?«, fragt die Schauspielerin Lily Tomlin. Ihre Antwort: »Nichts weiter als eine kollektive Mutmaßung.« Was wir als Realität sehen, hängt von dem Weltbild ab, das wir innerlich mit uns herumtragen. Und dieses Bild, diese vorgegebene Landkarte, müssen Sie ändern, wenn Sie außen eine andere Realität erleben möchten.

Für die Neurowissenschaftler ist diese Landkarte, dieses Weltbild, in den Nervenschaltkreisen des Gehirns verankert, während die Schamanen glauben, dass es im leuchtenden Energiefeld des Körpers sitzt.

Das ist aber nicht entscheidend, denn wer in der Welt etwas verändern und sowohl die moderne Technik als auch den zeitlosen Raum der Spiritualität begreifen möchte, muss auf jeden Fall sein Weltbild auf den neuesten Stand bringen: die überholte Landkarte durch eine aktuelle ersetzen. Wenn Sie sich wie so viele andere in dieser Gesellschaft auf Ihrem Weg durchs Leben an einem von Angst und Mangelbewusstsein geprägten Weltbild orientieren, das zudem mit allzu geringer »Bandbreite« läuft, müssen Sie es durch eine offene, befreiende, die ganze Welt einschließende Landkarte ersetzen, und das kann durch die Erfahrung des Medizinrads und die Lehren der Wissenden gelingen. Das fand auch der Krieger Arjuna heraus, der in der *Bhagavadgita* ein Zwiegespräch mit dem Gott Krishna führt.

Arjuna: Still werden und Gott begegnen

Die *Bhagavadgita* ist ein Lehrgedicht und Teil des altindischen Epos *Mahabharata.* Sie entstand in einer Zeit kriegerischer Auseinandersetzungen zwischen den Herrscherhäusern des indischen Subkontinents. Die Erzählung beginnt damit, dass sich der Bogenschütze Arjuna auf die Schlacht gegen die gewaltige Streitmacht seiner Verwandten vorbereitet. Es ist Arjunas Karma, diesen Kampf führen zu müssen, doch die Pflicht stürzt ihn in einen tiefen Zwiespalt. Hier steht der Krieg als Metapher für die mit dem menschlichen Dasein verbundenen Konflikte, und Krishna gibt dem Krieger zeitlos gültige Ratschläge zur Befriedung des inneren Aufruhrs, mit dem wir uns alle immer wieder plagen. Um die Weisheit des Universums empfangen zu können, müssen wir den inneren Krieg beenden.

Arjuna bekniet Krishna, den Lenker seines Streitwagens, er möge ihm diese Schlacht ersparen, die doch sicher für alle Tod und Leid mit sich bringen wird. Als beide Seiten eben aufeinander losgehen wollen, hält Krishna das Geschehen noch einmal an wie ein Filmregisseur. Es geht uns oft so wie Arjuna, dass wir einfach nicht mehr klar sehen können, wenn es bereits zu »Kampfhandlungen« mit unserem Chef, unserem Ehepartner, unseren Kindern oder auch zum Kampf um unsere Gesundheit gekommen ist. Doch wir möchten uns Klarheit darüber verschaffen, wie es nun weitergeht. Wenn wir mitten im Getümmel ganz still werden, können wir erkennen, wie sich unsere früheren und derzeitigen Aktionen und die der anderen im Gewebe des Lebens zusammenfügen. In diesem zeitlosen Augenblick des Innehaltens und Betrachtens setzt sich der Staub, und das Gesamtbild zeichnet sich ab. Mit dieser neuen Landkarte der Realität in der Hand können wir klug entscheiden, welchen Weg wir weiterhin gehen wollen.

Als beide Streitmächte wie eingefroren dastehen, lässt Krishna den Krieger Arjuna sehen, wie uns die Einbildungen unseres rastlosen Denkens täuschen. Arjuna lässt das Bild auf sich wirken und sagt: »Der Geist ist ruhelos und unstet, er ist aufgewühlt, ungestüm und eigensinnig. Wahrhaftig, mir scheint, er ist so schwer zu beherrschen wie der Wind.«[65]

Das Ringen gehört zum Leben, lässt Krishna ihn wissen, aber wir dürfen uns nicht in die Dramen verwickeln lassen, die wir um unsere Kämpfe spinnen. Sofern das gelingt, können wir das Notwendige unternehmen, »ohne einen Gedanken an Ergebnisse, für Erfolg und Misserfolg gleichermaßen aufgeschlossen«.[66]

Mit unseren gewohnten mentalen Landkarten können wir uns im Alltag zurechtfinden, doch manchmal werden ihre Grenzen sehr deutlich. Immer wenn sich unsere Überlebensprogramme im limbischen Gehirn durchsetzen, werden Gefühle und eingefleischte Überzeugungen hinderlich. Dann gilt es, anzuhalten und in die Stille zu gehen, um eine höhere Stimme zu vernehmen. Dann wissen wir auch, dass der Geist die ganze Zeit bei uns gewesen ist und unseren »Wagen« getreulich gelenkt hat, wie Krishna den Streitwagen Arjunas lenkt. Er sagt zu Arjuna: »Für einen, der reifen möchte, ist der Yoga der Tat der Weg. Für den bereits Gereiften ist heitere Gelassenheit der Weg.«[67]

Wir können uns wie der Kolibri, der einem Ruf über den weiten Ozean folgt, darauf verlassen, dass uns die innere Stimme sicher ans andere Ufer führt. Krishna macht dem Krieger klar, dass alles, was wir tun, eine Opfergabe an das Göttliche sein kann. Wenn uns etwas vom Weg abbringt, kann das bedeuten, dass uns etwas anderes bestimmt ist als das, was wir vorhatten. Der Geist hat vielleicht für unser Leben etwas im Sinn, was uns nicht gleich einleuchtet. Es gibt, wie Krishna ausführt, eine höhere Ordnung, die für den Menschen nicht erkennbar ist, und diesem höheren Plan können wir uns fügen.

In der Stille bekommen wir vom Geist so viel Anleitung, wie wir anzunehmen bereit sind. Manchmal möchten wir einfach nur wissen, wie wir mit unserem Partner oder Kind umgehen sollen, aber ein andermal sind wir vielleicht bereit zu hören, was es mit der Realität und dem Kosmos wirklich auf sich hat. Wir entscheiden selbst, wie hoch wir uns die Latte legen. Mal sind wir aufgerufen, etwas zu tun, dann wieder geht es darum, etwas zu unterlassen. Letzteres ist nicht einfach Untätigkeit, sondern die bewusste Entscheidung, uns nicht einzumischen, damit die Dinge ihren eigenen Lauf nehmen können. Mitunter bewirkt das Unterlassen mehr als das Eingreifen. Es kann uns einiges abverlangen, nicht zu handeln, nicht zu reagieren oder jemandem nicht aus der Patsche zu helfen. In der bewussten Entscheidung, nicht zu handeln und still zu bleiben, offenbart sich uns das Gewebe des Lebens, und wir erkennen seine atemberaubende Präzision.

Das verborgene Gewebe des Lebens wahrnehmen, das ist wahre Weisheit. Wenn wir erkennen, wo in dem großen Zusammenhang unser Platz als Mit-Weber ist, haben wir den Blick des Wissenden.

Aber wenn uns Krishna nicht begegnet, wie bekommen wir dann ein Bild vom großen Zusammenhang des Universums? Wir im Westen sehen uns dafür eher bei der Wissenschaft um, als den Geist zu befragen. Der französische Anthropologe Claude Lévi-Strauss hat einmal gesagt, um das Walten im Universum zu verstehen, müssten wir erst einmal die Vorgänge in einem Grashalm erkennen: wie aus Licht durch Fotosynthese Leben wird und wie die Wurzeln Mineralstoffe aus dem Boden aufnehmen. Für die Menschen indigener Gesellschaften sieht das ganz anders aus. Um die Vorgänge in einem Grashalm zu verstehen, würden sie sagen, muss man das Walten im Universum intuitiv erfasst haben: wie Sonnen entstehen, wie sich Galaxien bilden. Vielleicht verfügen wir heute erstmals über die Mittel für beides.

Um das Gedankenkarussell anzuhalten und Stille zu finden, gibt es eine besonders wirksame Methode, die darin besteht, dass wir auf die Pausen zwischen den Atemzügen achten. In diesem Augenblick zwischen dem Ein- und dem Ausatmen finden wir Stille. Atmen müssen wir, um zu leben. Wir haben jedoch Einfluss auf den Rhythmus und die Schnelligkeit unserer Atemzüge. Atemübungen, die jahrtausendealt sein können, sind dazu da, unseren Geist ruhig und ausgeglichen werden zu lassen. Durch bewusste Atemkontrolle kommen wir in einen Zustand der Gelassenheit.

Wer dieses Stillsein geübt hat, für den werden Alltagsprobleme nicht mehr so leicht zur Krise. Dann weitet sich unser Blick, und wir erkennen die Welt als einen Ort der Fülle, der uns ein reiches, erfülltes Leben ermöglicht. Es geht immer weniger darum, es zu etwas zu bringen, und uns wird klar, dass das Leben kein Kampf sein muss. Im Norden geht es um Schönheit und Frieden für Sie selbst und für die Welt. Wie man da am besten vorgeht, ist nicht unbedingt sofort ersichtlich, aber üben Sie sich einfach weiter in Stille, und es wird sich Ihnen immer deutlicher zeigen. Sie brauchen sich nur innerlich auf Heilung einzustellen, um die Einzelheiten kümmert sich der Geist.

Pilgerfahrt: Reise des Nordens

Chloe kämpfte um ihre Gesundheit, als ich sie vor einigen Jahren kennenlernte. Sie entschloss sich zu einer Pilgerreise, wie sie vor allem während des Mittelalters in Europa gang und gäbe war. Sie würde auf den Spuren des Apostels Jakobus den Jakobsweg gehen, und zwar die klassische etwa 800 Kilometer lange Route von den Pyrenäen nach Santiago de Compostela.

Der Camino de Santiago oder Jakobsweg ist ein seit Jahrhunderten beliebter Pilgerweg, den man (auch über zahlreiche Anschlusswege in Europa) in ganzer Länge oder in einzelnen Abschnitten gehen kann. Allerdings ist eine Pilgerreise mehr als eine ausgedehnte Naturwanderung. Sie soll auch eine innere Reise sein, die Gelegenheit zur Selbstbetrachtung bietet. Viele weihen ihre Pilgerschaft höheren Zwecken. Bei Chloe war es so, dass sie Klarheit und Zielstrebigkeit zu finden hoffte, um ihren gesundheitlichen Problemen besser begegnen zu können.

Schon nach wenigen Tagen war ihr, als hörte sie eine leise Stimme, die ihr riet, auf dem ganzen Weg immer abwechselnd drei Tage mit Wasser zu fasten und dann wieder drei Tage zu essen. Sie tat es, und als sie drei Monate später in Santiago de Compostela ankam, war sie wieder gesund. Sie selbst führt ihre Genesung auf göttliche Gnade zurück, aber ich bin mir sicher, dass sie mit dem Fasten auch die Selbstheilungskräfte ihres Körpers ins Spiel brachte. Sie hatte intuitiv erkannt, wie man den Körper bei seiner Erneuerung unterstützt. Und in der Stille und unbeschwerten Gelassenheit des Weges verstand sie, worin die Lektionen ihrer Gesundheitskrise bestanden.

Man muss nicht den Jakobsweg gehen, um die Heilkräfte des Pilgerns an sich zu erfahren. Vielleicht können Sie auch Ihre tägliche Fahrt zur Arbeit und zurück oder einen Besuch bei Ihrer Tochter, der Sie sich entfremdet haben, oder eben wie Chloe die Suche nach Gesundheit zu einer Pilgerfahrt machen. Auf jeden Fall wird eine solche Reise einen äußeren und einen inneren Anteil haben: Es werden Hindernisse in der Außenwelt zu überwinden sein, und im Inneren wird es um Entdeckungen gehen. Sie werden sich dem Geschehen überlassen müssen, und es werden sicherlich emotionale Hürden zu nehmen sein, wenn Sie Ihr Realitätsverständnis revidieren und Ihre Richtung neu bestimmen, um dann in diesem Sinne aktiv zu werden.

Die Pilgerfahrt ist auch eine Visionssuche, auf die man sein Gehirn mit Fasten und Superfoods einstimmt. Danach sucht man die Einsamkeit irgendwo in der Natur, um sich für die Eingebungen des Göttlichen zu öffnen.

Die Visionssuche ist der letzte und entscheidende Schritt der Vorbereitung auf die Erneuerung des Körpers. Im vierzehnten Kapitel finden Sie Anregungen, wie Sie die Suche für sich selbst gestalten können. Doch jetzt gilt es erst einmal, die Reise um das Medizinrad abzuschließen und den Weg des Sehers oder Visionärs im Osten zu gehen.

Übung: Ich bin mein Atem

Traditionelle Praktiken, mit denen Stille und Gelassenheit geübt werden, nutzen gern den Atem. Die folgende Grundübung ist sehr einfach und wirksam.

Sie sitzen still in einem abgedunkelten Zimmer, vor Ihnen steht eine kleine brennende Kerze. Blicken Sie in die Flamme und machen Sie sich klar, dass auch Ihr Bewusstsein von dieser Art ist – es flackert, jeder leiseste Lufthauch lässt es hin und her wehen.

Beobachten Sie jetzt Ihren nächsten Atemzug, der mit dem Einatmen beginnt. Wo das Einatmen von selbst endet, lassen Sie eine ganz kleine Pause entstehen, in der Sie innerlich sagen: »Ich bin.«

Achten Sie beim Ausatmen darauf, wie Ihre Atemluft die Kerzenflamme leicht schwanken lässt. Entlassen Sie alle Luft ohne Nachdruck aus Ihrer Lunge, um sich am Ende innerlich zu sagen: »Mein Atem.«

Ich bin mein Atem. Üben Sie das anfangs fünf Minuten lang. Wenn Ihnen das Stillsitzen mühelos gelingt, können Sie die Phasen des Ein- und Ausatmens verlängern.

DREIZEHN

Der Weg des Visionärs

Bereit für die One Spirit Medizin

Lausche den verborgenen Lauten mit deinen anderen Ohren. Sieh das Himmlische mit deinen anderen Augen. Nimm wahr, was die gewöhnlichen Sinne nicht ermessen.

Alberto Villoldo: Yoga, Power, and Spirit

Im Medizinrad ist der Osten der Weg des Sehers und Visionärs, die Richtung der Wiedergeburt, wo die lebenspendende Sonne jeden Morgen aufgeht und uns die Möglichkeit bietet, unsere Welt ganz neu kennenzulernen. Bei den Ureinwohnern Amerikas liegt der Eingang des Tipis oder der Ritualhütte nach Osten, damit die Kraft der aufgehenden Sonne das Innere erfüllen und wärmen kann. Im Osten entdecken wir, dass uns das Leben die Chance für einen Neubeginn bietet.

Das Symboltier des Ostens ist der Adler, der hoch in den Wolken schweben und das ganze Land überblicken kann, aber auch die im Unterholz wuselnde Maus erkennt. Diese zweifache Perspektive – himmelweites Bewusstsein und bodennahe Klarheit – macht den Osten zur Richtung des Visionärs. Auf diesem Abschnitt des Weges lernen wir, »unrealistisch« zu sein: eher die Möglichkeiten im Blick zu haben als die Einschränkungen und die Wahrscheinlichkeit, dass etwas schiefgeht; eher an das Gelingen als ans Scheitern zu glauben.

Eine der Gaben des Adlers ist die Fähigkeit, neu zu beginnen – unbelastet von alten Geschichten, befreit von Erwartungen, Ängsten und

Zweifeln. Aber Geschenke des Geistes bringen auch eine Verpflichtung mit sich, und im Osten besteht diese traditionell darin, dass wir die uns zuteilgewordene Weisheit weitergeben. Wir verfügen über eine neue Landkarte des Lebens und brauchen nicht mehr von einer gedanklichen Sackgasse in die nächste zu stolpern. Stattdessen können wir jeden neuen Augenblick bestaunen und dabei zugleich etwas ganz Neues vor Augen haben, was die Welt, auch unsere persönliche Welt, wohnlicher macht.

Hier ist Ihnen bewusst, dass Sie Ihr Leben grundlegend wandeln können, wenn Sie nur an Ihrer Vision des Möglichen festhalten. Und das ist es, was Sie an andere weitergeben können: Laden Sie sie ein, bei ihren Träumen zu bleiben, auch wenn sie noch in ihren Albträumen gefangen sind. Jeden Menschen, der hilfesuchend zu mir kommt, sehe ich unabhängig von seiner Diagnose als gesund, als von Licht und Freude erfüllt. Ich weiß, dass meine Klienten gute Aussichten auf Heilung haben, wenn ich bei diesem Bild bleibe, auf dem ich sie als geheilt sehe. Und erst wenn ich dieses Bild klar vor Augen habe, schaue ich mir an, welche Beschwerden sie haben und wo das Problem liegen könnte.

Nur wenn wir an andere weitergeben, was uns selbst an Heilung zuteilgeworden ist, gehören diese Geschenke wirklich uns. Am Beginn steht die Heilung eines Ichs, das sich als von anderen und der Welt getrennt wahrnimmt und sich deshalb machtlos und hilflos fühlt. Wer den Verlust seiner Identität als Individuum fürchtet, empfindet die Erfahrung der Einheit als unerträglich – und demzufolge auch alles, was an Kraft und Gnade mit dem Osten verbunden ist. Als getrennte Wesen existieren Sie und ich nur in der gewöhnlichen Alltagswelt.

Wenn Sie Ihr Bewusstsein auf die Höhe des Adlers heben, sind Sie nicht mehr nur das Geträumte, sondern werden der Träumende. Dann erkennen Sie auch, dass jeder wie ein Stück des kosmischen Puzzles ist und Sie nicht der einzige Träumer sind. Hand in Hand mit anderen und mit dem Geist träumen Sie sich Ihre Gesundheit und eine geheilte und wahrhaft schöne Welt ins Dasein. Dieses Träumen geschieht ständig, ob Sie sich dessen bewusst sind oder nicht. Auf dem Weg des Visionärs entscheiden Sie sich jedoch für die bewusste Teilnahme an diesem Unterfangen, die Welt ins Dasein zu träumen.

Wenn das Träumen ein kollektives Geschehen ist, brauchen Sie sich nicht mehr mit dem Gedanken zu plagen, dass Sie ganz allein Ihr Leben und Ihre Welt in Ordnung halten müssen und es einfach nicht schaffen. Zugleich erlaubt es Ihnen, sich zuzugestehen, dass Sie absolut dazu fähig sind, Ihre Gesundheit, Ihre Beziehungen und alles andere in Ihrem Leben zum Besseren zu wenden. In diesem Bewusstsein werden Sie nicht versuchen, Krisen aus dem Weg zu gehen, sich aber auch nicht völlig von ihnen überwältigen lassen. Sie sehen klar, wann Sie aktiv werden müssen und wann es besser ist, die Probleme sich selbst zu überlassen und dem Körper zuzutrauen, dass er sich von allein heilt.

Im Norden haben Sie sich die Fähigkeit erarbeitet, in der Übung der Stille Ihr Denken zu beobachten. Im Osten nun wird Ihnen klar, dass dieses beobachtende Ich ein Bestandteil des großen Gesamtbewusstseins ist. Ramana Maharshi, der große indische Weise des vorigen Jahrhunderts, empfahl den Menschen zu diesem Zweck die Praxis der Selbsterforschung. Hier wendet man seine Aufmerksamkeit zunächst dem Ich-Gefühl zu und bleibt so lange dabei, bis dieses Ich-Gefühl verblasst und reine Bewusstheit übrig bleibt. Das dürfte für die meisten von uns eine schwierige Übung sein. Zum Einstieg können Sie zunächst die Frage »Wer bin ich?« reflektieren und dann zu einer weiteren Frage übergehen, nämlich: »Wer stellt diese Frage?«

Dieses forschende Fragen führt uns über das Ich-Bewusstsein hinaus zur Erfahrung der Einheit, die das Wesen des Universums ausmacht. Sie werden entdecken, dass Ihr individuelles Bewusstsein letztlich nie von diesem Gesamtbewusstsein getrennt ist. Sie erleben es nur als etwas für sich Bestehendes, solange Sie einen physischen Körper besitzen. Wie eine Welle in der Brandung sind Sie erkennbar etwas Bestimmtes, ein Individuum, aber zugleich sind Sie auch das Meer, der Ursprung, und nie davon getrennt. Verkörperung ist etwas Vorübergehendes. Ihr

Körper, könnten wir sagen, ist Ihr lokales Ich, und das große Meer des grenzenlosen Bewusstseins ist Ihr nichtlokales Ich. Wenn Sie Ihr wahres nichtlokales Wesen erkannt haben, können Sie in Ihr alltägliches, lokales, verkörpertes Bewusstsein zurückkehren – aber in dem Wissen, dass Sie jetzt in der Lage sind, sich eine neue Realität zu erträumen, auch einen Körper, der auf andere Weise altert und sich auf neue Art zu heilen vermag.

Der Weg nach Osten ist eine innere Reise in das Reich jenseits des Todes, in dem uns die Unermesslichkeit der Schöpfung vor Augen geführt wird. Dem Visionär obliegt es, sein Wissen mitzubringen, wenn er schließlich in die alltägliche Wirklichkeit zurückkehrt. Während viele Mystiker in die himmlischen Bereiche streben, um dort in glückseliger Kontemplation zu verweilen, geht es uns darum, den Himmel auf Erden zu verwirklichen und auch andere in den Genuss von Gesundheit und Einheit kommen zu lassen. Wir üben uns in heilsamer Großzügigkeit und tragen Schönheit in die Welt, ohne zu überlegen, was wir selbst davon haben. Die Gelegenheit, Leiden zu lindern, ist uns Lohn genug.

Aber es fällt für den Visionär schließlich *doch* etwas ab. Sie werden erleben, dass Sie auf diesem Weg sehr viel für Ihre eigene Gesundheit bewirken. Dabei müssen Sie nicht bestimmte Gene ein- oder ausschalten oder Ihr Gehirn mit der Produktion bestimmter Neurotransmitter beauftragen, sondern Sie bleiben einfach in der doppelten Adlerperspektive – Überblick sowie präzise Erfassung der Details –, und Ihr Körper erledigt alles Übrige. Stress aktiviert die Gene, die kardiovaskuläre Schäden anrichten und Krebs auslösen können, und im gleichen Sinne schalten der Adlerblick und die Erfahrung der Einheit Gene ein, die für Gesundheit und ein langes Leben sorgen. Wenn der Adlerblick die Illusion der Trennung zerstreut, schaffen Sie die spirituellen Voraussetzungen für Gesundheit, und Krankheit verschwindet. Wir wissen heute, dass Meditation die sogenannten Telomere, die Enden unserer Chromosomen, länger werden lässt. Telomere schützen die DNA und entscheiden damit über unsere Gesundheit und die Länge unseres Lebens.[68]

Wenn Sie mithilfe der Anleitung im nächsten Kapitel oder in einer anderen Form auf Visionssuche gehen, führt Sie der Weg in Bereiche jenseits des Todes, in denen Sie auf das treffen werden, was Ihnen für die Zukunft bestimmt ist und was bereits gegeben ist. Haben Sie einmal gesehen, wer Sie dann sein werden, können Sie schon heute damit anfangen, diese Eigenschaften und Attribute in Ihr Leben zu integrieren. Die Vergangenheit, die Ihnen nachschlich, weicht einer Zukunft, die Sie unwiderstehlich in Richtung des Ichs zieht, das Sie nach und nach werden und das keiner Interventionen, Therapien und Reparaturen bedarf. Sie werden nichts zu heilen haben, das Heilen geschieht von selbst.

Rumi umschreibt in seinem Gedicht »Nachtluft« das Nichttun eines Menschen, der die Reise des Ostens bewältigt hat: »Mystiker sind Meister der Faulheit. Sie verlegen sich darauf, da sie Gott allenthalben bei der Arbeit sehen. Die Ernte wird unentwegt eingefahren, und dabei haben sie nicht einmal gepflügt!«[69]

Es gibt jedoch einiges zu tun, bis wir schließlich beim Nichttun ankommen. Der Weg des Adlers ist keinesfalls etwas für Menschen, die den schnellen Weg zum glücklichen Leben suchen. Vom Weg des Adlers erzählt beispielsweise die Geschichte vom Prinzen Siddhartha, der zum Buddha wurde: das Erwachen der inneren Schau, der Ruf der Vorsehung und schließlich die Rückkehr in die Welt, damit wir den Menschen mitteilen können, was wir erfahren haben.

Siddhartha: One Spirit Medizin in Vollendung

Der Legende nach wurde der Buddha als ein Prinz namens Siddhartha geboren. Der Name bedeutet »der das Ziel erreicht hat« oder »der erfüllte Wunsch«. Sein Vater war der Herrscher eines Reichs in Nordindien, und er setzte alles daran, seinen Sohn gegen die Leiden und Schmerzen der Welt abzuschirmen, damit er ihm auf den Thron nachfolgen würde. Das Orakel hatte nämlich gesagt, aus dem jungen Prinzen werde entweder ein großer Herrscher oder ein Buddha werden, ein Erwachter. So ließ der Vater seinem Sohn eine heile Welt vorgaukeln, er sollte gar nicht erst auf religiöse Gedanken kommen. Der junge Prinz führte ein rundum behütetes Leben – ein prächtiger Palast, blühende Gärten und Parks, dazu zahlreiche Diener, die ihm jeden Wunsch von den Augen ablasen. Vom Leben des gemeinen Volks außerhalb der Palastmauern wusste er nichts.

Wer würde nicht gern auf solch einer Insel des Glücks und Behagens leben, weit weg von allem, was ihn belasten könnte? Siddharthas Vater steht für diese Neigung, uns abzuschirmen, uns einen kleinen Palast inmitten der Slums einzurichten und uns in seliger Unkenntnis der Nöte anderer ausschließlich um unsere eigenen Bedürfnisse zu kümmern. Aber als Menschen sind wir nun einmal soziale Wesen, wir reagieren aufeinander, wir fühlen die Schmerzen anderer, es macht uns traurig, wenn wir sie leiden sehen.

Als Siddhartha schließlich ein junger Mann war und natürlich auch eine wunderschöne Frau hatte, wurde er immer neugieriger darauf, einmal zu sehen, was es außerhalb des Palastes gab und was dort draußen vor sich ging. Gegen den Wunsch seines Vaters trug er seinem Wagenlenker eines Tages auf, ihn durch die Gegend zu fahren. Er wollte die Menschen dort draußen sehen, schließlich sollte er sie ja eines Tages regieren und musste einfach wissen, wie sie lebten. Siddhartha musste aus seiner behüteten Kindheit ausbrechen, wenn er erwachsen werden wollte.

Auf seinen Ausflügen in die Umgebung des Palastes machte Siddhartha Erfahrungen, die traditionell als die »vier Anblicke« bezeichnet werden. Zuerst sah er einen alten Mann, der sich mühsam und unter Schmerzen dahinschleppte. »Weshalb stöhnt er so?«, fragte Siddhartha seinen Wagenlenker. Der antwortete: »Er ist alt und gebrechlich, er leidet.«

Das rüttelte den jungen Prinzen auf, er hatte noch nie einen Gedanken an so etwas wie Alter und Gebrechlichkeit verschwendet. Vielleicht hatte er davon gehört, aber es war völlig abstrakt geblieben und nicht nachvollziehbar. »Werde ich auch alt und gebrechlich?«, fragte er. »Ja«, lautete die Antwort.

So reich und wohlgenährt Siddhartha auch war, zumal er der Thronfolger war und in einem Palast lebte – beim Anblick eines leidenden Menschen kam ihm doch die Frage: »Und was wird aus mir?« Später, als er der Buddha geworden war, verwandelten sich solche Sorgen in Mitgefühl für andere, und seine eigene Verletzlichkeit beschäftigte ihn nicht mehr. Natürlich sind wir alle für unser Wohlergehen verantwortlich, doch das ist etwas anderes, als nur für unsere eigenen Belange zu sorgen und unsere eigenen Wünsche wichtiger zu nehmen als die Bedürfnisse anderer.

Es war wohl kein Zufall, dass Siddhartha zuerst einem Menschen begegnete, der dem Tod entgegensah. Auch er würde sein Luxusleben bald hinter sich lassen und ins Ungewisse aufbrechen, wo seine Fragen noch unbeantwortet waren: »Wie lange werde ich leben? Wie lange kann ich die Gebrechlichkeit aufhalten? Bin ich nicht ein Prinz, so mächtig, dass ich endlos leben und immer glücklich sein sollte?« Es grämte ihn auch, dass er dem alten Mann seine Jugend und Vitalität nicht zurückgeben konnte. Wenn die Macht eines Herrschers das nicht vermochte, wozu dann überhaupt herrschen?

Dieser erste der vier Anblicke entspricht der ersten der vom Buddha später entdeckten Vier Edlen Wahrheiten: Alles Leben ist leidvoll. Auf diese Wahrheit stoßen auch wir, wenn wir im Medizinrad den Weg des Südens gehen, wo wir überholte Rollen und unsere Opferidentität ablegen und in eine neue Rolle hineinwachsen, die des Urhebers und Gestalters unseres eigenen Geschicks.

Noch mit der Frage beschäftigt, wann er alt und gebrechlich werden würde, wurde Siddhartha vom zweiten Anblick überrascht: Er sah einen nackten Bettler am Straßenrand. »Wagenlenker«, rief er, »was ist mit diesem Mann?«

Die Antwort kam prompt: »Das ist ein hungernder, nackter, kranker

Bettler.« – »Steht mir das auch bevor?«, wollte Siddhartha wieder wissen. »Ja«, erwiderte sein Wagenlenker. »Du magst wohl reich sein und wirst über das ganze Land herrschen, aber es steht nicht in deiner Macht, Krankheit zu verhindern. Auch du wirst einmal alt und büßt deine Gesundheit und Schönheit ein.«

Siddhartha war zutiefst erschrocken und verstört. Er konnte sich einfach nicht vorstellen, dass seine Gesundheit und Widerstandskraft einmal schwinden würden und er seine Wünsche dann nicht mehr so einfach verwirklichen konnte wie bisher. Und jetzt musste er sich sagen lassen, dass ihm genau das bevorstand. »Das kann nicht sein«, dachte er. »Vielleicht ergeht es anderen so, aber mir doch nicht!« Wir alle würden uns gern in Sicherheit wiegen und davon ausgehen können, dass schlimme Dinge und das Altwerden nur den anderen widerfahren. Wir hören zwar schon in der Kindheit, dass Menschen alt werden und sterben, aber dass es uns auch blüht – nein, das glauben wir nicht wirklich.

Siddharthas Erkenntnis, die durch den Anblick des Bettlers angestoßen wurde, entspricht der Zweiten Edlen Wahrheit: Alles Leid entsteht aus unserem Begehren und Haften. Wenn wir bekommen, was wir uns wünschen, und verschont werden von dem, was wir uns nicht wünschen, sind wir froh. Wer zufrieden ist, der möchte, dass alles so bleibt, wie es ist. Anstatt zu sehen, dass Veränderung unvermeidlich ist, anstatt das Neue willkommen zu heißen und uns auf mögliche Überraschungen zu freuen, klammern wir uns ans Alte, bis der Kleiderschrank überquillt, im Keller alter Krimskrams einstaubt und sich in unserem Kopf alte Gedanken und Glaubenssätze stapeln. Manchmal halten wir sogar an höchst unerfreulichen Lebensumständen fest, etwa an dem schrecklichen Job oder dem gewalttätigen Ehemann, und denken dabei: »Besser so, als mit fünfzig allein und ohne Job dazustehen.« Wir fürchten die Unsicherheit und sind in alten Rollen und Identitäten verhaftet, auch wenn sie uns längst nicht mehr passen. Aber vorwärts können wir nur gehen, wenn wir solche Anhaftungen lösen, sie dem Feuer übergeben, wie wir es auf dem Weg des Heilers gemacht haben.

Unser Aufbruch ins Unbekannte setzt voraus, dass wir überholte Vorstellungen absterben lassen und unsere Erwartungen den veränderten Umständen anpassen.

Als mir von den Ärzten gesagt wurde, ich müsse eigentlich schon tot sein, war die lange Liste all dessen, was ich für mein Glück zu brauchen glaubte, plötzlich leer – bis auf einen Punkt, nämlich meine Gesundheit. Und sollte die nicht wiederherzustellen sein, das war der zweite Punkt, hatte ich mich auf den Tod vorzubereiten. Deshalb halte ich die Liste der Gegebenheiten, die zu meinem Glück notwendig sind, heute ganz kurz, und die beiden genannten Punkte stehen immer ganz oben.

Wir hängen nicht nur am Vergangenen – an den Dingen, aus denen wir herausgewachsen sind, die wir aber immer noch aufheben –, sondern auch an dem, was die Zukunft bringen könnte. Die bloße Vorstellung von etwas Unerfreulichem, das kommen könnte, lässt uns angstvoll erstarren. Der Kranke, dem Siddhartha begegnet, repräsentiert unsere Urängste: nicht genug Nahrung, Geld, Gesundheit oder Macht zu haben. Der alte Mann ist die gefürchtete Zukunft, die wir auf keinen Fall an uns heranlassen dürfen. Doch wir brauchen uns nur auf dem Weg des Jaguars unserer Todesfurcht zu stellen, um unsere Schritte im Dschungel der Ungewissheit immer sicherer zu setzen. Dann werden wir uns nicht mehr aus Angst vor dem Unbekannten mit eingezogenem Kopf durch die Welt bewegen.

Siddhartha hatte die Erschütterung über die Aussicht auf seinen Niedergang noch nicht überwunden, als sich ihm der dritte bestürzende Anblick bot: ein Leichnam. »Und der, was ist mit dem?«, fragte er seinen Wagenlenker. »Warum steht er nicht auf und geht seinem Tagwerk nach?« – »Weil er tot ist«, lautete die Antwort.

»Und man kann ihn nicht wieder zum Leben erwecken?« – »Leider nein.«

Siddhartha wurde sehr traurig und fragte: »Wird mein Leben auch eines Tages enden?« Der Wagenlenker ließ ihn wissen, dass es allen Menschen so gehe.

Die Leiche am Straßenrand entspricht der Dritten Edlen Wahrheit, die besagt: Wenn wir unser Leiden beenden wollen, müssen wir alle Anhaftungen lösen, auch die an das Leben als solches. Wir dürfen nicht zu halten versuchen, was uns doch entgleiten wird, und es hat keinen Sinn, uns nach Verlorenem zu sehnen, das doch nicht zurückzubringen ist. Innerer Friede ist nicht von der Erfüllung unserer Wünsche abhängig.

Dass er eines Tages sterben würde, beunruhigte Siddhartha noch mehr als die beiden früheren Anblicke. Es wartete aber noch ein vierter Anblick auf ihn, der ihn bis in die Grundfesten erschüttern sollte: ein Sadhu, ein Heiliger, der meditierend am Wegrand saß. Er schien so von innerem Frieden erfüllt, als könnten Angst und Leid ihm nichts anhaben. Siddhartha ließ seinen Wagenlenker anhalten, stieg aus und fragte den Sadhu, wie er es zu dieser heiteren Gelassenheit gebracht habe.

Der Weise versicherte ihm, auch er könne über Leid und Tod hinauswachsen, er müsse sich nur um inneren Frieden bemühen. »Setz dich nur still unter einen Baum wie den dort drüben«, sagte er, »und verzichte auf Essen und Trinken, bis du weißt, dass der Tod, der dich beschleicht, dir nichts anhaben kann.«

Als Siddhartha wieder im Palast war, stellte er fest, dass dieses ganze Leben in Reichtum und Luxus ihm nichts mehr sagte. Die Worte des Sadhus gingen ihm nicht mehr aus dem Kopf. Einige Jahre später ließ er dieses Leben hinter sich und folgte dem, was er als seine Bestimmung sah. Als wandernder Mönch machte er sich auf die Suche nach dem Weg, der ihn und alle Menschen an das Ende aller Leiden führen würde.

Wenn sich der Schleier hebt und unsere eigenen Leiden und die der Welt uns bewusst werden, empfinden wir unser altes Leben als beengend. Dann machen wir uns auf die Suche nach dem, was wirklich heilt. Wie lang und beschwerlich der Weg des Visionärs dann wird, hängt vom Einzelnen ab. Aber inzwischen ist Ihnen wohl einigermaßen deutlich geworden, dass der Weg steil ist und selten gerade verläuft, dass

Heilung gewissenhafte körperliche, geistige und seelische Vorbereitung verlangt.

Siddhartha widmete sich sechs Jahre lang einer strengen spirituellen Praxis, ohne sich groß um die Bedürfnisse seines Körpers zu kümmern, und trotzdem gelang es ihm nicht, die gesuchten Antworten zu finden. Schließlich, fast schon verzweifelt, setzte er sich unter einen Feigenbaum und gelobte, er werde sich erst wieder erheben, wenn er die Ursache des Leidens gefunden hatte und wusste, wie er ihm ein Ende setzen konnte. Kinder spielten in seiner Nähe, Hunde bellten, verführerische Frauen versuchten ihn abzulenken, und Diebe stahlen ihm die Mönchstasche mit seinen wenigen Habseligkeiten. Siddhartha blieb einfach sitzen und wandte den Blick nach innen, um seinen eigenen Geist zu erforschen. Er öffnete sich ganz und ließ alle Erwartungen fahren. Und nach einer besonders schweren Nacht erfuhr er beim Anblick des Morgensterns tiefe Erleuchtung. Der Feigenbaum wird seither »Bodhi-Baum«, der »Baum des ›Erwachens‹« genannt.

Wie der Buddha später einmal erzählte, war er die »uralte Straße« aller früheren Buddhas gegangen und auf ihr ans Ziel gelangt: »Ich folgte der Straße, und ihr folgend, begriff ich Alter und Tod, begriff ich den Ursprung von Alter und Tod, begriff ich die Aufhebung von Alter und Tod, begriff ich den zur Aufhebung von Alter und Tod führenden Weg.«[70]

Die Erfahrung, durch die Siddhartha der Buddha wurde, der »Erwachte«, war zutiefst heilsam, dabei aber verblüffend einfach, einerlei, ob wir von Erleuchtung, Verwirklichung, Erwachen oder Einheit sprechen. Die Wahrheit vom Aufhören, hat der berühmte Lehrer des tibetischen Buddhismus Chögyam Trungpa Rinpoche einmal gesagt, sei eine persönliche Entdeckung. Sie sei nicht mystisch und habe keine religiösen oder psychologischen Anklänge, sondern sei einfach Ihre Erfahrung.[71]

Siddhartha war ausgezogen, um seine eigenen Leiden zu heilen, und was er fand, waren die Mittel, mit denen alle Menschen ihre durch

Alter, Krankheit und Tod bedingten Leiden heilen können. Das ist das Geschenk des Adlers, das wir vom Weg des Visionärs mit nach Hause bringen.

One Spirit Medizin und danach

Im Osten des Medizinrads verlieren wir uns, um uns zu finden. Wenn wir dem Alten gestorben sind, erleben wir die Wiedergeburt in ein neues Leben. Dabei stellt sich heraus, dass sich unser zeitliches Ich in der stofflichen Welt ständig ändert, während unser zeitloses Ich unveränderlich ist und niemals leidet. Ihr zeitloses Ich ist nie krank und wird nicht sterben. Diese Erkenntnis fördert unsere Rückkehr zu vollkommener Gesundheit und gibt jeder einzelnen Zelle Anleitung, wie der Körper so zu erneuern ist, dass sie besser in ihm leben kann.

Unsere Reise zur Entdeckung unseres zeitlosen Ichs begann im Süden, wo wir alte Rollen und überholte Vorstellungen von unserem wahren Wesen abgelegt und wie Parzival die Wunde des Männlichen in uns geheilt haben. Weiter führte uns der Weg nach Westen, wo wir von Psyche erfuhren, dass wir den Schritt ins Unbekannte tun müssen, wenn wir aus dem Gefängnis unserer Ängste, insbesondere der Todesangst ausbrechen und die Geschenke der Göttin, der Erkenntnis unserer Unsterblichkeit, bergen möchten. Anschließend haben wir im Norden gelernt, still zu sein, in uns zu gehen und aus der kollektiven Weisheit derer zu schöpfen, die vor uns gelebt haben. Und wie Arjuna wurde uns die ganze Herrlichkeit der Schöpfung offenbar.

Schließlich haben wir den Osten erreicht, und da waren alle Schritte des Weges, alle Irrungen und Wirrungen plötzlich ganz einleuchtend. Unser Blick weitete sich, und das Paradoxe unseres Daseins erschloss sich uns, nämlich dass wir winzige Stäubchen und zugleich unermesslich sind, nichts und alles. Wir stellten fest, dass sogar Erleuchtung etwas Alltägliches hat und im Grunde nichts Besonderes ist; und schließlich erkannten wir, dass wir wie Siddhartha das Heilsame in die Welt tragen können, wenn wir die Erfahrung der Einheit gemacht haben.

Wir mögen die mit den vier Richtungen des Medizinrads verknüpften Lehrinhalte intellektuell erfasst haben, doch erst nach der unmittelbaren Erfahrung der Einheit werden sie uns wirklich zu eigen und verändern unser Leben. Im Osten haben wir uns wie der Buddha und wie Jesus unseren inneren Dämonen zu stellen. Jesus rang seine Dämonen nicht nieder, er schickte sie einfach weiter. Auch der Buddha kämpfte nicht gegen sie an, sondern gab ihnen schlicht, was sie begehrten. »Du willst meinen Kopf? Da hast du ihn. Du willst meinen Körper? Hier, nimm ihn.« Sein zeitloses Ich wusste, dass er nicht sein Kopf oder Körper war, und da er sich auf kein Gerangel mit seinen Dämonen einließ, wurde es ihnen langweilig, und sie verzogen sich. Zu gern bilden wir uns ein, wir könnten unseren Dämonen den Kampf ansagen und sie besiegen. Erst Jahrzehnte später, voller Blessuren, geht uns auf, wie sinnlos der Kampf war. Unsere schlimme Beziehung zu unserem Vater, unserer Mutter, unserem Ex ist dann immer noch da. Unsere Kinder sind uns immer noch böse. Mit den Lehren des Ostens und dem Weg des Visionärs stehen unsere Chancen besser, wir überlassen unsere Dämonen einfach sich selbst.

Auch wenn uns die Gaben des Geistes zuteilgeworden sind, müssen wir uns doch noch mit unserer körperlichen Existenz auseinandersetzen. Das Erwachen enthebt uns auch nicht der Notwendigkeit, an der Feinabstimmung unseres Denkens und Verhaltens zu arbeiten. Ich sage gern, dass es in den östlichen Traditionen ganz überwiegend um das Aufwachen und in den westlichen um das Aufwachsen geht. Beide sind wichtig. Wir sind nicht auf das Einheitsgefühl der Neugeborenen und Säuglinge aus, sondern auf das, was wir als reife Erwachsene erfahren können. Es gibt für mich kaum etwas Langweiligeres als das unausgegorene Gerede, das so oft als Spiritualität ausgegeben wird.

Sogar der Dalai Lama kennt Ärger, wie er freimütig einräumt. Er möchte nicht als ein höheres Wesen gelten, er ist, wie er immer wieder betont, auch nur ein Mensch. Er begegnet dem Leben mit Mitgefühl und sieht es mit dem Blick des Adlers, oder wie er einmal im Interview sagte: »Ich betrachte alles, was vor sich geht, unter einem weiteren Blickwinkel.«[72] Jesus erlebte in der Wüste seine Verklärung und tiefe Wandlung. Er wusste, was er sagte, wenn er davon sprach, dass wir unseren Nächsten wie uns selbst lieben oder die andere Wange hinhalten sollten. Er zog noch lange umher, er hatte noch viel zu lehren und zu leiden, bis sein Werk verrichtet war. Der Buddha zog sich nach seiner Erleuchtung nicht auf einen Berggipfel zurück, um dort in seliger Verzückung zu weilen. Er war noch weitere 45 Jahre in der Welt unterwegs und führte andere auf den Weg des Erwachens und der Heilung.

Wenn die östlichen Traditionen vom Aufwachen und die westlichen vom Aufwachsen handeln, geht es auf dem Weg des Schamanen ums *Auftauchen:* für das Leben und für andere da sein. Es geht darum, mutig und eigenverantwortlich zu leben.

Was also wird sich nach dem Weg um das Medizinrad in Ihrem Leben ändern? Zunächst einmal werden Sie sich mit dem Blick des Adlers leichter und freier in Ihrem Alltag zurechtfinden. Ihre Arbeit wird Ihnen natürlich vorkommen, weil sie Ihren Werten und Ihrer Veranlagung entspricht. Und was Sie in Körper, Denken und Geist an Heilung erleben, wird von solcher Kraft sein, dass Sie den Wunsch haben werden, der Welt zu dienen, wo immer Sie es können.

Mit diesem Blick auf den Weg des Visionärs kommen wir jetzt zum letzten Schritt dieser Reise, zur Visionssuche.

VIERZEHN

Die Visionssuche

Wie kannst du Quantenmechanik im täglichen Leben anwenden?
Sagt sie dir, wie man auf der Erde geht? Wie man das Wetter ändert?
Wie du dich eins fühlen kannst mit dem schöpferischen Prinzip,
mit der Natur, mit dem Göttlichen? Bringt sie dir bei, jeden Augenblick
deines Lebens als einen Moment der Kraft zu leben?

Villoldo/Jendresen: Dance of the Four Winds

Die tatsächlich erlebte Erneuerung des Körpers ist etwas ganz anderes als die bloße Lektüre darüber. Wenn Sie etwas von Siddharthas Erleuchtung erfahren, befreit Sie das noch nicht von Alter, Krankheit und Tod; und was Sie in diesem Buch lesen, vermittelt Ihnen zwar Kenntnisse, aber noch kein echtes Wissen. Um zum Wissen zu gelangen, sind wichtige weitere Schritte erforderlich: die besondere Ernährungsform mit ihren Nahrungsergänzungen, die Reise durch das Medizinrad und schließlich die Visionssuche.

Eine Visionssuche kann den Körper heilen und die Seele ins Gleichgewicht bringen. Wie Parzival müssen Sie den Heiligen Gral suchen, wie Psyche das Elixier der Unsterblichkeit aus der Unterwelt bergen. Wie Arjuna müssen Sie die Geheimnisse des Kosmos lüften und wie Siddhartha das Schloss verlassen oder sich von Ihrer bequemen Couch erheben, um in irgendeiner Form unter einem Bodhi-Baum in sich zu gehen.

Denken Sie sich das als eine Art spirituelle Gesundheitsvorsorge. Schieben Sie die Erprobung der Diät nicht auf, bis Sie krank sind. Und die Reise über den Tod hinaus treten Sie am besten vor dem Ende Ihres Lebens an.

Es fallen uns immer gute Gründe ein, weshalb wir unser behütetes Leben jetzt noch nicht aufgeben können – nicht genug Geld, keine Zeit, zu viele E-Mails. Ich selbst habe diese endgültige Reise aufgeschoben, bis ich eine sehr beunruhigende Diagnose bekam und das Ende meines Lebens vor mir sah. Warten Sie lieber nicht so lange.

Die beste Umgebung für die Visionssuche ist die Natur. Sie setzen sich den Elementen – Regen, Wind, Sonne, Kälte, Hitze – aus und muten Ihrem Körper durch intermittierendes Fasten leichten Stress zu. Bei der Visionssuche geht es aber nicht in erster Linie darum, ohne Nahrung und Wasser auszukommen, sondern für uns zu entdecken, dass wir Erdenbürger sind. Ihr Fasten weckt die Selbstheilungskräfte des Körpers und kurbelt die Stammzellenproduktion im Gehirn und allen anderen Organen an. Während Ihrer Zeit in der Natur geht Ihnen auf, dass die Erfahrung der Einheit Ihnen jederzeit offensteht.

Aber Sie müssen Ihr Gehirn erst einmal auf eine höhere Stufe heben, sonst wird Ihre Visionssuche nur ein besserer Campingausflug. Sobald Sie Ihr Gehirn im Rahmen des Programms zur Erneuerung unseres Körpers entgiftet und ihm mit Superfoods Kraft zugeführt haben, kann die Suche zu einer unmittelbaren Begegnung mit Ihrer Bestimmung werden. Wenn Sie sich intensiv mit den Übungen in diesem Buch befasst haben, werden Sie im weiteren Verlauf der körperlichen Erneuerung mit großer Wahrscheinlichkeit einen Geschmack von der Einheit der Schöpfung bekommen. Halten Sie sich bewusst, dass der Körper den Geist beherbergt. Fleisch und Knochen, Zellen und Neuronen passen sich dem Geist an, um ihm eine haltbare und pulsierend lebendige Wohnstatt bieten zu können.

Die Herausforderung annehmen

»Was verstehen Sie denn unter ›Visionssuche‹?«, fragte Sally, eine New Yorkerin, wie sie im Buche steht. »Primitives Leben ist absolut nicht mein Ding, ohne Room Service geht bei mir gar nichts.« Sally war durch und durch Stadtmensch, darüber hinaus auch noch Chefredakteurin eines Frauenmodemagazins. Drei Tage allein in der Wildnis mit nichts als Wasser? Nein, das kam überhaupt nicht infrage.

»Möchten Sie Ihre Probleme denn für den Rest Ihres Lebens behalten?«, fragte ich. »Wäre es nicht besser, diese drei Tage einfach durchzustehen und das Elend dann hinter sich zu haben und ein neues Leben anzufangen?« Um sie zu locken, fügte ich hinzu: »Ein guter Artikel fällt dabei doch sicher auch noch ab.«

Widerstrebend erklärte sie sich schließlich bereit, und ich setzte sie, mochte sie noch so lamentieren, in einem Canyon mit steilen Felswänden in den Red Rocks von Utah ab. Sie hatte reichlich Wasser dabei, dazu ein gutes Zelt und einen Schlafsack. Ich verschwieg Sally, dass die Natur zwar die beste Umgebung ist, aber keineswegs unbedingt nötig. Man kann die Visionssuche überall machen, sogar mitten in New York City. Es geht vor allem darum, sich einmal von dieser ganzen Technikwelt zu lösen, von dem Wahn, dass das Leben nicht mehr weitergeht, wenn man nicht ständig E-Mails, die sozialen Medien und so weiter checkt. Außerdem wies ich sie an zu beten.

»Ich weiß doch gar nicht, wie das geht!«, protestierte sie.

»Bedanken Sie sich beim Schöpfer«, erläuterte ich. »Und wenn das nicht funktioniert, beten Sie, dass die Wölfe Sie nicht holen.« Es gibt in dieser Gegend keine Wölfe, aber Sally verstand wohl trotzdem, was ich meinte. Gebet und Meditation sind ein Zugang zum Geist, doch wenn wir uns auf bestimmte Formen der Kontaktaufnahme mit dem Geist versteifen, kann es sein, dass wir keine Ohren für seine Weisheit haben.

Sally war schon sehr lange meine Klientin. Sie war wohlhabend und intelligent, mit zwanzig war sie eine Schönheit gewesen und jetzt mit

Mitte fünfzig immer noch eine glanzvolle Erscheinung. Außerdem war sie hyperaktiv, musste immer ihren Kopf durchsetzen und war, was Beziehungen anging, so vom Pech verfolgt, wie ich es noch bei niemand anderem erlebt hatte. Am Tag nahm sie Ritalin, um ihrer Hyperaktivität Herr zu werden, und abends Trazodon, ein starkes Mittel gegen Depressionen und Ängste, mit dem sie besser schlafen konnte. Sie war von einer traumatischen Beziehung in die nächste gestolpert und so kaltschnäuzig geworden, dass sie »Männer nur noch als Spielzeuge benutzte«, wie sie sich ausdrückte. Allerdings räumte sie ein, dass es sie immer sehr mitnahm, sich von solch einem Spielzeug zu trennen.

Natürlich stellte die Visionssuche sie mit ihren städtischen Gewohnheiten auf eine harte Probe. Kein Feinkostladen, kein Fernsehen, kein Internet. Mutterseelenallein in der Wildnis festzusitzen war ganz bestimmt nicht ihr Wunschprogramm, aber der Gedanke an weitere kaputte Beziehungskisten und diese Medikamentenabhängigkeit erschreckte sie noch mehr.

»Da draußen im Freien pinkeln, das hat mir am meisten Spaß gemacht«, erzählte sie grinsend, als ich sie nach den drei Tagen wieder abholte. Das Haar war zerzaust, das Gesicht etwas schmuddelig, aber ihr Aufzug ansonsten tadellos. Ich fragte, wie sie das geschafft habe, und sie gab zu, dass sie für jeden Tag frische Kleidung eingepackt hatte.

Die Einsamkeit sei nicht leicht für sie gewesen, berichtete sie. Am ersten Tag hatte sie sich sogar von einem Taxi abholen lassen wollen, aber sie hatte im Canyon kein Netz. In der Nacht sah sie sich bereits als Wolfsfutter und hörte förmlich, wie die Räuber ihr Zelt umschlichen. Sie sehnte den Morgen herbei. Aber am nächsten Abend genoss sie bereits den Anblick der Sterne von ihrem Schlafsack aus. Sie hatte ihn vor das Zelt gezogen, als ihr klar wurde, dass sie hier keine Raubtiere zu fürchten hatte. So viele Sterne hatte sie noch nie am Himmel gesehen. Eigentlich hatte sie seit Jahren überhaupt keine Sterne mehr erblickt, da die Lichter der Großstadt alles überstrahlten. Am ersten Abend hatte sie Hungerattacken, aber später schlief sie wie ein kleines Kind. Und dann kamen die Lichter. »In der ersten Nacht hatte ich das Gefühl, mein Zelt steht auf einem Parkplatz«, erzählte sie. »Immer wieder leuchteten Scheinwerfer ins Zelt, so hell, dass ich davon wach wurde. Aber wenn ich nach draußen sah, war es abgesehen von den Sternen stockdunkel.« Anfangs hatte sie noch Außerirdische in Verdacht. Dann verstand sie, dass ihr im Traum »das Licht« gezeigt wurde.

Sally brachte von ihrer Visionssuche eine tiefe Naturliebe mit, und sie wusste jetzt, wie kostbar das Leben ist – alles Leben. Sie entschloss sich zu einer Pause, was Beziehungen anging: Sie wusste, dass die Männer, auf die sie abfuhr, genau die waren, die dann nicht gut zu ihr sein würden. Ein halbes Jahr nach der Visionssuche lernte sie einen eher ruhigen und einfühlsamen Mann kennen, einen »wirklich sanften Mann«, wie sie selbst sagte. Besonders erstaunlich war aber, dass ihre Hyperaktivität auf geheimnisvolle Weise einfach entschwand. Sie blieb bei der Ernährung ohne Gluten und Milchprodukte, ergänzt durch gesundes Gemüse, reichlich Omega-3-Öle und grundsätzlich eiweißarme Kost. Mit der Zeit gingen auch ihre Stimmungsschwankungen immer weiter zurück, und schließlich benötigte sie keine Medikamente mehr, weder tagsüber noch am Abend für den Schlaf.

Der Brotbackautomat

Samuel wog knapp 120 Kilogramm, als er zum ersten Mal zu mir kam. Er ernährte sich fast ausschließlich von Brot, Pasta und Fertiggerichten, hatte hohen Blutdruck, viel zu hohe Cholesterinwerte und litt an Diabetes. Er war Verleger und hatte Bücher über Gesundheit, Rohkost und gesunde Ernährung im Programm, aber er selbst war ein maßloser Esser. Geradezu süchtig war Samuel nach raffinierten Kohlenhydraten, die sich im Körper fast augenblicklich in Zucker verwandeln und ihn im Laufe der Zeit zum übergewichtigen Diabetiker gemacht hatten. Das ist die Seuche der zivilisierten Welt. Ich erzählte Sam, dass die

Fälle von Typ-1-Diabetes, bei dem die Bauchspeicheldrüse kein Insulin mehr produziert, während des Zweiten Weltkriegs aufgrund der Nahrungsknappheit um 60 Prozent zurückgegangen waren. Diesen Effekt, fügte ich hinzu, könne das kurze Fasten bei der Visionssuche ebenfalls haben.[73]

Samuel hatte jedes Abnehmprogramm der Welt ausprobiert, derzeit war es gerade die Paleo-Diät. Diese auch »Steinzeitkost« genannte Ernährungsform beruht auf der mutmaßlichen Ernährungsweise unserer steinzeitlichen Vorfahren, die ich in Kapitel 5 dargestellt habe: überwiegend pflanzliche Nahrung und gelegentlich Kleingetier und Fisch. Ich klärte Samuel auch darüber auf, dass es keine essenziellen Kohlenhydrate gibt, wohl aber essenzielle Eiweiße und Fettsäuren. Wir könnten bis ans Ende unserer Tage ohne eine einzige Scheibe Toast auskommen. Er nahm viel zu viel Eiweiß zu sich, und ich riet ihm, den Verzehr einzuschränken und auf rotes Fleisch – Rind und Schwein – zu verzichten, das die Sammler und Jäger früherer Zeiten auch nur selten bekamen. »Sie können sich ruhig ab und zu mal ein Steak genehmigen«, sagte ich. »Aber achten Sie darauf, dass es von Weidetieren stammt, die weder mit Getreide gefüttert noch mit Antibiotika vollgepumpt wurden. Quecksilberfreie kleinere Fische aus sauberen Gewässern sind sehr gut, aber mit Brot und Nudeln muss Schluss sein.«

Viele lassen sich heute auf die Paleo-Ernährung ein, ohne auch das steinzeitliche Weltbild zu berücksichtigen: die Einheit allen Lebens und der intensive Austausch mit der Natur und dem Geist. »Diese Überzeugungen sind für die Gesundheit des Körpers sehr wichtig«, erklärte ich Samuel. »Bei den anstehenden Veränderungen bewirkt die Ernährung allein nicht viel für Ihre Gesundheit, wenn Sie den Geist nicht als Helfer zur Seite haben.«

Er war nicht leicht umzustimmen. Immerhin versprach er, seinen Brotbackautomaten außer Betrieb zu setzen. Aber dann war sein Vorratsschrank immer noch voller Konserven und Fertigprodukte, zumeist zucker- und glutenhaltig. Ursache seiner systemischen Entzündungszustände waren Gluten und Milcherzeugnisse. Davon mochte er jedoch nicht so ohne Weiteres ablassen.

Also trafen wir uns eines Nachmittags in seiner Wohnung, in der ich anfing, seine Regale auszuräumen. Ich sammelte Konserven ein, Fertigprodukte, Weizenmehl – selbst den Brotbackautomaten. Er hatte sogar *Zahnpasta mit Zucker!* Beim Abtransport war nicht zu übersehen, dass Samuel mit meiner Aktion nicht glücklich war. Er war vernarrt in seinen kleinen Brotbäcker und hatte sich wohl vorgestellt, er müsse ihn nur eine Weile stilllegen. Jetzt sollte er auf einmal ganz dem Recycling zugeführt werden!

Wenn wir klein sind, bekommen wir von unserer Mutter Trosthäppchen, und von da an greifen wir bei jedem Stress am liebsten zu etwas Ähnlichem. Die Folge: Unsere wunderbare Darmflora wird geradezu süchtig nach Zucker, anderen raffinierten Kohlenhydraten und ungesunden Fetten, und wenn wir dann mehr als zwölf Stunden am Stück nichts essen, geht Candida auf die Barrikaden. Nicht wir kommen dann schier um vor Hunger, sondern Candida fühlt sich so und setzt Toxine frei, die unserem Gehirn Unterernährung signalisieren. Eigentlich bräuchten wir nicht unbedingt etwas zu essen, bekommen aber einen regelrechten Wolfshunger, weil die schädliche Hefe Futter möchte.

Zum Glück sind unsere Darmmikroben derart intelligent, dass sie schon nach 24 Stunden Entzug umzudenken beginnen. Die Sucht nimmt ab, und es stellt sich ein neues Gleichgewicht ein, sodass ein gesundes Mikrobiom nachwachsen kann. Wir lassen Zucker- und Stärkehaltiges sowie schlechte Fette weg und nehmen S. boulardii und hochwertige Probiotika ein. So kann sich die erwünschte Darmflora schnell ausbreiten. Das macht kurze Fastenperioden so wertvoll, denn sie stellen im Darm ein gesundes Gleichgewicht her und mobilisieren die Selbstheilungskräfte des Körpers.

Samuel wusste, dass die in Brot und Nudeln enthaltenen Kohlenhydrate suchtfördernd sind und im Gehirn dieselben Belohnungszentren anregen wie Kokain. Mit seiner schlechten Ernährung hatte er seinem

Verdauungssystem über Jahre sehr geschadet. Doch er war immer noch nicht davon überzeugt, dass solche drastischen Schritte wirklich notwendig waren, um seine Gesundheit wiederherzustellen. An diesem Tag wäre es vor der Abfallentsorgung beinah zur Rauferei gekommen – seit der Schulzeit hatte mich niemand mehr an die Wand geschubst!

Zum Glück konnte ich ihn zur Kehrtwende überreden, und kaum war die Entscheidung gefallen, ereignete sich das Wunder. Schon innerhalb der nächsten vier Tage fühlte Samuel sich besser und begann abzunehmen, ungefähr ein halbes Kilo pro Tag. Er ließ Gluten, Weizen, Kohlenhydrate, Milchprodukte sowie Zucker in allen Formen weg und nahm die in Kapitel 6 genannten Nahrungsergänzungsmittel ein. Leicht war das nicht. Ein paarmal rief er mich nachts weinend an, weil Bilder aus seiner Kindheit und Jugend auf ihn einstürmten. Aber am Ende der Woche hatte er an die 5 Kilogramm abgenommen, und sein vernebeltes Gehirn klärte sich. Zum ersten Mal seit Jahrzehnten schlief er tief und fest. Und die Nahrungsergänzungen halfen ihm, die Giftdepots im Fettgewebe aufzulösen und gleich auszuscheiden, damit sie nicht im Darm erneut resorbiert werden konnten. Samuel war bereit für die Visionssuche.

Der Geist macht sich nichts aus Kirchen, die freie Wildbahn ist ihm lieber. Wenn wir uns die großen Berichte von Begegnungen mit dem Göttlichen ansehen, ist es sogar so, dass sie fast immer in der Wildnis, auf Gipfeln oder in der Wüste spielen und kaum je in Kathedralen. Samuel wählte als für ihn passende Umgebung einen Tropengarten in der Nähe seines Ferienhauses in Florida. Jeden Morgen um sieben, wenn der Garten geöffnet wurde, stand er bereits da, und er ging erst wieder, wenn abends geschlossen wurde. Die Aufgabenstellung: nicht mit den Leuten sprechen, sondern einfach im Schatten der Bäume sitzen, wo es ihm am meisten behagte. Dazu jede Menge Wasser trinken.

Nach den drei Tagen seiner Visionssuche berichtete er: »Gott habe ich zwar nicht gefunden, dafür aber eine Stille, wie ich sie seit meiner Kindheit nicht mehr erlebt habe. Schon am Ende des zweiten

Tages stand mein Verstand still, es gab einfach keine wichtigen Dinge mehr, die zu tun waren. Früher hatte ich mir immer eingebildet, die Welt ginge unter, wenn ich nicht ständig alles erledigte. Diese Tropenbäume – die Blätter abwerfen, während schon neue entstehen, und tiefe Wurzeln haben, um auch Stürmen standzuhalten – sagten mir, dass ich wie sie bin. Dass ich mich von jetzt an für eine Welt engagieren möchte, die nicht von Dummheit und Habgier verschandelt ist.«

Zum Thema Essen: »Am schwierigsten war mein knurrender Magen. Ich habe zum ersten Mal in meinem Leben richtig Hunger gehabt. Anfangs konnte ich an nichts anderes denken als an den Schokoriegel im Wagen, aber nach dem zweiten Tag beschäftigte mich der Hunger kaum noch. Am Schluss hatte ich das Gefühl, ich könnte noch eine ganze Woche weiterfasten. Nichts zu essen war mir nicht mehr unangenehm, und die neue Energie war wirklich sagenhaft. Ich war so klar im Kopf, als hätte man dort Licht eingeschaltet, und dieser Frieden – unglaublich!«

Wir arbeiteten danach noch ein Jahr gemeinsam. Samuel blieb bei seinem Verzicht auf Weizen und Milchprodukte. Seinen Brotbackautomaten hatte er zwar damals gerettet, aber er nahm ihn nicht wieder in Betrieb. Nach einem halben Jahr war sein Blutzucker normal, und regelmäßige Blutuntersuchungen ergaben, dass sein IGF-1, ein Tumormarker, um über 30 Prozent zurückgegangen war.

Bei seiner Visionssuche war Samuel auf ein Innenleben gestoßen, von dem er zwar in den Büchern gelesen hatte, die er verlegte, von dessen Realität er aber nie so ganz überzeugt gewesen war. Seiner Meditationspraxis verdankt er, dass er jetzt mit ebender Begeisterung Forschungsreisen in seine Innenwelt unternimmt, die auch die großen Entdecker der äußeren Welt angetrieben haben muss. Fasziniert ist er besonders von den freundlichen Landstrichen in seinem Innern, in denen er sich jetzt umtun kann, statt immer nur To-do-Listen abzuarbeiten und sich über seine schlimme Kindheit Gedanken zu machen.

Rückkehr ins Leben

George wurde buchstäblich von seiner Frau in meine Praxis geschleift. Er war Arzt und unterzog sich gerade einer sehr aggressiven Chemotherapie, die nicht zum gewünschten Ergebnis führte. Die Tumormarker rührten sich nicht, sein Immunsystem war weitgehend lahmgelegt. Er hatte dem Besuch bei mir nur zugestimmt, weil seine Frau, Schülerin unserer Light Body School, ihm klarmachen konnte, dass er nichts zu verlieren hatte.

George sah keinen Zusammenhang zwischen seiner stressigen Arbeit, seinem massiven Kaffeekonsum, seiner kohlenhydratlastigen Ernährung und dem Krebs.

Mein Freund Dean Ornish, Mediziner am University of California Medical Center, hat nachgewiesen, dass Prostatakrebspatienten, die zu einer kalorienarmen und überwiegend pflanzlichen Ernährung übergingen, bei Krebs im Frühstadium schon innerhalb eines halben Jahres enorme Verbesserungen erzielen konnten.[74] Es ist wirklich erstaunlich, in welchem Maße grüne Pflanzen Krankheitsgene ab- und Gesundheitsgene einschalten können.

Ich verordnete George eine überwiegend pflanzliche Ernährung, vor allem mit Kreuzblütlern wie Brokkoli und Rosenkohl, dazu gesunde Fette, wie sie in Avocados und Walnüssen enthalten sind. Er sollte seinen Tag immer mit einem entgiftenden grünen Saft beginnen. Von Gluten, allem Getreide und rotem Fleisch riet ich ihm dringend ab.

Nach Jahrzehnten mit schrecklichem Krankenhauskantinenessen nahm George innerhalb von drei Wochen knapp 5 Kilogramm ab. Er fühlte sich von Tag zu Tag besser, und seine Tumormarker gingen allmählich ein wenig zurück.

»Jetzt müssen wir unsere Visionssuche machen«, eröffnete ich ihm. Er sei, bemerkte er trocken, das letzte Mal vor vierzig Jahren als Boyscout in der Natur gewesen. Wenn er nicht in der Klinik arbeitete, widmete er sich seinen Kindern, und er fand es nicht in Ordnung, sich für ein Wochenende in der Wildnis freizunehmen.

»Ich mache meine Visionssuche in der Klinik bei der Arbeit«, sagte er. »Vielleicht werde ich durch das Fasten anfangs ein bisschen benebelt sein, aber das ist eigentlich kein Problem. Wenn ein Notfall hereinkommt, sorgt das Adrenalin dafür, dass ich sofort wieder klar bin.«

Er arbeitete in einem Traumazentrum in Miami, und ich trug ihm auf, für jeden Patienten, den er behandelte, ein Gebet zu sprechen. Und wenn er sie zusammenflickte, sollte er sich die Schönheit der Blutgefäße, Muskeln und Gewebe bewusst machen. Vor allem legte ich ihm nahe, seine Patienten immer als Menschen und nicht als Diagnosen zu sehen. Das sei der schwierigste Auftrag gewesen, erzählte er später, denn wie den allermeisten Ärzten war ihm bei der Ausbildung eingeschärft worden, immer professionelle Distanz zu wahren und sich nicht persönlich zu involvieren. Die meisten Ärzte möchten wohl auch nicht von ihren Gefühlen angesichts furchtbarer Leiden überwältigt werden und haben es lieber mit Organen und Diagnosen als mit lebendigen, atmenden und verstörten Menschen zu tun.

»Sagen Sie sich bei jedem, dass Sie die Arbeit des Geistes verrichten«, riet ich ihm.

Egal welchem Beruf Sie nachgehen – unser Leben bekommt einen tieferen Sinn, wenn wir begreifen, dass das Werk des Geistes *unsere* Arbeit sein kann, dass er durch unsere Hände, unser Herz, unsere Gefühle, unser Können wirkt.

George hatte erzählt, dass es in der Notaufnahme im Sommer bei Vollmond immer besonders hoch herginge und häufiger als sonst Leute mit Schuss- und Unfallverletzungen oder Drogen- und Alkoholvergiftungen hereinkämen. Er begann seine Visionssuche bei Vollmond und nahm sich vor, seinen Atem zu beobachten – als Erinnerung an sein Vorhaben, immer ganz im Erleben zu bleiben und jeden Patienten als Menschen wahrzunehmen statt als »die Schussverletzung in Zimmer 6«. Er bemühte sich, jedes Einatmen und Ausatmen bewusst zu erleben und in der Pause zwischen den Atemzügen jeden Kubikzentimeter Luft auszukosten.

»Ohne Essen komme ich zurecht«, sagte George. »Aber ohne Kaffee? Nein, das geht nicht.« Ich selbst trinke auch sehr gerne Kaffee und konnte das gut nachvollziehen. Tatsächlich ist Kaffee in vielen Teilen der Welt Medizin. Die wirbelnden Derwische der Sufis sind als starke Kaffeetrinker bekannt. Kaffee wirkt nicht nur aktivierend auf die Nrf2-Entgiftungsprozesse, sondern auch auf die Bildung von Proteinen für ein langes Leben. Bis heute durchschaut niemand diese Zusammenhänge genau, aber sogar die Onkologen sind der Meinung, dass drei bis vier Tassen schwarzer Kaffee pro Tag bei Leberkrebs unterstützend wirken. Doch wenn man vollkommen unter Stress steht und sich praktisch ständig im Flucht-oder-Kampf-Modus befindet, macht Koffein alles nur noch schlimmer. Ich sagte ihm, er müsse seinen Kaffeekonsum mindestens eine Woche vor der Visionssuche einschränken, sein überstrapaziertes Nervenkostüm brauche unbedingt eine Auszeit. Das Problem war bei ihm die Überschwemmung des Gehirns mit Cortisol, bedingt durch seinen Kaffeekonsum.

Als er zwei Wochen nach seiner einwöchigen Visionssuche wieder in meiner Praxis erschien, wirkte er geradezu beschwingt. Er hatte Kaffee abgesetzt und sich nur am Beginn der Woche noch zweimal einen Espresso gegönnt. Am ersten Fastentag war er unglaublich schwach gewesen, und der Hunger hatte ihn gequält. Aber er konzentrierte sich darauf, jeden einzelnen Patienten als werdenden Engel zu sehen, mochten die Leute noch so ramponiert sein. Er fasste auf einmal Menschen an, denen er sich nie ohne Latexhandschuhe und innere Distanz genähert hätte, etwa einen förmlich in seinem eigenen Urin schwimmenden Obdachlosen und einen Schlägertyp mit einer Kugel im Bein. Schon am dritten Tag eröffneten sich ihm Energiereserven, mit denen er niemals gerechnet hätte. Die Anfälle von Heißhunger ließen nach, er trank viel Wasser und konnte nur staunen, wie viel Stuhlgang er jeden Tag hatte, wo er doch überhaupt nichts aß. Sein Körper reinigte sich von Schlacken und Giftstoffen, die sich über Jahrzehnte in den Zellen angesammelt hatten.

Am dritten Tag hatte sich Georges Körper umgestellt und verbrannte zur Energiegewinnung jetzt nicht mehr Zucker, sondern Fett. Das höhere Gehirn sprang an und gab George die Möglichkeit, sich ein gesundes Leben vorzustellen, in dem er sich wirklich wohlfühlte. Von dieser höheren Warte aus definierte er auch seine Arbeit neu. Er war jetzt kein »Mechaniker« mehr, der Arme, Mägen und gebrochene Knochen reparierte, sondern ein »Künstler«, der es Menschen ermöglichte, vom Rand des Todes in ein gesundes Leben zurückzufinden. Bei unserem letzten Kontakt erfuhr ich, dass sein Krebs zurückging. Er hat sein Leben wiedergefunden.

Der Geist in allem

One Spirit Medizin wird von den Schamanen als die Erfahrung der Einheit verstanden, die uns den Lauf der Schöpfung verstehen lässt. Das ist aber kein intellektuelles oder akademisches Verständnis, sondern körperliche und sinnliche Erfahrung, ein Wissen, das bis in die Zellen unseres Körpers reicht. Nicht dass sich Ihnen urplötzlich der erste Hauptsatz der Thermodynamik oder das Gesetz von der Erhaltung der Energie offenbaren würde. Es ist vielmehr ein transzendentes Bewusstsein, von dem Sie vollkommen durchdrungen sind. Sie wissen zuinnerst, dass Energie und Bewusstsein unzerstörbar sind, dass sie sich nur ständig wandeln und unzählige Formen annehmen – und eine davon sind Sie.

Sally, Samuel und George fanden zu einem tiefen intuitiven Begreifen der Einheit und ihrer Wunder. Für Sally kam der Augenblick, als sie in der Wüste unter dem Nachthimmel lag und die Sterne bestaunte, die sie im Lichtermeer von New York City nie gesehen hatte, obwohl sie natürlich immer da waren. Samuel betrachtete seinen Hunger und seine Gelüste, und als ihm klar wurde, wie sehr er die Auseinandersetzung mit tiefen Fragen liebte, fasste er den Entschluss, sein Bewusstsein eingehender zu erforschen. Dazu benannte er irgendein Problem und stellte sich dann die Frage: »Wer möchte das wissen? Wer ist es, der darüber nachdenkt?« Mit solchen Fragen fand er schließlich zum Zen, einer Meditationspraxis ohne alles Beiwerk, bei der man einfach den Atem verfolgt und das eigene Denken in all seiner Verrücktheit und Kreativität beobachtet. Und George schließlich ging auf, dass er den Geist in jedem Menschen erkennen konnte, ja erkennen musste, wenn er ein wirklich guter Arzt und Heiler sein wollte. Im Verlauf dieser Entwicklung heilte er auch sich selbst.

Alle drei kamen auch später noch dann und wann zu mir, selbst wenn alles in Ordnung war und es nichts zu reparieren gab. Sie wollten einfach noch mehr von dieser Medizin, an der sie körperlich und seelisch genesen waren.

Geistige Heilung ist für Menschen in unserer Gesellschaft normalerweise der letzte Schritt ihres Heilungsweges, doch für viele ist das der erste Schritt des Weges zur Erneuerung ihres Körpers. Sallys, Samuels und Georges Visionssuchen – allein und nur mit Wasser versorgt in der »Wildnis« – sind vergleichbar mit den Wegen, die Jesus und der Buddha auf sich nahmen, um die Begegnung mit dem Geist zu suchen. Sie nahmen es mit den Dämonen des Hungers, des Ärgers und der Selbstverurteilung auf. Die Visionssuche stellte ihren Körper wieder her und stimmte ihr Gehirn auf ihre große Mission ein. Bei ihrer Heimkehr wussten sie, was sie eigentlich wollten und was sie tun würden, um das Gelernte der Menschheit zur Verfügung zu stellen.

Sally hatte bei ihrer zweiten Visionssuche einen Traum, der eine ihrer großen Fragen beantwortete, nämlich: »Unter welchem Thema wird der nächste Abschnitt meines Lebens stehen?« Ich hatte ihr zuvor erklärt, dass sie mit ihrem »Zuckergehirn« keine Chance hatte, im Traum Probleme zu lösen, aber sobald das Gehirn wieder normal funktioniere, sei es möglich, im Traum ganz ungewöhnliche Aufschlüsse zu bekommen. Hier ihr Traumbericht:

Ich befinde mich in der Vergangenheit, Jahrhunderte zurück, und sage meinem Liebsten, er solle unbesorgt sein, ich würde ihn wiederfinden. Es ist Zeit, Abschied zu nehmen, ich gehe durch eine Glastür – und bin plötzlich in der Gegenwart in einem Museum. Außer mir ist noch ein Mann da. Ich verstehe, dass ich hier meinen Geliebten suchen muss, und frage mich, ob dieser Mann es ist. Er wendet sich mir zu und sagt, er sei nicht der, den ich suche, aber er werde mich zu ihm bringen. Ich suche den Geliebten – nicht den menschlichen Geliebten, sondern den Geist. Und der geht bereits neben mir.

»In diesem Traum war etwas so Vertrautes«, sagte Sally, »als wäre mein Geliebter immer schon da gewesen. Ich spürte, dass ich in einem früheren Leben auch schon Gott gesucht hatte.« Ihr wurde klar, dass sie nicht nur den richtigen Partner suchte, sondern den Geist, den einzigen Geliebten, der ihr wahre Erfüllung schenken konnte. Dem entnahm sie, dass sie den Geist *in* ihrem Partner und gemeinsam *mit* ihm finden musste.

Krafttiere

In schamanischen Gesellschaften der Frühzeit war es so, dass einem bei der Visionssuche ein Krafttier begegnete, entweder im Traum oder in einer Vision. Das lateinische Wort für »Tier«, *animal,* leitet sich von *anima* ab, was »Seele, Atem, Lebenskraft« bedeuten kann. Ein Tier ist ein »beseeltes, atmendes Wesen«. C. G. Jung bezeichnete mit »Anima« das weibliche Prinzip, einen Archetypus des Seelenlebens und der Weiblichkeit im Unbewussten des Mannes. Ein Tier, auch im Englischen *animal,* steht demnach für die weibliche Seite der Weltseele. Das Krafttier symbolisiert das Wilde und Ungezähmte in uns, das keinen Chef hat, sich keinen Erledigungslisten unterordnet und frei ist wie der

Wind. Das Krafttier repräsentiert den ungebundenen Teil Ihrer Seele, also das an Ihnen, was sich von der modernen Welt nicht hat vereinnahmen lassen.

Die Malereien in französischen und spanischen Höhlen zeigen Bären, Bisons, Wölfe und andere Tiere, die von steinzeitlichen Künstlern auf die Höhlenwände gebannt wurden. Die Anmut, Kraft, Majestät und Schönheit der Tiere springt uns aus diesen Bildern förmlich an. Die Darstellung eines gehörnten Menschen in der französischen Grotte des Trois-Frères wird wie bereits erwähnt als »tanzender Schamane« gedeutet. Solche Wesen mit menschlichen und tierischen Zügen weisen auf unsere Verwandtschaft mit allen Tieren hin.

Den Menschen der Steinzeit waren die Tiere heilig. In der modernen Gesellschaft sind nur noch unsere Haustiere heilig, und viele essen das Fleisch von Nutztieren, die unter absolut unmenschlichen Bedingungen leben und sterben, um schließlich vakuumverpackt im Supermarktregal zu landen. Die Menschheit besitzt jedoch nach wie vor eine kollektive Erinnerung an unsere Verbundenheit mit den Tieren. Wir erkennen sie noch in den indianischen Kulturen, in denen Totemtiere wie Wolf, Bär und Klapperschlange Ausdruck der Zusammengehörigkeit innerhalb eines Clans sind. Wir Übrigen jedoch, die in der Stadt leben, können mit Krafttieren wenig oder gar nichts anfangen.

Oft müssen wir uns erst einmal besinnen, um uns auch nur an das Tier in unserem Staats- oder Landeswappen zu erinnern. Regionen wie die amerikanischen Bundesstaaten haben ihre Wappentiere, beispielsweise Kalifornien den Grizzlybären. Vielfach stehen Tiere symbolisch für Staaten, auch wenn sie nicht unbedingt in deren Hoheitszeichen erscheinen: der gallische Hahn für Frankreich, der Bär für Russland, der Panda für China. Mindestens acht Staaten tragen den Adler in ihrem Wappen (darunter auch Deutschland).

Wenn Sie zu einem Krafttier in Beziehung treten, nehmen Sie im Grunde Kontakt zur Seele der Natur auf. Während Ihrer Visionssuche bitten Sie ein Krafttier, zu Ihnen zu kommen und Ihnen sein besonderes

Wissen zu vermitteln. Sie bekunden diesen Wunsch einfach in einem Gebet. Zum Beispiel: »Großer Geist, Erschaffer von allem, gewähre mir die Gunst des Besuchs eines deiner Geschöpfe, das mir die Weisheit und Kraft vermitteln kann, die ich jetzt gerade benötige.«

Bei der ersten Begegnung mit einem Geist-Tier verstehen Sie vielleicht nicht sofort, weshalb gerade dieses Wesen zu Ihnen kommt. Nehmen Sie es einfach so, wie es ist, und seien Sie sich dessen bewusst, dass Ihr Krafttier ein Abgesandter des Geistes ist und Sie beim nächsten Schritt Ihrer Entwicklung anleiten soll. Krafttiere sind Beschützer und Lehrer.

Sally brachte von ihrer Visionssuche einen Wolf mit, genau das Tier, vor dem sie sich am meisten gefürchtet hatte. Ich fragte sie, was der Wolf für sie bedeute, und sie sagte, nach ihrem Gefühl wolle der Wolf ihr etwas über die Zugehörigkeit zu einem Rudel vermitteln. Wölfe kommen auf ihren einsamen Wegen weit herum, kehren jedoch immer zum Partner zurück. Die Paarbildung ist ausschließlich und hält ein Leben lang, sofern nicht eines der beiden Tiere stirbt. Genau das wollte Sally gern lernen, wenn sie erst den richtigen Partner gefunden hätte.

Samuel träumte bei seiner Visionssuche von einem Eichhörnchen. Es hielt ihm eine Eichel hin, riss sie aber gleich wieder an sich und zerkratzte ihm dabei das Gesicht. Darauf konnten wir uns beide erst einmal keinen Reim machen – bis ich ihn ein Gespräch mit seinem Krafttier führen ließ. Ich ließ ihn ein Blatt Papier mit einer senkrechten Linie in zwei Spalten teilen, über die linke Spalte schrieb er seinen Namen, als Kopf der rechten zeichnete er sein Krafttier.

Bei dieser Form der Kontaktaufnahme fragen wir unser Krafttier zunächst: »Wer bist du?« Dann lauschen wir ihm und schreiben auf, was wir von ihm hören. Samuels Eichhörnchen sagte rundheraus, seine Botschaft an ihn sei, dass er nichts sammeln und horten müsse. Es wisse sehr genau, wie viele Eicheln es brauche, um den langen Winter zu überstehen, und mehr Eicheln würden einfach nicht mehr Nutzen oder Sicherheit bringen. Das spielte auf Samuels Körpergewicht an, was er auch sofort verstand. Er brauchte definitiv nicht noch mehr Fettpolster für den langen Winter, der sowieso nicht käme.

Im weiteren Verlauf ging ihm auf, dass dieses Horten das Erbe von drei Generationen seiner Vorfahren war, die Verfolgungen und Enteignungen erlebt hatten und aus ihrem Land fliehen mussten. Als Samuel klar wurde, dass er die Familiengeschichte der Entbehrung nicht fortzusetzen brauchte, hatte das etwas Endgültiges. Das Eichhörnchen vermittelte ihm, er solle lieber in den Baumwipfeln herumtollen und von Ast zu Ast springen, statt immer noch mehr Vorräte für magere Zeiten anzulegen.

Wenn Sie bei Ihrer Visionssuche auf ein Krafttier stoßen, gewähren Sie den Qualitäten, für die es steht, Zugang zu Ihrem Leben. Es wird Sie einladen, neue Seiten an sich selbst zu entdecken. Ihre Beziehung zu diesem Tier wird sich vertiefen, wenn Sie Eigenschaften von ihm übernehmen. Stellen Sie sich vor, dass Sie mit den scharfen Augen eines Jaguars sehen oder elegante weite Sprünge wie eine Gazelle machen. Sie können auch Yoga oder eine Kampfkunst üben, deren Stellungen oder Bewegungen nach Tieren benannt sind. Das sind zum Beispiel Yoga-Stellungen wie Kamel, Kobra, Löwe oder der nach unten blickende Hund; Bewegungsabläufe im Tai-Chi mit ausdrucksvollen Namen wie »Die Vögel kehren am Abend zu den Bäumen zurück«, »Der Kranich breitet die Schwingen aus« oder »Den Bogen spannen und den Tiger schießen« – oder auch die fünf Kung-Fu-Stile Tiger, Leopard, Kranich, Schlange und Drache.

Tauschen Sie sich bei jeder Gelegenheit mit Ihrem Krafttier aus. Lassen Sie sich von ihm zeigen, wie Sie mit leichtem Schritt auf der Erde gehen oder Dinge sehen können, die das menschliche Auge nicht wahrnimmt. Seine Kraft weckt Ihre Urinstinkte, die Ihnen in jeder Lebenslage gute Dienste tun.

Ein neues Leben

Eine Visionssuche kann Ihr Leben dauerhaft verändern. Das Erwachen Ihrer Lichtnatur nach dem Abklingen der Hungerattacken wird Ihnen unvergesslich bleiben. Eine höhere Wahrnehmung lüftet den Schleier zwischen der sichtbaren und der unsichtbaren Welt, um Ihnen schlagartig Ihre Einheit mit dem Geist und der gesamten Schöpfung vor Augen zu führen.

Auf eine Visionssuche müssen Sie sich wirklich ganz einlassen, sehr wahrscheinlich wird sie mit körperlichem und seelischem Unbehagen verbunden sein. Aber sie kann Ihrer persönlichen Entwicklung gewaltige Impulse geben und damit grundlegende Veränderungen und die Erneuerung Ihres Körpers einleiten.

Anregungen für Ihre Visionssuche

Die dreitägige Visionssuche findet traditionell an einem Ort in der Natur statt, an dem Sie ganz allein sind. Fasten und Meditation sind die beiden wichtigsten Mittel, um in die starke Ketose zu kommen, die zur schnellen Wiederherstellung und anschließenden Erneuerung des Körpers notwendig ist und die Erfahrung der Einheit mit der gesamten Schöpfung ermöglicht.

Achten Sie unbedingt darauf, dass Sie vor der Visionssuche mindestens drei Monate lang die im fünften Kapitel beschriebene achtzehnstündige tägliche Fastenphase eingehalten haben. Das gewöhnt Ihren Körper daran, zur Energiegewinnung Fett statt Zucker zu verbrennen. Ohne diese Vorbereitung werden Sie bei der Visionssuche hungern und sich unwohl fühlen, und die erwünschten Nutzeffekte werden ausbleiben. Außerdem hat Ihr Körper in dieser Vorbereitungsphase Zeit, Giftstoffe auszuscheiden und das Upgrade Ihres Gehirns vorzunehmen.

Hier gebe ich Ihnen einige Anregungen, damit Ihre Visionssuche ein voller Erfolg werden kann:

- **Ort:** Stellen Sie sich vor, Sie würden von einem Jaguar zu einer geeigneten Stelle in der Natur geführt. Katzen haben ein untrügliches Gespür für den richtigen Ruheplatz, während Hunde herumschnüffeln und mal diese, mal jene Stelle ausprobieren. Ihre Fantasiekatze wird Sie richtig leiten. Es soll ein schöner und sicherer Platz sein, weit genug entfernt von Straßen und Wanderrouten, damit Sie nicht gestört werden.
  Wenn Sie zu Ihrer Visionssuche nicht allein in freier Natur sein möchten, können Sie auch einen anderen Ort wählen, sogar in der Stadt. Samuels und Georges Geschichten in diesem Kapitel können dazu Anregungen geben.
- **Ausrüstung:** Nehmen Sie Schlafsack und Isomatte mit, auch ein Zelt ist in Ordnung. Notizbuch und Stift sollten Sie unbedingt bei sich haben, damit Sie Träume, Erinnerungen oder eventuelle starke Gefühlsregungen festhalten können. Lassen Sie Computer und sonstige Elektronik oder auch Lektüre bitte zu Hause. Wenn irgendetwas in dieser Zeit getan werden muss, wie es bei George der Fall war, dann tun Sie es achtsam und immer in dem Bewusstsein, dass es in Gegenwart des Geistes geschieht.
  Ein Smartphone können Sie mitnehmen, aber benutzen Sie es nur im Notfall. Informieren Sie Freunde und Angehörige, gegebenenfalls auch die Forst- oder Naturparkverwaltung von Ihrem genauen Aufenthaltsort. Sofern es praktikabel ist, können Sie auch jemanden bitten, abends nach Ihnen zu sehen, natürlich ohne Sie abzulenken.

- **Den Platz einrichten:** Wenn Sie die Stelle erreicht haben, an der Sie Ihre Visionssuche durchführen möchten, legen Sie einen Kreis von etwa 6 Meter Durchmesser um Ihr Zelt beziehungsweise Ihren Schlafplatz fest. In diesem Bereich bleiben Sie die nächsten drei Tage, Sie verlassen ihn nur, wenn Sie austreten müssen. Nehmen Sie ein paar Abfallsäcke mit, um alle Abfälle einzusammeln und dann bei Ihrer Rückkehr sachgemäß zu entsorgen.
- **Fasten:** Das Fasten ist ganz entscheidend für die Visionssuche. Ihr Körper geht dabei zur Fettverbrennung über, entschlackt die Zellen und verstärkt die Stammzellenproduktion im Gehirn.
  Sie werden besonders am Anfang Hunger haben, Ihr Magen wird knurren. Das Knurren klingt freilich im Kopf meist lauter als im Magen selbst: Ihr limbisches System entbehrt Zucker und bildet sich ein, es werde sterben, wenn nicht bald etwas zu essen kommt. Nehmen Sie das Magenknurren als Gelegenheit, Ihr ungebärdiges Denken zu beobachten.
  Neben den Hungerattacken werden sehr wahrscheinlich auch Stimmungsschwankungen, Energielöcher und schlechte Laune auftreten, wie sie für den ersten Fastentag typisch sind. Dieses Unbehagen hat in erster Linie mit der einsetzenden rapiden Entgiftung zu tun. In den ersten 36 Stunden wird vermehrt das in der Leber gespeicherte Glykogen abgebaut, anschließend verbrennt der Körper auch das in den Muskeln gespeicherte Glykogen. Danach geht Ihr Körper in die Ketose und verbrennt zunehmend Fett. Den Übergang zur Fettverbrennung erkennen Sie daran, dass die Heißhungerattacken nachlassen und der Gehirnnebel sich lichtet, um einer ganz erstaunlichen Klarheit Platz zu

machen. Gesunde Menschen können in der Regel bedenkenlos drei Tage fasten. Sollten Sie Zweifel haben, befragen Sie vor der Visionssuche Ihren Arzt. Wenn Sie Diabetiker sind, Medikamente einnehmen oder eine akute Krankheit haben, dürfen Sie auf keinen Fall fasten, ohne vorher mit Ihrem Arzt gesprochen zu haben.
Hören Sie während der Visionssuche auf Ihren Körper, lassen Sie sich von ihm leiten. Falls Sie sich irgendwann ganz schlecht fühlen oder Ihr Blutzucker bedrohlich absackt, unterbrechen Sie das Fasten. Ich habe für solche Notfälle immer Schokolade, ein paar Nüsse und Trockenfrüchte im Wagen. Natürlich kann das Wissen um dieses Sicherheitsnetz Ihr Fasten noch erschweren, aber Sie können auch daraus eine Meditation machen, wenn Sie einfach den Verrücktheiten Ihres Denkapparats zuschauen.

- **Wasser:** Ihr Körper muss gut mit Flüssigkeit versorgt sein, das ist ganz wichtig. Trinken Sie mindestens 4 Liter Wasser täglich und bedenken Sie das auch schon bei der Planung. Sollten Sie für Ihre Visionssuche eine trockene oder wüstenähnliche Umgebung gewählt haben, werden Sie bis zu 6 Liter Wasser am Tag brauchen. Sie sollten jede Stunde Wasser lassen müssen. Wenn es weniger oft der Fall ist, trinken Sie zu wenig.
- **Langeweile:** Ja, Sie werden sich auch langweilen, aber nehmen Sie das als ein Zeichen dafür, dass Sie sich der angestrebten kontemplativen Verfassung annähern. Langeweile und Unrast bedeuten, dass Ihr limbisches System nach Zuwendung heischt. Bleiben Sie ganz bei der Langeweile, sagen Sie sich, dass sie einfach dazugehört. Sie vergeht wie der Hunger.

- **Zeit:** Nehmen Sie keine Uhr mit. Der Blick auf die Uhr lässt die Zeit nicht schneller vergehen, und Sie möchten ja den Schritt in die Zeitlosigkeit tun. Stellen Sie Ihre innere Uhr nach Sonne, Mond und Sternen.
- **Meditation:** Tagsüber eignet sich die Übung »Ich bin mein Atem« aus dem zwölften Kapitel. Am Abend, wenn Sie ein kleines Feuer oder auch nur eine Kerze entzünden, können Sie nach der Anleitung im zehnten Kapitel alte Rollen und Identitäten verbrennen. Achten Sie darauf, dass sich nichts leicht Entflammbares in der Nähe des Feuers oder der Kerze befindet, und sorgen Sie beim Verlassen des Platzes dafür, dass wirklich nichts mehr glimmt.
- **Gebet:** Beten Sie während dieser Tage, bedanken Sie sich für die Schönheit ringsumher, für jeden Atemzug. Bedanken Sie sich für den Hunger, sogar für die Wölfe, die ganz bestimmt in der Nacht über Sie herfallen werden. Beten Sie von Herzen, nicht mit dem Kopf.
- **Ausklang:** Planen Sie Ihre Visionssuche so, dass Sie sie am dritten Tag abends vor Einbruch der Dunkelheit beenden können. Sammeln Sie jeglichen Abfall ein, nehmen Sie alles mit. Verlassen Sie den Platz so, wie Sie ihn vorgefunden haben, oder noch sauberer. Hinterlassen Sie keinerlei Spuren.
- **Fastenbrechen:** Am besten eignet sich dazu eine leichte Gemüsebrühe oder Misosuppe am Abend. Am nächsten Morgen kehren Sie dann zu Ihrer normalen Ernährung zurück: ohne Gluten und Milchprodukte.

Teil 5

Erneuere deinen Körper – das Programm

FÜNFZEHN

Die Vorbereitung

Sind Sie es leid, sich ständig müde zu fühlen?
Haben Sie genug von Gehirnnebel und Vergesslichkeit?
Verspüren Sie keine Lust mehr, gegen die Pfunde anzukämpfen?
Sind Sie bereit, sich Ihre Gesundheit zurückzuerobern?

Vorbemerkung

Machen Sie dieses Programm nicht, wenn Sie schwanger sind oder stillen oder wenn Sie an Krebs oder Herzbeschwerden oder irgendeiner Verdauungskrankheit leiden. Halten Sie vor dem Einstieg in dieses Programm Rücksprache mit Ihrem Arzt!

Die Grundzüge des Programms

Wenn Sie das Programm »Erneuere deinen Körper« anleitungsgemäß durchführen, kann ich Ihnen Folgendes versprechen:

- Sie werden Ihren Körper über die Ernährung heilen.
- Sie werden Ihrem Gehirn mit Nervennährstoffen ein Upgrade verschaffen.
- Sie werden erfahren, dass Ihre Ernährung und Ihr Denken darüber entscheiden, wie Sie sich fühlen, wie Sie alt werden und wie Sie sterben.

Grundlage des Programms zur Erneuerung des Körpers ist eine nährstoffreiche, kalorien- und eiweißarme fettreiche Ernährung, ergänzt durch Superfoods und Gehirnnährstoffe. In diesen sieben Tagen bieten Sie Ihrem Körper Nahrungsergänzungen an, die Ihr Gehirn entgiften und die Gene des langen Lebens einschalten. Sie sind dann auf dem Weg der Erneuerung Ihres Körpers, eines Körpers, der langsam und würdevoll altert, gesund bleibt und nicht zu Herz-Kreislauf-Erkrankungen, Demenz und den Krebsleiden der Zivilisation neigt.

Das Programm verlangt, dass Sie Ihre alten Geschichten ablegen, wie eine Schlange ihre Haut abstreift, dass Sie den über den Tod hinausführenden Weg des Jaguars gehen und das heilige Weibliche ehren, dass Sie innere Stille und den Frieden des Herzens finden und sich wie der Kolibri nur vom Nektar des Lebens ernähren. Zuletzt werden Sie Ihre höchste persönliche Vision und Ihre wahre Lebensaufgabe finden. So werden Sie mit klarem Geist altern und schließlich in dem beruhigenden Bewusstsein, ein gutes Leben geführt zu haben, furchtlos den Schritt in die andere Welt tun.

All das gelingt Ihnen durch die Verschmelzung der neuesten neurowissenschaftlichen und biologischen Forschung mit der uralten Weisheit der Schamanen.

Den Schamanen und Neurowissenschaftlern ist bekannt, dass unser Schicksal und unsere gesundheitliche Verfassung von unbewussten Überzeugungen bestimmt werden, die in unserem leuchtenden Energiefeld und in den Nervenschaltkreisen des Gehirns gespeichert sind. Solche unbewussten Überzeugungen sind zum Beispiel: »Die Frauen in der Familie meiner Mutter sterben jung« oder »Demenz liegt bei uns in der Familie«, und es handelt sich dabei um sich selbst erfüllende Prophezeiungen. Unbewusste Überzeugungen, etwa dass ein Alzheimer-Risiko von 50 Prozent ab einem Lebensalter von 85 Jahren normal sei oder dass Krebs und Herz-Kreislauf-Erkrankungen etwas Natürliches seien, lassen sich verändern, doch das setzt voraus, dass wir erst einmal unser Gehirn gründlich erneuern.

Vor vielen Jahren fragte ich einen älteren Medizinmann im Amazonasregenwald, was er gegen Krankheiten des Alters unternehme. »Ganz einfach«, sagte er, »lange und gesund leben.« Ich lachte und sagte, er habe meine Frage wohl nicht verstanden. Ich wollte wissen, wie man Alterskrankheiten vermeiden kann. Er lächelte und wiederholte seine Worte.

Heute weiß ich, was er meinte. Die Ernährungsweise und die spirituellen Praktiken, die zum Alltag der schamanischen Lebensform gehören, begründen den Glauben an ein langes und gesundes Leben. Möge *das* Ihre sich selbst erfüllende Prophezeiung werden.

Die Schlüssel zu Ihren DNA-Codes für die Erneuerung Ihres Körpers liegen in den Superfoods, die Sie zu sich nehmen werden, den Nrf2-Aktivatoren. Damit sie wirken können, müssen Sie erst einmal Ihr Gehirn entgiften, also die Umweltgifte ausleiten, die Sie im Laufe der Jahre mit der Nahrung, dem Wasser und der Luft in sich aufgenommen haben. Dann können Sie mit den folgenden unmittelbaren Nutzeffekten rechnen:

- Bei chronischen Gesundheitsproblemen zeigt sich eine Besserungstendenz.
- Allergien lassen nach oder verschwinden völlig von der Bildfläche.
- Das Laufen der Nase und auch Kopfweh vergehen.
- Der Blutzucker stabilisiert sich.
- Sie schlafen besser.
- Gelenkschmerzen und Gehirnnebel lassen nach.

Am dritten oder vierten Tag des Programms berichten viele Teilnehmer vom deutlichen Rückgang ihrer Symptome, seien es Angst und Depression oder Gelenkschmerzen und Allergien. Am Ende des einwöchigen Programms sind die Symptome bei vielen um 70 bis 75 Prozent zurückgegangen. Ich kann zwar niemandem eine so weitgehende Genesung versprechen, aber Sie werden sich sehr wahrscheinlich deutlich besser fühlen. Ihre Fortschritte können Sie mithilfe des Gesundheitsfragebogens im sechzehnten Kapitel verfolgen. Dieser Fragebogen wurde ursprünglich von Dr. Mark Hyman entwickelt, und wir verwenden ihn hier (mit freundlicher Genehmigung) in abgewandelter Form.

Am Ende der Woche werden Ihre körpereigenen natürlichen Entgiftungsmechanismen neu gestartet sein, der Gehirnnebel wird sich lichten, und Ihr Schlaf wird sich verbessern. Sie befinden sich jetzt auf dem Weg der Erneuerung Ihres Körpers, eines Körpers, der anders altert, sich anders von Krankheiten erholt und anders sterben wird.

Sie werden auch feststellen, dass Sie sich leichter, ja tänzerisch zwischen der sichtbaren äußeren Welt der Sinne und alltäglichen Verrichtungen und der unsichtbaren Welt des Geistes bewegen können. Sie werden wie der geschmeidige Jaguar sein, der im Regenwald für Gleichgewicht sorgt und darüber hinaus der Mittler zwischen der sichtbaren und der unsichtbaren Welt ist.

Die Vorbereitung auf das Programm

Wenn Sie gern Fleisch essen und an Ihrem morgendlichen Croissant und den mittäglichen oder abendlichen Nudelgerichten hängen, müssen Sie vor dem Beginn des Programms auf überwiegend pflanzliche Ernährung umstellen. Darüber hinaus müssen Sie Zucker, Milchprodukte und Gluten ganz streichen.

Der Verzicht auf Zucker erweist sich meist als besonders schwierig. Sie werden lernen, Ihr eigenes hochwirksames Probiotikum herzustellen, mit dem Sie sich von der allgegenwärtigen Bedrohung durch Candida albicans befreien können. Sie werden die Gesundheit Ihres Darms mit Probiotika wiederherstellen und so Ihren »Bauchinstinkt« aufleben lassen. Das wird Ihr Verlangen nach Zucker drastisch reduzieren.

Wichtig ist nicht nur, was Sie essen, sondern auch, zu welcher Zeit das geschieht. Sie werden großen Nutzen aus dem täglichen achtzehnstündigen Zuckerfasten ziehen und den Gebrauch der pflanzlichen Nahrungsergänzungen erlernen, mit denen Sie Ihre Langlebigkeitsgene ein- und die Krankheitsgene stummschalten.

Sie werden erfahren, dass eiweißreiche Ernährung einen frühen Tod bedeuten kann und wie Sie auf eine eiweißarme und überwiegend pflanzliche Ernährung für Gesundheit und langes Leben umstellen können.

Nach drei Wochen der Vorbereitung, mit der im sechsten Kapitel beschriebenen Ernährung und den dort genannten Nahrungsergänzungen können Sie in das eigentliche Programm »Erneuere deinen Körper« einsteigen. Die Vorbereitung bringt Ihre Fettverbrennung in Schwung und löst eine Kaskade von Genen aus, die für die Gesundheit des Körpers und für notwendige Reparaturen zuständig sind. Ihr Stoffwechsel befindet sich jetzt im Zustand einer leichten Ketose, und vom Beginn des Programms an schaltet Ihr Körper sehr weitgehend auf Ketose und Regeneration um:

- **Schritt 1:** Ernähren Sie sich, und zwar einschließlich der Nahrungsergänzungen, drei Wochen lang so, wie ich es im sechsten Kapitel dargestellt habe und auf den folgenden Seiten noch einmal zusammenfasse. Damit beginnt bereits die Entgiftung von Körper und Gehirn, und die Fettverbrennung wird angefacht. Lassen Sie unbedingt jeglichen Zucker und alle einfachen Kohlenhydrate weg, die leicht in Zucker umgewandelt werden, darüber hinaus auch Milchprodukte und Gluten. Steigen Sie nicht ohne diese Vorbereitung in das Programm ein, da die Entgiftung dann sehr unangenehm werden kann und Sie sich elend fühlen werden.
- **Schritt 2:** Steigen Sie ein in das Programm »Erneuere deinen Körper«. Die Mahlzeiten werden jetzt sehr eiweißarm sein und auch nicht viele Kohlenhydrate enthalten, dafür aber reichlich gesunde Fette – eine Ernährungsform, bei der Ihr Körper Gelegenheit

bekommt, die Gene des langen Lebens einzuschalten und die Stammzellenproduktion im Gehirn und in anderen Organen anzukurbeln. Verzichten Sie in der Woche des Programms »Erneuere deinen Körper« ganz auf gewohnte Vitaminpräparate und Nahrungsergänzungen, dafür nehmen Sie aber die in diesem Kapitel genannten »Anschieber«. Verordnete Medikamente nehmen Sie natürlich weiter.

Nach Abschluss des Programms kehren Sie zu der im sechsten Kapitel dargestellten Ernährungsform zurück und nehmen die dort genannten Nahrungsergänzungen. Damit beugen Sie den Zivilisationskrankheiten des Westens vor, zum Beispiel Demenz, Herz-Kreislauf-Erkrankungen und Krebs.

- **Schritt 3:** Jetzt sind Sie bereit für Ihre dreitägige Visionssuche, bei der Sie nur Wasser trinken.

Diese Schritte können Sie alle drei Monate beim Wechsel der Jahreszeiten wiederholen. Sie können auch dauerhaft dabei bleiben und sich so ein langes und gesundes Leben sichern.

Ernährung und Nahrungsergänzungen außerhalb des Programms

Grundsätzliches

- Bleiben Sie beim täglichen achtzehnstündigen Zuckerfasten von 18 bis 12 Uhr am nächsten Tag: kein Zucker und keine Kohlenhydrate, die im Körper leicht in Zucker umgewandelt werden.
- Bevorzugen Sie eine nährstoffreiche und kalorienarme pflanzliche Ernährung.
- Essen Sie etwas, wenn Sie Hunger haben: mehrere kleine Mahlzeiten mit gesunden Fetten (Omega-3-Fette, Olivenöl, Nüsse, Avocados).

- Reduzieren Sie Ihren Eiweißverzehr auf höchstens 30 Gramm pro Tag. Es soll nur pflanzliches, kein tierisches Eiweiß sein, auch nicht aus Milchprodukten. Das ist notwendig, um mTOR möglichst weit zu dämpfen.

Was sonst noch zu beachten ist

- Trinken Sie jeden Tag 8 bis 10 Gläser gutes Wasser (etwa 2 Liter oder mehr).
- Sorgen Sie für ein- bis zweimal Stuhlgang täglich. Notfalls nehmen Sie 2 EL Leinsamen, Probiotika und bis zu 1000 Milligramm Magnesiumcitrat ein.
- Mindestens dreimal die Woche sollten Sie ordentlich schwitzen, in der Sauna oder im Dampfbad.
- Sorgen Sie für Farbe auf dem Teller. Wählen Sie einen ganzen Regenbogen gesunder und nährstoffreicher Gemüse.
- Kaufen Sie möglichst Biolebensmittel.
- Lassen Sie Fleisch und andere tierische Nahrungsmittel ganz weg.

Empfohlene Nahrungsmittel

- rohes Gemüse (falls Sie auswärts essen, bestellen Sie gegrilltes oder gedämpftes Gemüse), Salat mit Avocado, Oliven
- Nüsse: unverarbeitete Mandeln, Macadamia-, Wal-, Haselnüsse und so weiter, aber keine Erdnüsse, auch kein Nussmus
- gesunde Öle: Kokos-, Olivenöl, kalt gepresste Nussöle
- Gewürze und Kräuter, auch Ingwer, Kurkuma, Koriander
- Zwiebeln und Knoblauch
- Kräutertees (koffein- beziehungsweise teeinfrei)

Was Sie vermeiden müssen

- Milcherzeugnisse: Milch, Käse, Joghurt, Ghee, Butter
- rotes Fleisch
- Gluten: Gerste, Roggen, Hafer, Dinkel, Weizen und manche andere Nahrungsmittel
- Mais, Soja, Erdnüsse
- Gemüse aus der Familie der Nachtschattengewächse: Tomaten, Auberginen, Paprika, Kartoffeln
- Zucker: raffinierter Zucker, Honig, Ahorn- und Maissirup
- alles mit Hefe Zubereitete oder Erzeugte: Wein, Essig, Brot

Tägliche Nahrungsergänzungen vor dem Programm

Nahrungsergänzungen wirken sehr stark und sollten vorsichtig verwendet werden. Wenn Sie solche Mittel nehmen möchten, befragen Sie vorher Ihren Arzt oder Ernährungsberater. Verwenden Sie lieber Kapseln als Tabletten, die Wirkstoffe werden dann vom Körper besser aufgenommen:

- ALA: 300 bis 600 Milligramm jeden dritten Tag
- DHA: 3 Gramm pro Tag
- Kalziumcitrat: täglich 1000 Milligramm auf leeren Magen
- Kokos- und MCT-Öl: von beiden je 2 EL morgens und am Nachmittag
- Kurkuma: 1 Gramm pro Tag in liposomaler[75] Form oder in Gerichten wie Currys
- Magnesium: 350 Milligramm pro Tag
- Multivitamin: Halten Sie sich an die auf der Packung angegebene Dosierung
- Natriumbikarbonat (Natron): ½ TL am Abend 2 Stunden nach der letzten Mahlzeit
- Nicotinamidribosid: 100 Milligramm pro Tag
- Ubichinol: 200 Milligramm pro Tag

- Vitamin B_{12}: 2500 Mikrogramm pro Tag
- Vitamin D_3: 5000 IE pro Tag
- Vitamin C: 1 Gramm pro Tag
- Vitamin K_2: 100 Mikrogramm pro Tag
- Zink: 15 Milligramm pro Tag

Der Ablauf

Ohne unser Wissen und unsere Zustimmung sind wir Bewohner der westlichen Industrienationen zum größten biologischen Experiment der Geschichte herangezogen worden. Es besteht in unserer zuckerreichen und nährstoffarmen übersäuernden Ernährung mit ihren industriell verarbeiteten Getreiden, mit viel zu viel Fleisch und in manchen Ländern auch noch mit gentechnisch veränderten Nahrungsmitteln. Die Ergebnisse dieses Experiments zeichnen sich immer deutlicher ab: Bei einem von zwölf Jungen in den Vereinigten Staaten wird Autismus diagnostiziert[76] (er tritt bei Jungen etwa viermal häufiger auf als bei Mädchen), weltweit wird eine Prävalenz von 0,6 bis 1 Prozent angenommen.[77] Bei einem von zwei über 85-Jährigen sind Anzeichen von Demenz zu erkennen.[78] Jeder Vierte wird an einer Herzkrankheit sterben, und die Chance, eine Krebsdiagnose zu bekommen, liegt bei annähernd 40 Prozent.

Da Sie vermutlich nicht an diesem Experiment teilnehmen möchten, müssen Sie Ihr eigenes durchführen, dessen Stichprobengröße 1 ist – Sie.

Die folgenden Leitlinien sind für Sie die Grundlage Ihres Experiments zur Schaffung und Sicherung einer sagenhaften Gesundheit. Da es sich aber um keine Standardlösung für alle handelt, müssen Sie diese Leitlinien auf die individuellen Bedürfnisse Ihres Körpers abstimmen. Hören Sie auf ihn, passen Sie die Mengenangaben entsprechend an, machen Sie sich schlau, um die besten Lösungen für sich selbst zu finden.

Der Speiseplan – möglichst vollwertig und »bio«

Auf unserem Speiseplan für das einwöchige Programm »Erneuere deinen Körper« stehen frisches, ballaststoffreiches Gemüse, Nüsse, Kerne und die Öle daraus sowie gesunde Fette wie Kokos-, Olivenöl und Avocados. Diese Nahrungsmittel versorgen uns reichlich mit genau den Fetten, die unser Gehirn als Brennstoff braucht. Auch für Ihr Bauchhirn und die Mitochondrien, die Kraftwerke in Ihren Zellen, sind solche kalt gepressten Öle besonders gesund.

Mit einem Vakuumierer für den Hausgebrauch können Sie Ihre Nahrungsmittel tagelang im Kühlschrank frisch halten, noch viel länger im Tiefkühlfach. Ein Vakuumierer ist in der Anschaffung recht günstig, und Sie werden bald nicht mehr wissen, wie Sie bisher ohne ihn ausgekommen sind. Ich selbst halte in meinem Büro außerdem immer Himalajasalz, Pfeffer, Olivenöl nativ extra und Essig griffbereit, um meine Gemüsemahlzeiten damit anzurichten.

Sie sollten viel Gemüse aus der Familie der Kreuzblütlergewächse zu sich nehmen, zum Beispiel Blumenkohl, Brokkoli, Rosenkohl und Weißkohl. Diese Gemüse aktivieren den Nrf2-Prozess und erzeugen Antioxidanzien sowie Detox-Enzyme, die die Langlebigkeitsgene in den Zellen einschalten. Wurzelgemüse lassen Sie lieber weg, weil es einen hohen glykämischen Index hat und den Blutzucker ansteigen lässt.

Den Obstverzehr sollten Sie für die Dauer des Programms auf kleine Portionen Tiefkühlbeeren beschränken. Halten Sie sich an den folgenden Tagesablauf und vertrauen Sie vor allem auf die Weisheit Ihres Körpers. Wenn Sie Gliederschmerzen oder Kopfweh bekommen oder Ihnen schwindelig oder sogar übel wird, unterbrechen Sie das Programm, versorgen Sie Ihren Körper gut mit Wasser und warten Sie bis zum nächsten Versuch ein bis zwei Wochen ab, um besser vorbereitet zu sein.

Beispiel eines Speiseplans für das Programm

Gleich nach dem Aufwachen: etwa 350 Milliliter Zitronenwasser, falls gewünscht, Grüntee und immer S. boulardii	
8 Uhr	grüner Saft
10 Uhr	Gemüsebrühe (alle Rezepte finden Sie im siebzehnten Kapitel)
11 Uhr	Smoothie (optional)
13 Uhr	Salat-Mittagessen
15 Uhr	Nachmittagssnack (optional): Nüsse, Kerne
18 Uhr	Abendessen: eine leichte ballaststoffreiche Mahlzeit

- **Nach dem Aufwachen:** Trinken Sie circa 350 Milliliter Wasser mit dem Saft einer halben Zitrone. Das verschiebt den pH-Wert Ihres Körpers ein wenig zur basischen Seite. In basischem Milieu gedeiht Ihre Darmflora besonders gut, während ungesunde Keime oder gar Viren es schwer haben. Unsere westliche Normalernährung ist allzu reich an säurebildenden Nahrungsmitteln, und das hat unter anderem eine abnehmende Knochendichte zur Folge.
  Sie können grünen oder schwarzen Tee oder auch selbst gemachte Mandelmilch trinken, wenn Sie möchten.
  Nehmen Sie anschließend 1 EL selbst angesetzte S. boulardii, die Candida im Darm zurückdrängen wird. Damit verhindern Sie für die Dauer des Programms diese hungrige Reizbarkeit, zu der es sonst käme.

Falls dies doch eintritt, liegt das an schädlichen Hefen, die Zucker brauchen und deshalb chemische Stoffe freisetzen, die im Gehirn die Hungerzentren aktivieren und in Ihnen die Zuckergier wecken. Nehmen Sie S. boulardii deshalb immer auf leeren Magen, weil sich diese Hefe sonst ebenfalls über den Zucker in Ihrem Verdauungstrakt hermacht, statt Candida zu verdrängen. Halten Sie sich bewusst, dass S. boulardii der Candida »Beine machen« soll, damit sie schließlich ausgeschieden werden kann.

- **8 Uhr:** Mit dem *grünen Saft* nehmen Sie die in Gemüse und Obst enthaltenen sekundären Pflanzenstoffe auf, die erwiesenermaßen krebshemmend wirken. Sie sind reine natürliche Weisheit, sie kurbeln die für Gesundheit zuständigen Gene an und legen andere still, von denen Krankheiten ausgehen können.
- **10 Uhr:** Die *Gemüsebrühe* ist reich an Mikronährstoffen, die Ihr Körper für seine Reparaturmaßnahmen braucht. Nehmen Sie dazu 1 EL MCT- und Kokosöl als sofort verwertbaren Brennstoff, damit Ihr Körper in der Ketose bleibt.
- **11 Uhr:** Ihr Morgen-*Smoothie* (optional) ist reich an Pflanzennährstoffen und gesunden Fetten.
- **13 Uhr:** Falls Sie Bioprodukte für Ihr *Salat-Mittagessen* einkaufen, spülen Sie die Blätter und Gemüse nur unter fließendem Wasser ab. Denken Sie daran, dass sie an der Oberfläche dicht mit probiotischen Keimen besetzt sind. Als Topping können Sie Nüsse und Kerne für Ihren Salat verwenden.[79] Und zum Thema »Eiweiß«: Brokkoli enthält pro Kalorie mehr Eiweiß als Rindfleisch! Eier sollten Sie während des Programms ganz meiden und den Eiweißverzehr überhaupt bei unter 30 Gramm pro Tag halten. Fünfzig Mandeln enthalten rund 14 Gramm bestes Eiweiß und jede Menge gute Fette.
- **15 Uhr:** Gönnen Sie sich jetzt als *Nachmittagssnack* (optional) zum Beispiel eine Selleriestange mit Oliventapenade oder auch Nüsse oder Kerne, wenn sich »der kleine Hunger zwischendurch« meldet.

- **18 Uhr:** Das *Abendessen* sollte aus einem faserreichen Gericht bestehen, das Ihrer Darmflora guttut. Es sollte eine warme Mahlzeit sein, die leichter zu verdauen ist. Gesunde Fette dürfen nicht fehlen: vielleicht 1 Löffel Hummus (eiweißreich) und Olivenenta-penade mit in Gemüsebrühe gedünstetem Blattgemüse oder auch Kokosöl und ein Klecks Guacamole. Ich esse während des Programms abends meist Gemüsesuppe und Salat mit reichlich Nüssen und Kernen, dazu Avocado. Wichtig ist, dass Sie nach 18.00 Uhr nichts mehr essen, damit Sie anschließend wirklich achtzehn Stunden fasten können. So gehen Ihre Zellen zur Autophagie über, sodass nützliche Aminosäuren erneut zur Verfügung stehen.

Sie können Ihre Gerichte mit Nüssen, Kernen und gesunden Ölen oder auch mit frischen oder getrockneten Kräutern schmackhafter machen. Benutzen Sie Leinöl und natives Olivenöl nur zur Geschmacksverbesserung beziehungsweise als Salatdressing, aber nicht zum Kochen, weil sie sich unter Hitzeeinfluss zersetzen. Benutzen Sie zum Kochen nur Kokosöl, das auch hohen Temperaturen standhält.

Kochen Sie Gemüse nie in Wasser oder zu lange, weil dadurch die Vitamine und sekundären Pflanzenstoffe zerstört und die Ballaststoffe zersetzt werden. Gemüse sollte gedämpft oder in Gemüsebrühe mit Kräutern gedünstet werden. Sie können Gemüse auch mit Kokosöl bestreichen und grillen, aber es soll keine braunen Stellen bekommen. Oder Sie essen es roh und mit gesunden Ölen beträufelt.

Nahrungsergänzungen für das Programm

Nehmen Sie während des einwöchigen Programms »Erneuere deinen Körper« nur die folgenden Nahrungsergänzungen täglich ein. Lassen Sie sonstige Vitamine oder Nahrungsergänzungen in dieser Zeit weg, es sei denn auf Anweisung Ihres Arztes, Heilpraktikers oder Ernährungsspezialisten.

Näheres zu den Nahrungsergänzungen, die für die Zeit außerhalb des Programms empfohlen werden, finden Sie im sechsten Kapitel.

Ganz wichtig ist, dass Sie Ihre gewohnte Einnahme von Nahrungsergänzungsmitteln während dieser sieben Tage unterbrechen, damit sich Ihre Zellen ganz auf Entgiftung, Reparaturen und Upgrade konzentrieren können.

Morgens

- **Curcumin (liposomale Form):** 1000 Milligramm pro Tag
- **Kokos-** und **MCT-Öl:** je 1 EL zu einer Mahlzeit oder Zwischenmahlzeit am Morgen und Nachmittag
- **Pterostilben:** 500 Milligramm pro Tag
- **S-Acetylglutathion:** 1000 Milligramm pro Tag
- **Sulforaphan:** 200 Milligramm pro Tag
- **Transresveratrol:** 500 Milligramm pro Tag
- **Probiotikum:** Ich empfehle die flüssigen Probiotika der Firma Ascended Health, die in Pipettenflaschen geliefert werden. (Bestellmöglichkeit über www.ascendedhealth.com)
  Dosierung: 10 Tropfen in Wasser. Falls Sie dieses Präparat nicht beschaffen können, ist auch jedes andere hochwertige Probiotikum geeignet. Halten Sie sich an die angegebene Dosierung.
- **Vitamin B_{12}:** 2500 Mikrogramm pro Tag
- **Vitamin C:** 2000 Milligramm pro Tag
- **Zink:** 30 Milligramm pro Tag

Abends

- **Alpha-Liponsäure:** 600 Milligramm pro Tag
- **Magnesiumcitrat:** 1000 Milligramm pro Tag
- **Pflanzliches Abführmittel:** nach Bedarf

Nahrungsergänzungen mit dem morgendlichen Smoothie

- **Curcumin** ist in Kurkuma (oder Gelbwurz, einer Pflanze aus der Familie der Ingwergewächse) enthalten und besitzt stark entzündungshemmende Eigenschaften. Außerdem reguliert es den Blutzucker und das Cholesterin und verbessert die Gehirnfunktion. Sie werden täglich wegen der entzündungshemmenden Eigenschaften Kurkuma zu sich nehmen, aber Curcumin wirkt viel stärker, und um einer Überlastung des Körpers vorzubeugen, sollten Sie es nicht täglich nehmen. Darüber hinaus schaltet es die SIRT1-Langlebigkeitsgene ein und erhöht Nrf2. Nehmen Sie es in liposomaler Form ein. Mehr ist in diesem Fall nicht besser. Nehmen Sie es nicht länger als eine Woche durchgehend ein, danach sollten Sie ein paar Tage pausieren. Denken Sie daran, dass das Nrf2-Geschehen dosisabhängig ist.
- **Kokos-** und **MTC-Öl** sind Düsentreibstoff fürs Gehirn. Nehmen Sie je 1 EL am Morgen und am Nachmittag.
- **Probiotika** sorgen für eine Neubesiedelung des Darms mit gesunden Bakterien und unterstützen die Verdauung. Achten Sie auf hohe Qualitätsstandards und richten Sie sich nach den Dosierungsempfehlungen der Hersteller.
- **Pterostilben** kommt in Blaubeeren und in Weintrauben vor. Es senkt nachweislich den Cholesterin- und Glukosespiegel sowie den Blutdruck. Im Zusammenspiel wirken Pterostilben und Transresveratrol vorbeugend gegen Krebs, Herz-Kreislauf-

Erkrankungen, Diabetes und andere Krankheiten. Transresveratrol reguliert die für die Apoptose (den programmierten Zelltod) zuständigen Gene, während Pterostilben die Gene stilllegt, die Wachstum und Vermehrung von Krebszellen begünstigen.

- **S-Acetylglutathion** ist die erste wirklich bioverfügbare Form des Glutathions, eines Radikalfängers. Es bewahrt die DNA vor Schäden und ist entscheidend wichtig für den Energiestoffwechsel und die Funktion der Mitochondrien.[80] Es fördert auch die Entgiftung von Leber, Lunge, Nieren und anderen Organen.[81]
- **Sulforaphan** ist in der Hauptsache organischer Schwefel, wie er in bestimmten Gemüsen wie zum Beispiel Brokkoli vorkommt. Dieser Stoff ist gegen Krebs wirksam und fördert die Regeneration der Gewebe, auch der Knochen. Sulforaphan ist der Star unter den Nrf2-Aktivatoren und Entgiftungswirkstoffen, drei Portionen Brokkoli pro Woche reduzieren das Prostatakrebsrisiko um 60 Prozent![82] Da Sulforaphan erst mithilfe des Enzyms Myrosinase aus einer Vorläufersubstanz gebildet werden kann, müssen Sie beim Kauf eines Sulforaphan-Nahrungsergänzungsmittels darauf achten, dass auch dieses Enzym enthalten ist. Ich lasse gern selbst Brokkolisamen keimen, da sie einen viel höheren Gehalt haben als die Röschen dieses Kohls. Wegen seines geringen Molekulargewichts weist Sulforaphan die höchste Bioverfügbarkeit aller Nrf2-Aktivatoren auf. Wenn es Ihnen mit der Erneuerung des Körpers ernst ist, ziehen Sie Brokkolisprossen, das geht leicht und macht Spaß.
- **Transresveratrol** ist ein Stoff, der in Rotwein, in der Schale roter Trauben und in manchen Beeren vorkommt. Er aktiviert die Langlebigkeitsgene und fördert die Produktion von Antioxidanzien. Transresveratrol ist die am besten bioverfügbare Form des Resveratrols, besonders förderlich für Superoxid-Dismutase und Glutathion, die Super-Antioxidanzien des Gehirns.
- **Vitamin B_{12}** trägt entscheidend zur Leberentgiftung bei, schützt die DNA und ist wichtig für das Zellwachstum. Achten Sie darauf,

dass Sie sublinguales Methylcobalamin besorgen, eine optimierte Form des B_{12}, die sich unter der Zunge schnell auflöst.

- **Vitamin C** ist ebenfalls sehr wichtig für die Entschlackung.
- **Zink** braucht die Leber zur Entgiftung. Die Weltgesundheitsorganisation WHO schätzt, dass bei jedem Dritten ein Zinkmangel besteht.

Einnahme am Abend (zwei Stunden nach dem Abendessen)

- **Alpha-Liponsäure** unterstützt im Gehirn den Abbau von Schwermetallen und anderen Giftstoffen.
- **Magnesiumcitrat** verbessert den Stuhlgang und die Ausscheidung von Schlacken. Außerdem entspannt es die Muskulatur.
- **Pflanzliche Abführmittel** unterstützen den regelmäßigen Stuhlgang. Er sollte mindestens einmal am Tag stattfinden.

Was Sie erwarten können

An den ersten drei Tagen des Programms sind Müdigkeit, vage Schmerzen und Unbehagen völlig normal. Durch die Entschlackung kann es auch zu Blähungen, Mundgeruch und Kopfschmerzen kommen. Um das Ganze zu beschleunigen, sollten Sie viel Wasser trinken, was die Ausscheidung der Schlacken über die Nieren beschleunigt. Die Entgiftung findet zum Teil auch über die Haut statt, und Sie können damit rechnen, dass Sie mehr schwitzen als sonst. Gönnen Sie sich an den ersten Tagen besonders viel Ruhe. Es könnte sich empfehlen, den Beginn des Programms auf ein Wochenende zu legen.

Wundern Sie sich auch nicht, wenn sich Ihr Gehirn während der ersten paar Tage wie benebelt anfühlt und Sie sich nur mit Mühe konzentrieren können. In dem Fett, aus dem Ihr Gehirn zum Teil besteht, sind Giftstoffe eingelagert, die jetzt mobilisiert werden und ins Blut gelangen, damit sie über die Verdauungsorgane ausgeschieden werden können.

Es kann auch sein, dass Sie in dieser Zeit reizbar sind und starke Stimmungsschwankungen erleben. Körperliche Entschlackung kann lange unter Verschluss gehaltene Gefühle freisetzen. Ich bin überzeugt, dass »toxische Gefühle« sich an stoffliche Toxine binden und Ihr Körper alles daransetzt, körperliche und seelische Giftstoffe auszuscheiden. Achten Sie auf Gefühle und Erinnerungen, die in dieser Zeit in Ihnen aufsteigen, vielleicht handelt es sich um ein Wiedererleben alter Verletzungen. Reagieren Sie möglichst nicht darauf, das ist jetzt nicht die Zeit für große Entscheidungen oder auch die Auseinandersetzung mit anderen über persönliche Streitpunkte. Nehmen Sie sich genügend Zeit für den Umgang mit Gefühlen, die jetzt freigesetzt werden. Oft lösen sie sich im weiteren Verlauf der körperlichen Entschlackung von selbst wieder.

Ich empfehle Ihnen, sich Notizen zu Ihren Gedanken und Gefühlen zu machen, damit die Menschen in Ihrer Umgebung nicht unter Ihrer Reizbarkeit und Ihren wechselnden Stimmungen zu leiden haben. Mit dem Tagebuchschreiben bekommen Sie auch eventuell auftauchenden alten Kummer besser in den Griff und können frühere Verletzungen leichter aufarbeiten, vielleicht sogar verzeihen. Wenn Ihr Kopf nach ein paar Tagen allmählich klarer wird, werden Sie wahrscheinlich erleben, dass Sie diese alten Probleme jetzt ganz anders sehen. Nach dem vierten Tag wird sich der Gehirnnebel allmählich lichten und eine zunehmende Klarheit hinterlassen, die Sie lange nicht mehr erlebt haben (auch wenn Sie vielleicht nie den Eindruck von Gehirnnebel hatten). Ihre Stimmung wird nach und nach besser und die Verdauung ebenfalls. Kleine Wehwehchen, vielleicht auch größere, werden allmählich abklingen, und Ihre Allergien, falls Sie welche haben, lassen nach.

Da es Ihrem Körper besser geht, könnte es durchaus sein, dass Sie weniger Schlafbedürfnis haben und sich doch erfrischt und ausgeruht fühlen.

Am vierten oder fünften Tag kommt es manchmal zu sehr umfangreichen Ausscheidungen, und wenn das bei Ihnen der Fall ist, werden Sie sich fragen, wie das sein kann, wo Sie doch so wenig essen. Es liegt einfach daran, dass Ihr Körper Schlacken und Gifte ausscheidet, die in den Zellen eingelagert waren und jetzt in den Verdauungstrakt gelangen. Sorgen Sie weiterhin für täglichen Stuhlgang.

Ungefähr am fünften Tag wird Ihnen auffallen, dass Sie die Welt anders wahrnehmen. Die Farben wirken klarer, die Luft frischer, die Stimmung hellt sich auf, das ganze Leben ist einfach schöner. Am siebten und letzten Tag hat sich Ihr höheres Gehirn eingeschaltet, und viele Ihrer Fragen beantworten sich von selbst, kaum dass sie auch nur aufgetaucht sind. Ihr Blutzucker stabilisiert sich auf einem gesunden Niveau, und Nahrungsgelüste sind weitgehend verschwunden. Programme laufen an, die bisher in Ihrer DNA geschlummert haben und jetzt die Produktion von Stammzellen in allen Organen des Körpers ankurbeln.

Dokumentieren Sie Ihre Fortschritte

Das kann beispielsweise dadurch geschehen, dass Sie Ihren Fastenblutzuckerspiegel verfolgen. Kaufen Sie sich dazu ein Blutzuckermessgerät, das im Drogeriemarkt wohlfeil zu haben ist.

Ermitteln Sie Ihren Blutzucker am Morgen, bevor Sie irgendetwas gegessen haben. Idealerweise sollte er dann zwischen 75 und 90 Milligramm pro Deziliter (mg/dl) liegen, möglichst unter 85. Messen Sie dann nach Ihrem Smoothie und der Mittagsmahlzeit erneut. Er sollte jetzt höchstens 40 Punkte über dem am Morgen ermittelten Wert liegen. Ein Fastenblutzucker von 105 gilt als normal, aber zur Vorbeugung von Diabetes und Demenz sollten Sie niedrigere Werte anstreben. Um die SIRT1-Gene zu aktivieren und die Erneuerung des Körpers in Gang zu setzen, empfiehlt sich ein Blutzuckerspiegel von 75 bis 80.

Um einen genauen Eindruck von der Schwankungsbreite Ihres Blutzuckerwerts zu bekommen, messen Sie ihn vor, während und nach dem Programm jeweils einige Tage lang. Nach der Umstellung Ihrer Ernährung auf gesunde Fette fürs Gehirn sowie nährstoffreiche pflanzliche Kost ermitteln Sie Ihren Blutzuckerwert ab und zu. Die Senkung des Blutzuckerspiegels verlängert Ihre Gesundheitsspanne.

Mit dem Speise- und Einnahmeplan für die Woche des Programms senken Sie außerdem Ihren IGF-1-Spiegel und wirken Krankheiten wie Krebs entgegen. Wenn wir bei den Teilnehmern an unserem Programm Bluttests machen, zeigt sich immer wieder, dass der IGF-1-Spiegel um 30 bis 50 Prozent zurückgeht – und das in gerade mal sieben Tagen.

Kardiologen am Intermountain Medical Center Heart Institute haben festgestellt, dass Fasten das Risiko für Erkrankungen der Herzkranzgefäße und Diabetes senkt, die zu den häufigsten Todesursachen zählen. Schon ein 24-stündiges Fasten erhöht den Spiegel des für Reparaturen und einen ausgeglichenen Stoffwechsel zuständigen Wachstumshormons um sagenhafte 1300 Prozent bei Männern und um 2000 Prozent bei Frauen.[83] Beim Programm »Erneuere deinen Körper« fasten Sie alle Tage von 18 Uhr bis zum Mittag des folgenden Tages.

Haben Sie Geduld

Halten Sie sich bewusst, dass die Entgiftung und »Überholung« Ihres Körpers ein Prozess ist. Ihr limbisches Gehirn – der Tyrann – wird seinen Thron aus Zucker und Dopamin, von dem aus er Ihre Wahrnehmung, Ihre Gefühle und Ihre Entscheidungen steuert, nicht kampflos aufgeben. Er wird Ihnen weismachen wollen, dass sich nichts tut und es folglich keinen Grund gibt, das Programm bis zum Schluss durchzuziehen. Er wird sich da alle möglichen »guten Gründe« einfallen lassen, aber geben Sie seinen Einflüsterungen nicht nach.

Sie müssen in dieser Zeit vor allem mit sich selbst Geduld haben. Ihr Darm bringt sich wieder ins Lot, und das wird nicht ohne ein paar Beeinträchtigungen abgehen. Über Jahre gepflegte schlechte Gewohnheiten lassen sich nicht innerhalb von ein paar Tagen ausgleichen. Aber schon bei kleinen Veränderungen, das ist das Gute daran, fühlen Sie sich sehr bald deutlich besser, oft schon nach wenigen Tagen, und das wird Sie motivieren, bei einer gesünderen Lebensweise zu bleiben.

Weitere Detox-Hilfen: Bürsten, Bäder, Sauna

Für die Entgiftung des Körpers gehört unsere Haut zu den wichtigsten Organen. Die Ausscheidung von Gift- und Schlackenstoffen lässt sich mit Bürstungen der Haut, Bädern und Saunagängen beschleunigen:

- **Bürstenmassagen** regen den Blutkreislauf an, was die Entschlackung fördert. Bürsten Sie vor oder während des Bads den ganzen Körper. Geeignete Bürsten finden Sie im Bio- oder Drogeriemarkt. Säubern Sie die Bürste nach jedem Gebrauch, um sie dann ganz durchtrocknen zu lassen.
- **Detox-Bäder** regen den Körper zum Abbau von Schlacken über die Haut an. Man schwitzt sie buchstäblich aus. Das Wasser wird so warm eingelassen, dass Ihnen bald der Schweiß ausbricht, und das lässt sich durch Zugabe von Bittersalz (Magnesiumsulfat) noch verstärken. Das Magnesium wird vom Körper aufgenommen und fördert die Mobilisierung von Giftstoffen, die dann über die Leber entsorgt werden. Bittersalz regt den Kreislauf an, verbessert die Sauerstoff- und Mineralstoffverwertung und kann den Blutdruck senken sowie Entzündungen abklingen lassen. Außerdem entspannt das Magnesium die Muskeln und wirkt stresslösend. Wenn Sie zusätzlich ätherische Öle in Ihr Detox-Bad geben, wirkt es noch entspannender. Lavendelöl löst nachweislich die Muskelspannung. Weitere mögliche Badezutaten, allein oder in Kombina-

tion, sind Natron, Apfelessig und Himalajasalz, denen eine verstärkende Wirkung auf die Entschlackung über die Haut nachgesagt wird.

Baden Sie ungefähr zwanzig Minuten lang und steigen Sie dann besonders vorsichtig aus der Wanne, da die entspannten Muskeln vielleicht nicht sofort wieder mit voller Kraft arbeiten mögen.

- Auch die **Sauna** kann unterstützend auf die Entgiftung über die Haut wirken. Die konventionelle Heißluftsauna verursacht bei manchen Atembeschwerden und ist, was die Entschlackung angeht, nicht so wirksam wie die Infrarotsauna, insbesondere die sogenannte Ferninfrarotsauna (FIR-Sauna), deren Wellenlänge ungefähr der unserer Körperwärme entspricht. Dieses Infrarotlicht dringt besonders tief ein und mobilisiert unter der Haut eingelagerte Schlacken.

Schamanische Meditation

Die Ärzte sehen uns weitgehend als Produkt unserer Gene: Wenn Herzkrankheiten bei Ihnen »in der Familie liegen«, haben Sie ein erhöhtes Risiko, ebenfalls daran zu erkranken. Und die Psychologen erzählen uns, wir seien das Produkt unserer Kindheit und unserer Familiendramen. Das trifft vielfach zu, denn solche Programme laufen automatisch in unseren Lovestorys, aber auch in unserer Gesundheits- beziehungsweise Krankengeschichte ab. Doch das muss nicht so ein.

Vom Augenblick Ihrer Zeugung an steht Ihr genetisches Geschick fest. Beim Eindringen der Samenzelle Ihres Vaters in die Eizelle Ihrer Mutter bekamen Sie von beiden je 23 Chromosomen. Sie konnten sich nicht selbst ein starkes Herz und ein gutes Gehirn aussuchen, die Wahl traf die Natur für Sie. Und wie wir wissen, bleiben bei diesen »Zuteilungen« manchmal Wünsche offen.

Während Ihrer Visionssuche in der Natur können Sie sich in den Moment Ihrer Zeugung zurückversetzen und bei Ihren Genen und geerbten Eigenschaften mitreden. Sicher, wir können nicht wirklich in die Vergangenheit reisen, in die Zeit vor unserer Geburt. Aber die folgende Übung kann sich auf die »Expression«, das heißt auf die Umsetzung jener Gene auswirken, die für ein gesundes Herz, starke Knochen und ein einwandfrei funktionierendes Gehirn zuständig sind. Sie müssen also nicht einmal an Zeitreisen glauben, damit diese Visualisation wirkt. Sie brauchen sich nur offen zu halten und sich daran zu erinnern, dass sich mit Visualisationen die sportliche Leistung verbessern lässt. So ist es mit der Gesundheit auch. Und wenn Sie schon einmal dabei sind, können Sie auch gleich Ihren Eltern alles verzeihen, was sie aus Ihrer Sicht falsch gemacht oder sich Ihnen gegenüber zuschulden haben kommen lassen.

Das ist ganz wichtig für die Erneuerung Ihres Körpers, denn solange Sie an altem Groll festhalten, machen Sie sich selbst zum Opfer der von Ihren Eltern geerbten genetischen Veranlagung.

Mit einer Seelenrückführung tun wir uns leichter, hinderliche Glaubenssätze, traumatische Erlebnisse und die immer gleichen alten Geschichten aus unserer Kindheit und Jugend abzulegen. Das ist wie eine Rückkehr zu unserem wahren Ich und für die biologischen Prozesse der Erneuerung unseres Körpers sehr förderlich.

Sie können von dieser Zeitreise eine Tonaufnahme machen, zum Beispiel auf Ihrem Smartphone, und sich diese Aufzeichnung anhören, wenn Sie in der Natur sind.

Übung: Seelenrückführung während der Visionssuche

Atmen Sie mit geschlossenen Augen ein paarmal tief ein und aus. Zählen Sie die Atemzüge von eins bis zehn und wieder zurück bis eins – so lange, bis Sie in tiefe Entspannung eintreten.

Stellen Sie sich Ihren Zeitstrahl vor, die Chronik der Ereignisse Ihres Lebens, die wie ein Film vor Ihnen abläuft. Vielleicht können Sie dabei einen goldenen Faden sehen oder eine Kette mit vielen Perlen für die Augenblicke Ihres Lebens. Vielleicht sehen Sie auch einfach einen Weg, der in der einen Richtung in die Vergangenheit und in der anderen in die Zukunft führt.

Stellen Sie sich vor, Sie könnten sich auf diesem Zeitstrahl bewegen und buchstäblich kurz die Ereignisse der letzten Tage durchgehen. Gehen Sie dann weiter zurück in die letzten Wochen und Monate, dann durch die letzten Jahre und immer weiter zurück zu Ihren frühesten Erinnerungen. Stellen Sie sich auch diese Bilder als eine Art Film vor, den Sie schnell vor- und zurückspulen können, wie Sie möchten.

Wenn Ihnen spontan keine weiteren Ereignisse oder Situationen mehr einfallen, lassen Sie sich welche einfallen: Sehen Sie sich als Säugling in den Armen Ihrer Mutter. Stellen Sie sich vor, in ihrem Schoß zu sein. Dann der Augenblick der Zeugung: Die Eizelle Ihrer Mutter inmitten unzähliger Spermien Ihres Vaters, die alle darauf aus sind, als Erste in die Eizelle einzudringen und die Befruchtung zu vollziehen.

Sehen Sie sich in diesem leuchtenden Ei. Eine Blase, so voller Frieden. Sie sind es, Sie erfüllen diesen Raum mit Ihrem Frieden und Ihrem Leuchten. Beobachten Sie das Licht, das im Moment der Vereinigung aufleuchtet, wenn die Eizelle das schnellste Spermium zur Befruchtung einlässt. Wenn Sie dieses Eindringen vor sich sehen, sind Sie Zeuge einer unglaublichen alchemistischen Verwandlung, Ihrer Empfängnis.

Mit der Vereinigung der Zellkerne der Eizelle und des Spermiums verschmelzen die DNA Ihres Vaters und die DNA Ihrer Mutter. Im nächsten Augenblick teilt sich die befruchtete Eizelle, und es entstehen zwei identische Zellen, die sich rasch weiter teilen, vierfach, achtfach, sechzehnfach und so immer weiter und immer schneller.

Während Sie das verfolgen, bleiben Sie fest bei Ihrer Absicht, sich die besten Eigenschaften der Familien Ihrer Eltern zu eigen zu machen. Den Mut Ihrer Großmütter, die Kraft der Frauen in der Familie Ihres Vaters. Der Großvater, der mit weit über neunzig noch völlig klar im Kopf war. Sie baden alle diese neu entstehenden Zellen in Ihrem Frieden, Ihrer heiteren Gelassenheit, Ihrem Licht. Sie lassen diese heilige Vereinigung, die Sie sind, voller Liebe und Vergebung sein, wie auch immer die tatsächlichen Umstände Ihrer Zeugung gewesen sein mögen.

Und jetzt verzeihen Sie Ihren Eltern. Sie sehen sie als wunderbare, unschuldige Wesen. In dem Wissen, dass alles gut ist, tauchen Sie sie in das Licht Ihrer Liebe.

Gehen Sie jetzt über Ihren Zeitstrahl zurück, zuerst in Ihre Kindheit, wo Sie bei größeren traumatischen Ereignissen kurz innehalten. Sehen Sie sich als dieses verstörte Kind, dem Sie sich zuwenden und das Sie wissen lassen, dass alles gut wird und es sich geliebt und umsorgt fühlen darf. Sehen Sie sich von diesem Kind erkannt und wie es Ihnen in die Augen blickt, während Sie sich ihm aus der Zukunft zuwenden und ihm liebevoll Mut zusprechen. Gehen Sie dann weiter zurück in die Gegenwart, ins Hier und Jetzt, aber mit dem Frieden und dem Licht, die sie von dort mitbringen, mit diesem Leuchten der ganzen Freude, Begeisterung, Verspieltheit und Unschuld, mit dieser Fähigkeit, zu vertrauen und zu spielen.

Heißen Sie sich selbst willkommen.

Eine neue Lebensgeschichte

Zwei Geschichten sind es vor allem, die unser Schicksal bestimmen. Die eine ist als unser DNA-Code niedergeschrieben und veranlagt uns dazu, ungefähr wie unsere Eltern zu leben, krank zu werden und zu sterben. Die andere ist unsere ganz eigene Geschichte, die wir uns selbst und anderen erzählen: wer wir sind, woher wir kommen und wohin wir wollen.

Die folgende Übung möchte Sie zu einer kreativen Neufassung Ihrer Geschichte animieren, einer Geschichte, die wirklich etwas über Sie aussagt.

Übung: Die wahre Geschichte Ihres Lebens

Verfassen Sie in Ihrem Tagebuch ein Ein-Seiten-Märchen, das mit »Es war einmal ...« beginnt. Darin sollen zumindest diese drei Gestalten auftreten: eine Prinzessin oder ein Prinz, ein Ritter und ein Drachen. Wenn Sie das kindisch finden, dann lassen Sie sich einfach mal ein paar Minuten Kind sein.

Lesen Sie dieses Märchen einem Freund, einer Freundin oder Ihrem Partner vor und benennen Sie die Themen. Ist es eine Abenteuergeschichte, eine Romanze, eine düstere Moritat – oder geht es um die Suche nach Liebe und Erfüllung? Wer ist die Hauptfigur, die Prinzessin, der Drache, sonst irgendwer?

Jetzt springen Sie in die Gegenwart und spielen sämtliche Rollen. Wenn es beispielsweise hieß: »Dann sagte der Prinz seinem Vater Adieu, um in die Fremde zu ziehen und übers Meer unbekannte Länder anzusteuern«, dann schreiben Sie stattdessen: »Dann sagte ich meinem Vater Adieu ...«

Spüren Sie, wie sich Tonfall und Bedeutung der Geschichte ändern? Alle Gestalten dieser Geschichte sind Anteile Ihrer selbst, wie in einem Traum, in dem alles Geschehen und alle Figuren etwas von Ihnen widerspiegeln. Verfolgen Sie nun, welchen Prüfungen Sie unterzogen werden, was Ihnen an Herausforderungen begegnet und wie Sie bestehen oder eben scheitern.

Jetzt können Sie Ihre Geschichte neu schreiben und die Rolle des Helden oder der Heldin auf seiner oder ihrer Suche nach unsichtbaren Schätzen mit sich selbst besetzen. Wenn Sie beispielsweise eine Prinzessin sind, die bei der Belagerung der Burg ihres Vaters die Familie im Stich lässt, könnten Sie in der Neufassung eine junge Frau sein, die ihrem inneren Ruf folgt, die Welt zu erkunden und ihre Berufung zu finden, und die dabei Weisheit erlangt und sich zu einer wahren Königin entwickelt.

Jetzt lesen Sie Ihre neue Geschichte als Parabel. Sehen Sie sich selbst als die Person, die all das lernt und erlebt, wovon diese Geschichte handelt und was sich in Ihrem Leben ereignet. Wir sind immer unsere Storys, und was wir an Berichten über uns selbst glauben, wird Fleisch und Blut. Sie können sich bei dieser Übung bildhaft vorstellen, wie Ihr Gehirn beim Schreiben einer neuen Geschichte, die Ihnen wirklich etwas sagt, neue Verbindungswege für Gesundheit, Freude, Frieden und Erleuchtung in Ihrem weiteren Leben anlegt.

SECHZEHN

Der Gesundheitsfragebogen zum Programm

*Dieser Fragebogen ist nach dem gestaltet,
den Dr. Mark Hyman für unsere Detox-Programme aufgestellt hat
(Verwendung mit freundlicher Erlaubnis).*

Bewerten Sie die Symptome, die Sie im Laufe des letzten Monats hatten, mit folgenden Punktwerten; füllen Sie den Fragebogen vor und nach Durchführung des Programms aus (die Punktwerte besagen, wie häufig Sie das jeweilige Symptom bemerkten und wie stark es ausgeprägt war):

0 = nie oder fast nie
1 = gelegentlich und nicht stark
2 = gelegentlich und stark
3 = häufig und nicht stark
4 = häufig und stark

Kopf

__ Kopfweh

__ Schwindel

__ Mattigkeit

Summe __

Gehirn

__ Gedächtnisschwäche

__ Nuscheln

__ Konzentrationsschwäche

__ Vergesslichkeit

__ Koordinationsstörungen

__ Verwirrtheit

__ Lernschwäche

Summe __

Mund/Hals

__ Aphthen

__ Heiserkeit, Stimmverlust

__ geschwollene(s) Zunge/ Zahnfleisch

__ ständiges Husten

__ häufiges Räuspern

Summe __

Augen

__ geschwollene, gerötete Augen

__ Tränensäcke, Augenringe

__ tränende, juckende Augen

Summe __

Nase

__ blockierte Nebenhöhlen

__ häufige Erkältungen

__ Heuschnupfen

__ Niesattacken

__ starke Verschleimung

__ verstopft

Summe __

Ohren

__ Absonderungen aus den Ohren

__ Juckreiz

__ Ohrenentzündungen

__ Ohrenschmerzen

__ Ohrgeräusche, Schwerhörigkeit

Summe __

Verdauung

__ Aufstoßen und Blähungen

__ Durchfall

__ Magen-/Bauchschmerz

__ Reflux

__ Sodbrennen

__ Übelkeit, Erbrechen

__ Verstopfung

__ Völlegefühl

Summe __

Lunge

__ Asthma, Bronchitis

__ Atemnot

__ Kurzatmigkeit

__ Stauungsgefühl in der Brust

Summe __

Haut

__ Akne

__ Ausschlag, Nesselausschlag, trockene Haut

__ Haarausfall

__ starkes Erröten und Hitzeröte

__ starkes Schwitzen

Summe __

Muskeln/Gelenke

__ Arthritis

__ Bewegungseinschränkung

__ Erschöpfung

__ Schmerzen oder Missempfindungen

__ Schwäche oder Ermüdung

__ Steifigkeit

Summe ___

Körpergewicht

__ Appetitlosigkeit

__ Binge-Essen, Binge-Trinken (Ess- und Trink»attacken«)

__ Einlagerung von Wasser

__ Nahrungsgelüste generell

__ Verlangen nach Süßem

__ zwanghaftes Essen

Summe __

Psyche

__ Angst, Anspannung, Nervosität

__ Ärger, Reizbarkeit

__ Depression

__ Entscheidungsschwäche

__ Stimmungsschwankungen

__ Zwangsgedanken

Summe __

Herz

__ hoher Blutdruck

__ Pulsunregelmäßigkeit

__ Schmerz in der Brust

__ schneller oder starker Puls

Summe __

Schlaf

__ Albträume

__ Aufwachen in der Nacht

__ Einschlafschwierigkeiten

__ Herumwerfen im Bett

__ Schlaflosigkeit

__ schwer aufzuwecken

Summe __

Energie/Aktivität

__ Apathie, Lethargie

__ Erschöpfung, Trägheit

__ Hyperaktivität

__ Unrast

Summe __

Gesamtpunktzahl ____

Optimal sind weniger als 10 Punkte. Eine leichte Verschlackung zeigen 10 bis 50 Punkte an, eine mäßige Verschlackung 50 bis 100 Punkte, eine starke Verschlackung über 100.

SIEBZEHN

Rezepte für die innere Heilung

Vorbemerkung

Die folgenden Rezepte verwenden vielfach das amerikanische Cup-Maß (»Tasse«), das etwa 240 Millilitern entspricht.

Die Welt braucht kein weiteres Kochbuch. Es gibt Dutzende Smoothierezepte, und Sie haben sicherlich längst den gefunden, der Ihnen am besten schmeckt. Die in diesem Kapitel aufgeführten Rezepte wurden bereits weiter vorn im Buch erwähnt und sind so etwas wie Vorschläge, die Sie selbst noch verbessern können. Verwenden Sie ruhig weitere Zutaten, damit alles einen persönlichen Touch bekommt und Ihnen wirklich schmeckt.

Entwickelt wurden die Rezepte in unserem Zentrum für Energiemedizin in Chile, wo die Mahlzeiten von erstklassigen Köchen zubereitet werden, und diese Rezepte erwiesen sich als besonders schmackhaft. Nun ist das Programm »Erneuere deinen Körper« natürlich nicht als Einladung zu einem großen Festessen gemeint, sondern soll Ihrem Körper subtile Stressimpulse geben, auf die er kreativ reagieren soll, indem er auf Reparatur und Regeneration umschaltet.

Es geht also nicht um abendlichen Schmaus bei Ihrem Lieblingsitaliener. Das Programm ist vielmehr so angelegt, dass es eine leichte Unterernährung simuliert und Sie dabei zugleich sehr gut mit Nährstoffen versorgt.

Rezept: Saccharomyces boulardii, selbst angesetzt

Es ist ganz einfach, sich Ihre eigene Kultur von S. boulardii anzulegen, dieser Hefeart, die Candida albicans aus Ihrem Darm zu verdrängen vermag. S. boulardii sind lebende Organismen, die auf unsere Gedanken und Gefühle reagieren. Ich segne sie gern, wie ich vor meinen Mahlzeiten ein Gebet spreche.

Wenn Sie einen reifen Ansatz haben, können Sie einen Löffel davon für den nächsten Ansatz verwenden. Hier das Vorgehen:

- Sie brauchen zunächst ungefähr 4 Tassen (Cups, siehe oben) reifes Obst aus Ihrem Garten, aus dem Bioladen oder aus der Bioabteilung des Supermarkts. Überreifes, das man im Laden aussortieren würde, ist am besten geeignet, da besonders zuckerreich. Ich verwende am liebsten Blaubeeren und Himbeeren, aber sie müssen wirklich ganz reif sein. Birnen, Mangos und Tiefkühlbeeren sind sehr gut geeignet. Bei Bedarf können Sie das Obst entkernen (zum Beispiel Äpfel), aber schälen Sie die Früchte nicht.
- Das Obst zusammen mit 1 Tasse Quellwasser im Mixer pürieren.
- Das Ergebnis aufkochen und anschließend bei niedriger Hitzezufuhr 20 Minuten köcheln lassen.
- Auf Körpertemperatur abkühlen lassen, dann den Inhalt von 2 Kapseln S. boulardii hinzufügen. Wählen Sie ein möglichst hochwertiges Produkt ohne bedenkliche Zusatzstoffe. Ich bevorzuge unter anderem Klaire Labs (www.klairelabs.de).
- Das Ganze in eine ausreichend große Schüssel umfüllen, die nur zur Hälfte gefüllt sein soll. Die Masse wird gären und dabei zunehmen, lassen Sie ihr also genügend Ausbreitungsraum.

- Die Schüssel in den Backofen stellen, aber nur die Lampe einschalten, nicht das Backrohr selbst. Die Wärme der Lampe ist ausreichend, um Ihren Ansatz die nächsten zwei, drei Tage auf ungefähr Körpertemperatur zu halten.
- Schauen Sie zu, wie Ihr Ansatz gärt und zunimmt – starke Medizin für Sie!

Nach zwei bis drei Tagen hat S. boulardii den gesamten Zucker im Obst vergoren. Vielleicht kosten Sie am zweiten Tag einfach mal davon. Wenn Sie keine Süße mehr schmecken, ist der Ansatz fertig. Stellen Sie ihn in den Kühlschrank.

Nehmen Sie vor dem Beginn des Programms zwei Wochen lang jeden Morgen 1 EL ein, bei Bedarf auch nach dem Programm. Durch die Gärung entstehen geringe Mengen Alkohol, deshalb hält sich der Ansatz im Kühlschrank zwei Wochen.

Frühstück

Grüne-Göttin-Saft

2 Portionen

Verwenden Sie für diesen sagenhaften Saft, den Sie jeden Morgen trinken, einen Entsafter, am besten einen sogenannten Slow Juicer. Ein Mixer würde aus den Zutaten einen Smoothie machen. Ich bin auf die Pflanzennährstoffe aus, nicht auf die Faserstoffe – die bekomme ich ein paar Stunden später mit dem Smoothie.

Bei diesem köstlichen Saft macht der Spinat die Milde aus, der Grünkohl gibt eine herbe Note, Zitrone und Ingwer verleihen ihm Biss, und die Gurke steuert reichlich Mineralstoffe bei.

- 1 Tasse frischer Babyspinat
- 1 Tasse Grünkohlblätter
- ¼ grüner Apfel, Kerngehäuse entfernt
- 1 kleine Handvoll Petersilie mit Stängeln
- 1 mittelgroße Gurke
- gut 1 cm frischer Ingwer

Zerkleinern Sie alle Zutaten so, dass sie leicht in den Entsafter gehen. Von der Zitrone die Schale entfernen und das Fruchtfleisch ebenfalls grob zerkleinern. Jetzt entsaften Sie alles, zuletzt die Zitrone, und zwar so viel, wie es Ihrem Geschmack entspricht. Wenn Ingwer ungewohnt für Sie ist, fangen Sie mit einer kleineren Menge an, die Sie nach und nach steigern können.

Grüner Smoothie

2 Portionen

- ½ Tasse Spinat
- ½ Tasse Grünkohl
- 1 geschälte Gurke
- ½ oder 1 Zitrone, je nach Geschmack, geschält und zerkleinert
- 2½ cm frischer Ingwer
- 1 Handvoll Minzeblätter
- ½ grüner Apfel, Kerngehäuse entfernt
- 2 Tassen gefiltertes Wasser
- 1 kleine reife Avocado ohne Schale und Stein
- 1 EL MCT-Öl
- 1 EL Kokosöl

Spinat, Grünkohl, Gurke, Zitrone, Ingwer, Minze, Apfel und Wasser im Mixer pürieren, zum Schluss die Avocado und die Öle hinzufügen.

Anschließend umrühren. Dies ist ein sehr wirkkräftiger Mix. Wenn er Ihnen zu stark ist, nehmen Sie etwas mehr Gurke.

Alternative: Statt Wasser können Sie auch 1 Tasse selbst gemachte Mandelmilch verwenden. Für die Mandelmilch nehmen Sie 12 über Nacht eingeweichte Mandeln, die Sie mit 1 Tasse Wasser im Mixer zu einer glatten Flüssigkeit verarbeiten.

Morgenbrühe

6 Portionen

- 2 in Scheiben geschnittene Karotten
- 1 große Zwiebel, gehackt
- 1 Daikonrettich mit Grün
- 1 Tasse Winterkürbis, in Würfeln
- 1 Tasse Steckrüben
- 2 Tassen zerkleinertes grünes Blattgemüse (Grünkohl, Rote-Bete-Blätter und Mangold sollten dabei sein)
- 4 Selleriestangen
- 1 Tasse Tang
- 1 Tasse Weißkohl
- Meersalz nach Geschmack
- 1 Tasse frische oder getrocknete Shiitakepilze

Knapp 2 Liter Wasser in einem größeren Topf aufkochen und alle Zutaten hineingeben. Aufkochen und zugedeckt 20 Minuten köcheln lassen. Hitze zurückschalten und für eine weitere Stunde ganz leicht sieden lassen. Durchseihen und genießen.

Die abgekühlte Brühe können Sie in Glasbehältern im Kühlschrank aufbewahren und die ganze Woche verwenden.

Mittagessen

Während des einwöchigen Programms werden Sie sich sicher einmal mit jemandem zum Mittagessen treffen. Falls Sie im Lokal essen, lassen Sie auf jeden Fall das Brot weg. Bestellen Sie Salat und frisches gegrilltes Gemüse der Saison. Versuchen Sie ein Restaurant zu finden, das für frische regionale Biozutaten bekannt ist, damit Sie bei Ihrem Programm bleiben können.

Häusliche Salatbar

Die mittägliche Salatbar ist eine wunderbare Sache, wenn Sie sich die Zeit nehmen, umsichtig einzukaufen und alles vorzubereiten. Ich bewahre die vorbereiteten Salatzutaten, die nicht gekühlt werden müssen, gern in Gläsern auf dem Küchenbuffet auf, und alles, was gekühlt werden muss, kommt in wiederverwendbaren Beuteln in den Kühlschrank.

Sie können das Gemüse am Morgen, bevor Sie zur Arbeit gehen, in mundgerechte Stücke schneiden und den Salat des Tages auswählen. Wechseln Sie die Zusammenstellung täglich und vakuumieren Sie Ihr Mittagessen. Auf der Arbeit stellen Sie es bis zum Verzehr kalt.

Grüne Blätter sollen die Basis Ihres Salats sein, dazu Gemüse und Fett und auch etwas Eiweiß (siehe Tabelle).

Grünes Blattgemüse	
gemischte junge Blattsalate	Rucola
Grünkohl	Spinat

Gemüse	
Artischockenherzen	Schalotten
Brokkoli	Spargel, gedämpft
Champignons (gekocht)	Sprossen
Gurken	Tomaten, sonnengetrocknet
Kräuter (Oregano, Koriander, Basilikum und Dill nach Geschmack)	Zucchini
Radieschen	Zuckererbsenschoten

Fett und Eiweiß	
Avocado (auch als Guacamole), so viel Sie möchten	Nüsse (Cashewkerne, Mandeln, Walnüsse etc.)
Hummus	Oliventapenade
Kerne und Körner (Kürbis- und Sonnenblumenkerne, Chia- und Hanfsamen, Sesamkörner)	Walnusstapenade

Dressings und Dips	
Guacamole	Salatdressing

Dressings und Dips

Salatdressing

6 Portionen

- ½ Tasse Olivenöl nativ extra
- ¼ Tasse Zitronensaft
- 2 EL gehackte frische Kräuter (Petersilie, Estragon, Schnittlauch, Basilikum, Koriander, Oregano usw.)
- 1 TL Dijonsenf

Alle Zutaten gut verrühren.

Guacamole

4 bis 6 Portionen

- 2 reife Avocados
- ½ TL Himalajasalz oder Meersalz
- 3 EL frisch gepresster Zitronensaft
- ¼ Tasse fein gehackte rote Zwiebeln
- 2 EL fein gehacktes Korianderkraut
- frisch gemahlener schwarzer Pfeffer
- 2 Knoblauchzehen, dünn geschnitten
- 1 Prise Paprika
- 1 sonnengetrocknete Tomate (nach Geschmack auch mehr), in Wasser eingeweicht

Avocados halbieren und den Stein entfernen, das Fleisch mit einem Löffel aus der Schale heben und mit einer Gabel zerdrücken. Mit etwas Salz bestreuen und mit dem Zitronensaft begießen.

Die gehackte rote Zwiebel zur Milderung des Geschmacks mit einer Prise Salz 10 Minuten in Wasser ziehen lassen, dann abgießen.

Zwiebel, Koriander, schwarzen Pfeffer, Knoblauch und Paprika mit dem Avocadomus vermengen.

Die eingeweichte Tomate klein schneiden und unmittelbar vor dem Anrichten in die Guacamole geben.

Hummus

4 Portionen

- 2 Tassen Kichererbsen
- 3 Knoblauchzehen
- ⅓ Tasse Tahin
- 4 bis 8 Tropfen Chilisoße
- Saft von 1 großen Zitrone
- 2 bis 4 EL gefiltertes Wasser
- 1 TL Himalaja- oder Meersalz
- 2 EL Olivenöl nativ extra
- ¼ TL Paprika

Die Kichererbsen, falls Sie vorgekochte verwenden, abspülen. (Für trockene Kichererbsen, die Sie selbst garen möchten, folgt das Rezept weiter unten.) Die Kichererbsen bei mittlerer Hitzezufuhr erwärmen, bis sie heiß sind, dann in den Mixer oder die Küchenmaschine umfüllen. Knoblauch, Tahin, Chilisoße, Zitronensaft und 2 EL Wasser hinzufügen und bis zur gewünschten Konsistenz pürieren. Dabei nach Bedarf noch etwas Wasser nachgießen.

Nach Geschmack salzen, in eine Servierschale geben, mit Olivenöl beträufeln und mit Paprika bestreuen. Ihr Hummus hält sich in einem verschlossenen Behälter fünf Tage im Kühlschrank.

Rezept für rohe Kichererbsen: Kichererbsen 4 Stunden in so viel Wasser einweichen, dass sie bedeckt bleiben. Abspülen und in einen Topf geben. ¼ Zwiebel, 1 Knoblauchzehe, je 1 Prise Paprika, Kurkuma und

Pfeffer und einen kleinen Staudenselleriezweig hinzufügen und alles mit kaltem Wasser bedecken. Bei mittlerer Hitze kochen, bis die Kichererbsen weich sind, eventuell auftretenden Schaum abschöpfen.

Oliventapenade

6 Portionen

Ich verwende gern Kalamata-Oliven für diese köstliche Tapenade, aber Sie können ruhig einmal die verschiedenen Sorten in der Olivenbar Ihres Biomarkts durchprobieren. Nehmen Sie in Salzlake eingelegte Oliven.

- 1½ Tassen entsteinte Oliven
- ¼ Tasse Kapern
- 2 TL gehackte Petersilie
- 2 geröstete Knoblauchzehen
- Saft von 2 Zitronen
- ½ TL schwarzer Pfeffer
- 1 TL Anchovispaste (optional)
- ¼ Tasse Olivenöl nativ extra
- Himalajasalz nach Geschmack

Oliven, Kapern, Petersilie, Knoblauch, Zitronensaft, Pfeffer und gegebenenfalls Anchovispaste in die Küchenmaschine geben, und alles zusammen grob hacken. Olivenöl angießen, und das Ganze weiter verarbeiten, bis sich eine grobe Paste bildet. Lassen Sie die Maschine nicht zu lange laufen, es sollen Olivenstücke bleiben. Nach Geschmack salzen.

Walnusstapenade

6 Portionen

- ¼ Tasse sonnengetrocknete Tomaten
- 1 Tasse Walnüsse, im Backofen bei 180 Grad 10 Minuten geröstet
- ¼ Tasse frische Petersilie
- 2 Knoblauchzehen
- ¼ TL Salz
- ¼ TL gemahlener schwarzer Pfeffer
- ½ Tasse Olivenöl nativ extra
- ½ Tasse Kalamata-Oliven (optional)

Die getrockneten Tomaten für 10 Minuten in kochendes Wasser legen, dann abgießen. Alle Zutaten in den Mixer geben und so lange mixen, bis alles gut vermengt, aber noch stückig ist. Nach Geschmack mit Salz und Pfeffer abschmecken. Im Kühlschrank hält sich diese Tapenade eine Woche.

Suppen

Kürbissuppe

6 Portionen

Diese Suppe ist sehr reich an Kalium und beugt dem Knochenabbau vor, und lecker ist sie auch noch.

- 1 großer Butternut-Kürbis, der Länge nach halbiert und entkernt
- 2 EL Kokosöl
- ¾ TL Salz
- ¾ TL oder nach Geschmack frisch gemahlener schwarzer Pfeffer
- ½ Tasse Schalotten, gewürfelt

- 4 Knoblauchzehen, gehackt
- ¼ TL geriebene Muskatnuss
- 3 Tassen Biogemüsebrühe
- 2 EL Olivenöl nativ extra

Backofen auf 220 Grad vorheizen, die Kürbishälften auf ein Backblech legen und die Schnittflächen mit 1 EL Kokosöl bestreichen und mit je ½ TL Salz und Pfeffer bestreuen. Kürbishälften mit der Schnittfläche nach unten, ungefähr 45 Minuten backen, bis sie gar sind.

Auf ein Brett legen, 10 Minuten abkühlen lassen, dann das Fleisch mit einem Löffel aus der Schale heben und in eine Schüssel geben. Das restliche Kokosöl in einer Pfanne bei mittlerer Hitze erwärmen, Schalotten und das restliche Salz hinzufügen. 4 Minuten unter Rühren erhitzen, bis die Schalotten goldgelb sind, dann den Knoblauch hinzufügen und eine weitere Minute unter Rühren erhitzen.

Knoblauch und Schalotten in einen Hochleistungsmixer geben, die herausgelösten Kürbisstücke, Muskat und den restlichen schwarzen Pfeffer hinzufügen und mit der Gemüsebrühe cremig mixen. Die Suppe in einen Topf umgießen und 10 Minuten bei mittlerer Hitze kochen. Beim Anrichten etwas Olivenöl und schwarzen Pfeffer darübergeben.

Gemüsesuppe Los Lobos

6 Portionen

Dies ist unser bewährtes Grundrezept für alle Tage. Im Winter ergänze ich es gern mit etwas geräuchertem Paprika. Eine gute Suppe ist am Tag nach der Zubereitung am besten, und diese hält sich im Kühlschrank zwei bis drei Tage. Verwenden Sie frische Zutaten der Saison.

- 1 EL Kokosöl
- 2 Tassen klein geschnittene Zwiebeln
- 8 Knoblauchzehen, gehackt

- 1 große Karotte, gewürfelt
- ¼ TL frisch gemahlener schwarzer Pfeffer
- 2 Lorbeerblätter
- 6 Tassen gefiltertes Wasser
- 1 große Selleriestange, gehackt
- 1 Tasse gehackter Weißkohl
- 225 g frische Champignons, in Scheiben
- 2 TL Salz
- 1½ Tassen Tomatensaft oder 1¾ Tasse Tomatenpüree
- 1 mittelgroße reife Tomate, gewürfelt
- 6 Frühlingszwiebeln, fein gehackt
- 1 mittelgroßer Zucchino, gewürfelt
- 1 Handvoll Spinat
- je 1 Prise getrocknete Kräuter: Basilikum, Dill und Thymian

Kokosöl in einen großen Suppentopf geben, Zwiebeln, Knoblauch, Karotte, Pfeffer und ein Lorbeerblatt hinzufügen und 30 Sekunden bei mittlerer Hitze andünsten. Wasser angießen, den Deckel auflegen, aufkochen und 20 Minuten bei mittlerer Hitze weiterkochen, dann die übrigen Zutaten hinzufügen. 1 Stunde köcheln lassen. Abkühlen lassen und servieren.

Nahrhafte Avocadosuppe

6 Portionen

Diese Suppe gehört zu meinen Favoriten für warme Tage. Es handelt sich um eine kalt zubereitete Suppe, weshalb alle in den Zutaten enthaltenen Enzyme und Vitamine intakt bleiben.

- 4 geschälte, entkernte und zerkleinerte Gurken
- Fleisch von 3 reifen Avocados, Schale entfernt
- ½ Tasse frischer Koriander, geschnitten

- ¼ Tasse frischer Zitronensaft
- ½ TL geräucherter Paprika
- ½ Tasse gefiltertes Wasser
- ¼ TL Salz
- ½ rote Paprikaschote, in Streifen geschnitten, zum Garnieren

Gurken, Avocados, Koriander, Zitronensaft, Paprika, Wasser und Salz im Hochleistungsmixer glatt pürieren. Nach Geschmack würzen. Vor dem Verzehr mindestens 1 Stunde in den Kühlschrank stellen. Die Suppe auf Schalen verteilen und mit den Paprikastreifen garnieren.

Beilagen und Abendessen

Nun die Gerichte für das Abendessen. Gestalten Sie diese Mahlzeiten ein wenig feierlich, selbst wenn Sie dabei allein sein sollten. Sie wollen ja nicht nur Ihren Körper versorgen, sondern auch die Seele. Richten Sie den Tisch sorgfältig her, zünden Sie eine Kerze an und sagen Sie sich, dass es bei einem Festessen um die Qualität und nicht um die Menge geht.

Pfannengerührter Rosenkohl

6 Portionen

Rosenkohl habe ich eigentlich nie so richtig gemocht – bis ich im Lokal »True Food Kitchen« in Los Angeles Abwandlungen des folgenden Rezepts vorgesetzt bekam. Wichtig ist, dass man frische junge Röschen verwendet und sie nicht überkocht. Rosenkohl ist voller Nrf2-Aktivatoren und reich an entzündungshemmenden Pflanzennährstoffen!

- 1½ TL Kokosöl
- 750 g junger Rosenkohl, Röschen halbiert

- 3 Knoblauchzehen, in dünne Scheiben geschnitten
- ¼ Tasse gefiltertes Wasser
- 2 TL frisch gepresster Zitronensaft
- ½ TL frisch abgeriebene Zitronenschale
- ¼ TL Himalajasalz
- ¼ TL frisch gemahlener schwarzer Pfeffer

Eine Pfanne erhitzen, das Kokosöl hineingeben und schmelzen lassen. Rosenkohl und Knoblauch hinzufügen und eine Minute anbraten, bis eine leichte Bräunung entsteht. Das Wasser vorsichtig angießen, umrühren und alles zugedeckt 2 Minuten kochen lassen. Deckel abnehmen und Zitronensaft, abgeriebene Zitronenschale, Salz und Pfeffer hineinrühren. Weitere 7 oder 8 Minuten köcheln lassen, bis die Röschen zart sind.

Zucchini-»Pasta«

2 Portionen

- 2 geschälte Zucchini
- 1 EL Kokosöl
- 2 Knoblauchzehen, in Scheiben
- ¼ Tasse gefiltertes Wasser
- ¼ TL Himalajasalz
- frisch gemahlener schwarzer Pfeffer nach Geschmack
- Olivenöl zum Beträufeln

Von den Zucchini mit dem Sparschäler feine Streifen abschneiden, nur bis zu den Kernen. Sie können ebenso gut eine Gemüse-Mandoline oder einen Spiralschneider (Julienneschneider) dafür verwenden.

Kokosöl bei mittlerer Hitze in der Pfanne erwärmen, Zucchini und Knoblauch hinzufügen und 1 Minute rühren. Wasser in kleinen Mengen angießen und das Ganze kochen lassen, bis die Zucchinistreifen weich sind und das Wasser verkocht ist. Das dauert 5 bis 7 Minuten.

Mit Salz und Pfeffer abschmecken und mit Olivenöl beträufeln. Dazu können Sie ein Pesto oder eine Tapenade Ihrer Wahl verwenden. Heiß auftragen.

Gegrillter Spargel

2 Portionen

- 500 g frischer grüner Spargel
- 2 EL Kokosöl
- ¼ TL Salz
- ¼ TL frisch gemahlener Pfeffer
- 2 EL Olivenöl nativ extra

Backofen auf 220 Grad vorheizen. Spargel in eine Ofenform geben und das Kokosöl darauf verteilen. Wenden, bis die Stangen gleichmäßig eingefettet sind, dann mit Salz und Pfeffer bestreuen. Im Backofen etwa 12 bis 15 Minuten garen lassen. Vor dem Servieren großzügig mit Olivenöl beträufeln.

Gedämpfter Brokkoli

2 Portionen

- 1 Brokkolistrunk (ca. 350 g)
- 1 Knoblauchzehe, gehackt
- 1½ EL Olivenöl
- 1½ TL frischer Zitronensaft
- Salz und Pfeffer nach Geschmack

Brokkoli in etwa 5 Zentimeter große Röschen zerteilen und 4 bis 5 Minuten zugedeckt dämpfen, bis sie weich zu werden beginnen. Inzwischen Knoblauch, Olivenöl, Zitronensaft, Salz und Pfeffer in einer kleinen Pfanne verrühren und bei mittlerer Hitze 2 bis 3 Minuten garen, bis sich der Knoblauchduft entfaltet. Das Olivenöl soll auf keinen Fall rauchen. Jetzt den Brokkoli hineingeben, wenden und servieren.

Quinoa perfekt

6 Portionen

- 1 Tasse Quinoa
- 1½ Tassen gefiltertes Wasser
- 2 Kapseln S. boulardii (oder 1 EL Ihres eigenen Ansatzes)
- ¼ TL Salz
- 1 EL Olivenöl nativ extra

Quinoa (»Inkareis«) in einem feinmaschigen Sieb mindestens 30 Sekunden kalt spülen, bis die Körnchen nicht mehr schäumen. Mit dem zimmerwarmen Wasser in einen Topf geben und S. boulardii hinzufügen. Zugedeckt über Nacht stehen lassen. S. boulardii neutralisiert die Antinährstoffe der Quinoa und verwandelt sie in ein Superfood.

Nach 24 Stunden die Quinoa bei mittlerer Hitze aufkochen, dann Wärmezufuhr zurückschalten und offen ungefähr 10 Minuten köcheln lassen, bis sie das gesamte Wasser aufgenommen hat. Den Topf von der Wärmequelle nehmen, den Deckel auflegen und das Gericht noch einmal 5 Minuten quellen lassen.

Mit einer Gabel lockern, nach Geschmack salzen, mit dem Olivenöl beträufeln und servieren.

Im Kühlschrank hält sich das Gericht vier Tage.

Gemüsepfanne

2 Portionen

- 1 EL Kokosöl
- 1 mittelgroße Zwiebel, in dünne Scheiben geschnitten
- ½ rote Paprika, in Streifen geschnitten

- ¼ Tasse diagonal geschnittene Karottenscheiben
- ½ Tasse Brokkoliröschen
- ¼ Tasse dünne Zucchinischeiben
- ¼ Tasse Zuckererbsen
- 1 TL Sesamöl
- 1 EL Sojasoße
- 4 Knoblauchzehen, in Scheiben geschnitten
- 2½ cm Ingwerwurzel, gerieben

Das Kokosöl im Wok oder in einer hochwandigen Pfanne bei mittlerer Hitze erwärmen. Zwiebel, Paprika und Karottenscheiben zufügen und 2 Minuten unter Rühren anbraten. Die übrigen Gemüse dazugeben und alles für weitere 5 bis 7 Minuten oder bis zum gewünschten Biss pfannenrühren.

Sesamöl, Sojasoße, Knoblauch und Ingwer hineinrühren und das Ganze noch einmal pfannenrühren.

Wochenplan für Ihr Mittag- und Abendessen	
1. Tag	Gemüsesuppe Los Lobos 1 EL Walnusstapenade 1 EL Hummus 4 Selleriestangen zum Dippen
2. Tag	Nahrhafte Avocadosuppe Pfannengerührter Rosenkohl 1 EL Oliventapenade 1 EL Hummus 4 Selleriestangen zum Dippen
3. Tag	Gemischter grüner Salat Pfannengemüse Quinoa perfekt (nur ½ Tasse) mit Olivenöl 1 EL Oliventapenade
4. Tag	Nahrhafte Avocadosuppe Gedämpfter Brokkoli 1 EL Walnusstapenade 4 Selleriestangen zum Dippen
5. Tag	Kürbissuppe Pfannengerührter Rosenkohl 1 EL Walnusstapenade

Wochenplan für Ihr Mittag- und Abendessen	
6. Tag	Gemüsesuppe Los Lobos Pfannengemüse Gegrillter Spargel 2 EL Hummus 4 Selleriestangen zum Dippen
7. Tag	Kürbissuppe Gedämpfter Brokkoli 1 EL Oliventapenade 1 EL Walnusstapenade 4 Selleriestangen zum Dippen

Ihre Ernährung nach dem Programm

In der Woche des Programms »Erneuere deinen Körper« ernähren Sie sich kalorien- und eiweißreduziert. Dadurch geht die mTOR-Aktivität deutlich zurück, und Ihr Körper hat in den Reparatur- und Regenerationsmodus umgeschaltet.

Jetzt dürfen Sie sich wieder eine nette Eiweißmahlzeit wie das folgende Fisch- oder Eiergericht genehmigen, um mTOR hochzuregeln und Muskelmasse aufzubauen.

Gegrillter Heilbutt in Avocadosoße

2 Portionen

Das ist eines meiner Lieblingsfischgerichte. Probieren Sie es ruhig gleich am Tag nach dem Ende des Programms, um wieder mehr Eiweiß zu sich zu nehmen. Heilbutt ist ein delikater Fisch, der sich gut grillen lässt. Sie können ihn aber auch im Backofen zubereiten. (Erkundigen Sie sich aus Gründen der Nachhaltigkeit und des Tierwohls beim Fischkauf möglichst über Fangmethoden, -gebiete oder Zuchtbedingungen.)

Für den Heilbutt:

- 2 Stücke Heilbutt à 200 bis 220 g
- ½ TL Himalajasalz
- ½ TL gemahlener schwarzer Pfeffer
- 1 EL Kokosöl
- 1 Zitrone in Hälften zum Garnieren
- Koriander zum Garnieren

Für die Avocadosoße:

- 2 reife Avocados, Schale und Stein entfernt
- ¼ Tasse Wasser oder Mandelmilch
- ¼ Tasse Zitronensaft
- 1 EL gehackte Frühlingszwiebel
- ¼ TL geräuchertes Paprikapulver und 1 Prise zum Garnieren
- ¼ TL Himalajasalz
- ¼ TL frisch gemahlener schwarzer Pfeffer

Den Grill auf mittlerer Hitze vorheizen (ungefähr 170 Grad). Den Fisch kräftig salzen und pfeffern und leicht mit Kokosöl bestreichen. Auf jeder Seite 4 bis 5 Minuten grillen, bis sich das Fleisch aufzublättern beginnt.

Währenddessen können Sie die Avocadosoße zubereiten: Avocado, Wasser (oder Mandelmilch), Zitronensaft, Frühlingszwiebeln, Paprika, Salz und Pfeffer im Mixer glatt pürieren. Wenn das Püree zu dick ist, verwenden Sie etwas mehr Wasser oder Mandelmilch. Legen Sie den gegrillten Fisch auf ein Bett von Avocadosoße. Mit Koriander und Zitronenscheiben garnieren und mit etwas Paprika bestreuen.

Als Beilage eignen sich gegrillter Spargel, gedämpfter Brokkoli oder Rosenkohl.

Pochierte Eier mit Avocado und Mangold

2 Portionen

Das Pochieren ist eine wunderbare Art, Eier zu garen, ohne sie so stark zu erhitzen, dass Nährstoffe geschädigt werden.

- 2 EL Apfelessig
- ¼ TL Meersalz
- 2 Bio-Eier von frei laufenden Hühnern
- 1 EL Kokosöl
- 2 Blätter Mangold, geschnitten
- 2 Knoblauchzehen, dünn geschnitten
- 2 Grünkohlblätter, zerkleinert
- ¼ TL schwarzer Pfeffer
- 1 EL MCT-Öl
- 1 in Scheiben geschnittene Avocado zum Garnieren
- 1 EL klein geschnittene Petersilie zum Garnieren

Einen Topf mindestens 5 Zentimeter hoch mit Wasser füllen, aufkochen und den Apfelessig hineingeben, 1 Prise Salz hineinstreuen und die Hitze reduzieren, bis das Wasser nur noch ganz leicht siedet. Das Wasser mit einem Löffel so rühren, dass ein Strudel entsteht, ein Ei in eine Tasse schlagen und behutsam in die Mitte des Strudels gleiten lassen. Mit dem zweiten Ei ebenso verfahren.

Kokosöl, Mangold, Knoblauch und Grünkohl bei mittlerer Hitze 3 Minuten lang in einer Pfanne anbraten. Sie können ein paar Tropfen Wasser hinzufügen und einen Deckel auflegen, damit das Gemüse eher gedämpft wird.

Mit schwarzem Pfeffer bestreuen, mit dem MTC-Öl beträufeln und mit Avocadoscheiben und zerkleinerter Petersilie anrichten.

ACHTZEHN

Für ein langes Leben

Vorbeugende Gesundheitspflege

Die wichtigsten Maßnahmen, mit denen Sie erreichen können, dass Ihre Gesundheitsspanne Ihrer Lebensspanne entspricht, sind diätetischer und spiritueller Natur. Von überragender Bedeutung sind Ihre Ernährung und die Nahrungsergänzungen, mit denen Sie Ihre Langlebigkeitsgene einschalten und die Reparaturmechanismen Ihres Körpers verbessern. Gleich danach folgt Ihre spirituelle Praxis. Deren unmittelbarer Nutzen besteht darin, dass sie Ihre Psyche heilt – und die Gefühlswallungen des limbischen Gehirns sind ja für viele Krankheiten verantwortlich.

Noch vor nicht allzu langer Zeit führten die Menschen ein kurzes und eher dumpfes Leben. Die durchschnittliche Lebenserwartung eines im 18. Jahrhundert in London geborenen Menschen betrug 34 Jahre. Nur die Stärksten und Widerstandsfähigsten erreichten ein hohes Alter, selbst wenn sie genetisch für schnelle Alterung prädisponiert waren, während andere, die von ihrem Erbgut her ein langes Leben vor sich hatten, an Unterernährung und wegen der schlechten Hygiene jener Zeit an Infektionen und Epidemien starben.

Heute sind Hygiene und Medizin so weit fortgeschritten, dass die mittlere Lebenserwartung deutlich gestiegen ist und wir in Zukunft mit mehr Hundertjährigen rechnen können, als es je gegeben hat. Das klingt zunächst einmal ganz gut, doch es hat wie schon gesagt auch einen Haken: Unsere Lebensspanne nimmt zu, aber unsere Gesundheitsspanne bleibt weitgehend unverändert. Die moderne Medizin sorgt dafür, dass wir bis ins hohe Alter immer wieder auf die Beine kommen, aber zur Vermehrung der Jahre, in denen wir wirklich gesund sind, leistet sie bekanntlich nicht viel. Wo Osteoporose und Hüftverletzungen noch vor fünfzig Jahren Niedergang und Tod bedeuteten, können wir uns heute einfach ein neues Hüftgelenk einbauen lassen und damit noch viele Jahre weiterleben. Aber im Bett wollen wir diese Jahre nicht verbringen.

Der Krebsforscher Mikhail V. Blagosklonny sagt: »Die konventionelle Medizin beschert uns immer mehr alte Menschen mit schlechter Gesundheit. Durch diese bloße Vermehrung der Jahre wachsen die medizinischen Kosten ins Unermessliche und sind schließlich von der Gesellschaft nicht mehr aufzubringen. Eine Anti-Aging-Medizin kann dem abhelfen, weil sie das Einsetzen des körperlichen ›Niedergangs‹ hinausschiebt.«[84] Aus seiner Sicht wirkt hier mTOR als Beschleuniger, der in der ersten Lebenshälfte das Überleben und die Fortpflanzung sichert, aber später dann für schnellere Alterung sorgt.

Blagosklonny argumentiert, dass wild lebende Tiere nicht sehr lange leben und eigentlich die Phase des Altwerdens nicht kennenlernen. Ein älteres Gnu in der afrikanischen Savanne wird schnell zur Mahlzeit einer jungen Hyäne. Deshalb müssen wild lebende Tiere möglichst schnell wachsen, um sich vermehren zu können, bevor ihrem Leben durch Raubtiere oder Nahrungsmangel ein Ende gesetzt wird.

Bei den Jungen, Tier oder Mensch, ist mTOR das Enzym zur Wachstumsbeschleunigung. Es sorgt dafür, dass die Schnellsten und Stärksten überleben, und zwar weil es den Muskel- und Knochenaufbau beschleunigt. Schwächliche und kränkliche Nachkommen, bei denen mTOR weniger aktiv ist, sterben häufig schon bei der Geburt oder wegen Unterernährung kurz darauf. Die Biologen sprechen hier von natürlicher Zuchtwahl: Die Natur lässt nur die Fittesten überleben und ihre Gene an weitere Generationen vererben. Und bei diesen Überlebenden läuft mTOR auf Hochtouren.

mTOR ist nicht nur der Wachstumsbeschleuniger in Ihren jungen Jahren, sondern es beschleunigt später auch Ihre Alterung. Deshalb wird es ebenso als »Alterungsenzym« bezeichnet. Wenn es gelingt, das Aktivitätsniveau von mTOR zu drosseln, nehmen wir damit den Fuß vom Gaspedal der Alterung und erfreuen uns einer längeren Gesundheitsspanne. Wir schieben die Phase des Niedergangs hinaus, diese so beschwerlichen letzten Jahre und Monate unseres Lebens. Und wenn wir Glück haben, sterben wir an Altersschwäche, vielleicht sogar im Schlaf, wie es bei unseren Vorfahren häufig vorkam.

Heute wissen wir, wie wir die mTOR-Maschine drosseln können. Das einzige erprobte und bewährte Vorgehen zur Verlängerung des Lebens und der Gesundheitsspanne besteht in der Einschränkung der Kalorienaufnahme, einer Kalorienreduktion, die nicht zu Unterernährung oder Fehlernährung führt. Lange Zeit war die Wissenschaft der Meinung, das betreffe in erster Linie die Einschränkung des Zucker- und Kohlenhydratverzehrs.

Die neuesten Forschungsergebnisse besagen aber, dass es vor allem darum geht, die Aufnahme von Aminosäuren, also von Eiweiß zu reduzieren. Der gesundheitliche Wert der Kalorienrestriktion besteht im Wesentlichen in der Verringerung des Proteinverzehrs.

Bestimmte Aminosäuren, vor allem Leucin, aktivieren mTOR und beschleunigen es enorm. Leucin dürfte die Aminosäure sein, die das Muskelwachstum besonders stark anregt. Es findet sich vor allem in Milchprodukten, Fleisch und Eiern.

Wenn unseren Vorfahren das Jagdglück hold war, so scheint es die Natur eingerichtet zu haben, wurde mTOR dadurch bei ihnen angekurbelt, was den Muskelaufbau beschleunigte und den Körper in den Fortpflanzungsmodus versetzte. Ich hatte bei meinem Anthropologiestudium einen Professor, der die Meinung vertrat, die Jagd habe bei unseren Vorfahren längst keine so große Rolle gespielt, wie vielfach angenommen wird. Nach seinen Worten waren wir weniger Sammler und Jäger als vielmehr Sammler und Aasfresser. Schmunzelnd erzählte er dann von Steinzeitmännern, die irgendwo unterwegs auf ein kürzlich verendetes Tier trafen, die Geier verscheuchten und die Beute heim zu ihren Frauen schleppten, um bei der Gelegenheit auch gleich um ein Schäferstündchen zu bitten.

Immer wenn Fleisch reichlich zur Verfügung stand, ging es dem Nachwuchs gut, und werdende Mütter hatten genug Eisen für den wachsenden Embryo in ihrem Leib und zum Ausgleich des Blutverlusts bei der Geburt. Das war alles günstig für das Überleben der Art, aber nicht so sehr für das lange Leben des Einzelnen.

Wie sich jetzt herausstellt, wirkt die Einschränkung des Eiweißverzehrs lebensverlängernd, verbessert den Stoffwechsel und erhöht die Widerstandsfähigkeit gegen Stress.[85] Es liegt also doch nicht an den Kohlenhydraten! Das hören die Vegetarier und Veganer sicher gern, die sich jahrzehntelang sagen lassen mussten, dass man bei pflanzlicher Ernährung nicht genügend Proteine bekommt. Es stimmt einfach nicht.

Das Geheimnis des langsamen Alterns und des späteren Einsetzens der körperlichen Abbauphase liegt im verminderten Verzehr leucinreicher Nahrung – Fleisch, Milcherzeugnisse und Eier. Leucin lässt sich nur reduzieren, wenn Sie weniger tierisches Eiweiß zu sich nehmen. Um so viel Leucin zu sich zu nehmen, wie in einem Steak von knapp 100 Gramm enthalten ist, müssten Sie 4,5 Kilo Weißkohl oder hundert Äpfel verdrücken. Außerdem hemmen pflanzliche Polyphenole und Flavonoide auf natürliche Weise mTOR und sind gegen Diabetes und Fettleibigkeit wirksam.[86]

Es scheint so zu sein, dass Milchprodukte mTOR besonders stark schüren. Dazu passt der Umstand, dass Neugeborene in den ersten Monaten mit Muttermilch ernährt werden, also in der Zeit eines besonders starken Wachstums, und für diese hohe Wachstumsrate sorgt mTOR. Milcheiweiß gehört zum Beginn des Lebens und ist von der Natur nicht für den Verzehr nach den ersten beiden Lebensjahren vorgesehen. Milchprodukte beschleunigen aber mit ihrem hohen Leucin-Gehalt nicht nur mTOR, sondern sie wirken außerdem anregend auf den IGF-1-Signalweg, der die Entgiftung der Zellen herunterregelt. Und schließlich enthält Muttermilch 1 Gramm Eiweiß pro 100 Milliliter, während es bei Kuhmilch annähernd 3,4 Gramm sind. Ein Kalb gewinnt klarerweise viel schneller an Masse als ein Menschenkind und beginnt auch viel früher zu laufen. Kurz, ein Kalb braucht zusätzliches Eiweiß, ein Kind nicht.

Die auf Okinawa lebenden Menschen zeichnen sich nicht nur durch robuste Gesundheit aus, sondern werden auch besonders alt, sie leben in einer der bereits genannten »Blauen Zonen«. Ihre Ernährung besteht zu nicht mehr als 10 Prozent aus Eiweiß, und dieses Eiweiß stammt aus pflanzlichen Quellen. Sie verzehren im Lauf eines Monats so viel Eiweiß, wie es einem Ei und einem Stück Fisch entsprechen würde. Ihre Lebenserwartung wird nur noch von den Adventisten im kalifornischen Loma Linda übertroffen, die sich »lakto-ovo-vegetarisch« ernähren (also neben Gemüse auch mit Milch und Eiern) und die im Durchschnitt sieben Jahre länger leben als ihre kalifornischen Nachbarn.

Was tun zum Schutz Ihrer Gesundheit?

- **Amalgamentfernung:** Falls Sie Zahnfüllungen aus Quecksilberamalgam haben, lassen Sie sie entfernen. Aus solchen Füllungen gelangt Quecksilber in Ihren Körper, und Quecksilber ist ein Neurotoxin oder Nervengiftstoff. Suchen Sie unbedingt einen naturheilkundlich arbeitenden Zahnarzt auf, der diesen Eingriff nicht zum ersten Mal vornimmt. Bei der Entfernung von Amalgamfüllungen müssen alle nur erdenklichen Vorsichtsmaßnahmen getroffen werden; das heißt, es muss sorgfältig abgesaugt werden, und das Arbeitsgebiet muss mechanisch abgeschirmt werden. Am Tag des vereinbarten Termins trinken Sie einen Viertelliter Wasser mit eingerührtem Chlorellapulver, um das eventuell doch in Ihren Magen gelangende Quecksilber zu binden. Nehmen Sie eine Flasche Wasser mit viel Chlorella mit, das Sie immer zum Ausspülen des Mundes verwenden, wenn Sie dazu aufgefordert werden. Sobald Sie die Praxis verlassen, trinken Sie noch einmal ¼ Liter Chlorellawasser.

- **Metallausleitung durch Chelat-Therapie:** Erst in relativ neuerer Zeit sind wir vermehrt giftigen Leicht-, Schwer- und Halbmetallen ausgesetzt. Quecksilber kam in unserem entwicklungsgeschichtlichen Erfahrungsbereich allenfalls in gebundener Form in bestimmten Gesteinen vor, aber nicht (als Methylquecksilber aufgrund von Kohlefeuerung) in der Atmosphäre oder in großen Fischen wie Thunfisch. Aluminium wird heute sehr ausgiebig verwendet, als Folie, in Kaffeekapseln oder im Deodorant. Zu Kontamination mit Blei kann es durch alte Installationsrohre aus Blei kommen. Arsen findet sich in Pestiziden und in Reis, auch in Bioreis, da Reis immer auf gefluteten Feldern angebaut wird.
  Ich halte mich gern an das Andy Cutler Protocol als Chelationsverfahren. In Europa (vor allem in Deutschland) ist man darin schon viel weiter als in den USA. Wenn Sie den intravenösen Weg wählen wollen, müssen Sie einen Arzt oder Heilpraktiker finden, der sich damit wirklich auskennt. Bei mir ist das die Heilpraktikerin Petra Kscheschinski, Spezialistin für sogenannte mitochondriale Medizin, die in Kandern bei Freiburg praktiziert.

Krebsvorbeugung

Einer von zwei Männern und eine von drei Frauen werden irgendwann in ihrem Leben ernsthaft krebskrank. Ich meine nicht diesen einigermaßen harmlosen Hautkrebs, den wir alle bekommen können, sondern bösartige Tumoren, bei denen die Therapie auf Abtöten, Herausschneiden und Verschmoren abzielt. Bei Sammlern und Jägern kommt Krebs praktisch nie vor, und bei Völkern, die sich nicht die westliche Ernährungs- und Lebensweise zu eigen machen, ist er selten, aber in den sogenannten entwickelten Ländern greift er rasant um sich. In fast allen Familien kämpft jemand gegen eine Krebserkrankung an oder stirbt daran.

Doch wir haben Möglichkeiten, unser Krebsrisiko zu senken oder wieder gesund zu werden, wenn wir eine Krebsdiagnose bekommen haben. Hier sind sie:

- **Die Fettverbrennung ankurbeln:** Die Kernstrategie der Krebsvorbeugung ist eine ketogene Diät und/oder Fasten. Sie erinnern sich: Krebszellen sind in einen eher primitiven Zustand zurückgefallen und können Fett nicht mehr so gut verbrennen. Sie gedeihen nur, wenn sie auf reichlich Kohlenhydrate (Zucker) zurückgreifen können. Rainer J. Klement und Ulrike Kämmerer in der Abteilung Strahlenonkologie der Universitätsklinik Würzburg haben Folgendes herausgefunden: »Durch systematische Reduzierung der Kohlenhydrate in der Nahrung lässt sich die Entstehung von Krebs verhindern oder zumindest verzögern und die Zellvermehrung bei bereits bestehenden Tumoren verlangsamen.«[87] Was für eine elegante Lösung! Man schneidet die Tumorzellen von ihrer Energieversorgung ab, und schon beginnen sie abzusterben. Weiterhin stellen die beiden Autoren fest: »Im Unterschied zu normalen Zellen sind maligne Zellen auf stetige Verfügbarkeit von Glukose im Blut für ihre Energieversorgung und für den Aufbau von Biomasse angewiesen. Aufgrund der Funktionsunfähigkeit ihrer Mitochondrien sind sie nicht in der Lage, nennenswerte Mengen von Fettsäuren oder Ketonkörpern zu verstoffwechseln.

  Falls Sie selbst schon eine Krebsdiagnose bekommen haben oder in Ihrer Familie überdurchschnittlich häufig Krebs aufgetreten ist, sollten Sie unbedingt auf eine ketogene Ernährungsform achten und das intermittierende Fasten praktizieren. Beide finden Sie in diesem Buch beschrieben.

- **Körper und Gehirn entgiften:** Das ist eine weitere wichtige Maßnahme zur Verhinderung von Krebs. Im ersten Schritt sollten Sie bei sich zu Hause eine Wasserfilteranlage installieren, um Ihr Wasser von Chlor und gegebenenfalls Fluorid zu befreien. Über ihr Dusch- und Badewasser nehmen sie dreimal mehr Giftstoffe auf als mit dem Wasser, das Sie trinken.
  Von russischen Wissenschaftlern ist zu hören, dass manche Krebstumoren voller giftiger Metalle sind und der Körper sie möglicherweise über die Tumoren loszuwerden versucht. Lassen Sie auf jeden Fall Ihre vielleicht noch vorhandenen Amalgamfüllungen entfernen und dann mit einem speziellen Mundtest ermitteln, wie stark Ihr Körper mit Quecksilber, Blei, Arsen und Co. belastet ist. Vor allem halten Sie sich vor Augen, dass Vorbeugung entscheidet!

Herzkrankheiten verhindern

Zu einem Herzinfarkt kommt es, wenn die Blutversorgung einer Region Ihres Herzens unterbrochen ist, meist durch einen Blutklumpen aus einem geplatzten Blutgefäß. Jedes Jahr erleiden Millionen einen Herzinfarkt, und es sterben auch mehr Menschen daran als an irgendeiner anderen Krankheit. Dabei glauben die Kardiologen, dass sich 90 Prozent aller Herzinfarkte durch gesündere Ernährung und Lebensweise vermeiden ließen.[88]

Besonders wichtig ist es, Transfette zu meiden, die vielfach als »gehärtete Öle« bezeichnet werden. Transfette vermehren das sogenannte kleine, dichte LDL-Cholesterin (sdLDL für *small dense LDL*), das in den Arterien die Bildung von Plaques begünstigt. Auch Zucker, Kohlenhydrate und Fertignahrungsmittel begünstigen die Entstehung des sdLDL-Cholesterins.

Gesättigte Fette, die früher als besonders schädlich galten, vermehren in Wirklichkeit das harmlose LDL-Cholesterin. Deshalb sollten Sie unbedingt viel frisches Gemüse auf Ihrem Speiseplan haben und es nie verkochen lassen. Außerdem Biobutter und Biofleisch, möglichst aus Weidehaltung, Eier von frei laufenden Hühnern, Nüsse und Kerne, Kokosöl, Olivenöl und Nussmuse.

Beeren stehen bei mir ganz oben auf der Liste. Je stärker gefärbt, desto besser. Forscher der Harvard University haben festgestellt, dass reichlicher täglicher Obstverzehr das Risiko für Herz-Kreislauf-Erkrankungen um annähernd 30 Prozent senkt.[89] Seien Sie aber vorsichtig mit sehr süßem Obst. Beim Verzehr einer Wassermelone nehmen Sie viel Zucker und kaum Faserstoffe zu sich.

Alzheimer und Demenz vorbeugen

Heutzutage leiden Abermillionen Menschen an Demenz, von der vor einem Jahrhundert noch kaum die Rede war. Kaum etwas anderes ist so erschreckend wie der Gedanke, den Verstand zu verlieren oder sich nicht mehr an die Namen der Menschen aus dem engsten Familienkreis zu erinnern.

Alzheimer wird wie gesagt mitunter als »Typ-3-Diabetes« bezeichnet, weil diese Krankheit mit zuckerreicher Ernährung und hohem Blutzucker zusammenhängt. Heute wissen wir auch, dass entzündungsfördernde Nahrungsmittel wie verarbeitetes Getreide und raffinierte Kohlenhydrate Risikofaktoren für die Alzheimer-Krankheit darstellen. Die Zahlen sind erschreckend. Sie lassen erkennen, dass bei Menschen, die 85 Jahre alt sind, ein 50-prozentiges Risiko besteht, eine Alzheimer-Diagnose zu bekommen.

Heute können Sie damit rechnen, dass Sie hundert Jahre alt werden, wenn nichts Unvorhersehbares wie zum Beispiel ein Unfall dazwischenkommt. Wie also verbessern wir unsere Chancen? Wie können wir der Demenz vorbeugen? Ernährung ist hier nicht nur die Ursache, sondern auch das Heilmittel. Davon war in diesem Buch immer wieder die Rede. Meiden Sie Zucker, schränken Sie den Verzehr von Kohlenhydraten ein, decken Sie Ihren Eiweißbedarf überwiegend aus pflanzlichen Quellen und nehmen Sie gesunde Fette zu sich. Hier ein paar Dinge, die Sie darüber hinaus noch tun können:

- **Nehmen Sie Vitamin D_3 ein.** Bei einer dreißig Jahre umfassenden Studie an fünfzig Patienten mit Parkinson-Risiko wurde festgestellt, dass dieses Risiko bei guter Versorgung mit Vitamin D_3 um 75 Prozent niedriger lag als bei Patienten mit Mangel an diesem Vitamin.[90] Die Schlussfolgerung lautete, dass Vitamin D_3 die Nerven schützt und das Auftreten der Parkinson-Krankheit verhindern kann. Wenn Sie von dieser in einer wissenschaftlichen Zeitschrift veröffentlichten Studie noch nichts gehört haben, dann deshalb, weil sich Vitamin D_3 nicht patentieren lässt. Kein Pharmaunternehmen investiert in Langzeitstudien zu einem Vitamin, das Sie wohlfeil und rezeptfrei bekommen können, das aber Ihr Parkinson-Risiko um 75 Prozent senkt.
- **Nehmen Sie DHA ein:** Eine weitere in der gleichen Zeitschrift veröffentlichte Studie ließ erkennen, dass ein hoher Gehalt an DHA (eine wichtige Omega-3-Fettsäure) im Blutplasma das Alzheimer-Risiko um 85 Prozent reduziert.[91] Auch hier wieder: Kein Pharmaunternehmen wird Millionen in Langzeitstudien stecken, um Fischölkapseln zu testen, die wenig kosten, aber zur Verhinderung dieser furchtbaren Krankheit beitragen können.
- **Treiben Sie Sport, bewegen Sie sich.** Kirk Eriksen von der University of California in Los Angeles und seine Kollegen an der University of Pittsburgh School of Medicine konnten zeigen, dass regelmäßige Bewegung an frischer Luft das Alzheimer-Risiko unabhängig vom Alter um 50 Prozent senkt.[92]

Ihre fünf wichtigsten Blutwerte

Wir verfügen heute über hochsensible Blutuntersuchungen, mit denen Veränderungen in unserem Körper festgestellt werden können, sodass man Missverhältnisse ausgleichen kann, die möglicherweise zu Krankheiten führen. Ich lasse diese Werte einmal im Jahr ermitteln und bespreche die Ergebnisse mit meinem Arzt.

- **Großes Blutbild:** Eine relativ preiswerte Übersicht über Ihre gesundheitliche Verfassung, die Aussagen über mögliche Infektionen, Anämie, Cholesterin, Blutzucker und wichtige Mineralstoffe erlaubt. Es dauert ein wenig, bis Sie mit den Werten vertraut sind. Beachten Sie, dass die hier angegebenen Sollwerte sich von den Laborreferenzwerten unterscheiden können.
  Die Sollwerte:[93]
  Glukose: 70 bis 85 mg/dl
  Cholesterol: 180 bis 200 mg/dl
  LDL: unter 100 mg/dl
  HDL: über 55 mg/dl
  Triglyzeride: unter 100 mg/dl
  C-reaktives Protein (CRP): Entzündungen sind die Ursache aller schweren Erkrankungen und gehen mit ihnen einher. Das C-reaktive Protein ist ein empfindlicher Entzündungsmarker, der zudem ziemlich schnell (innerhalb von Tagen) auf Änderungen der Ernährungs- und Lebensweise reagiert. Er gibt verlässliche Hinweise auf das Risiko für eine Erkrankung der Herzkranzgefäße.
  Die Sollwerte:
  Männer: unter 0,55 mg/l
  Frauen: unter 1,5 mg/l
  Hämoglobin A1c (HbA1c): Damit wird Ihr Blutzuckerspiegel der letzten zwei bis drei Monate ermittelt. Der Wert erlaubt bei Diabetikern und Nichtdiabetikern Rückschlüsse auf das Risiko

für Herzerkrankungen. Hoher Blutzucker und Entzündungszustände sind das perfekte Milieu für Krebs. An diesem Wert erkennen Sie, wie empfänglich Ihr inneres Milieu für Krebs und andere pathologische Erscheinungen ist.

Der Sollwert:

Männer und Frauen: unter 4,5 Prozent

Homocystein: Diese Aminosäure entsteht im Körper bei der Verstoffwechselung von schwefelhaltigem Methionin. Mit hohen Werten assoziiert man ein gesteigertes Herzinfarkt- und Knochenbruch-Risiko, auch für Oberschenkelhalsbruch. Das Nachlassen der kognitiven Funktionen wird ebenfalls damit in Verbindung gebracht.

Der Sollwert:

Männer und Frauen: unter 7,2 µmol/l

- **IGF-1:** Dieses Hormon reguliert in unseren jungen Jahren zusammen mit dem Wachstumshormon das Wachstum unserer Knochen und anderer Gewebe. In späteren Jahren ist ein eher niedriger IGF-1 wünschenswert, schließlich brauchen wir ja keine weiteren Arme oder Finger. Wir haben bereits erörtert, dass es sich beim IGF-1 um ein Signalmolekül handelt, das die zellulären Reparatur- und Recyclingprogramme ein- und ausschaltet. In erster Linie ist IGF-1 ein Sensor für Nahrungseiweiß (Aminosäuren). Rotes Fleisch, Fisch und Meeresfrüchte, die als Risikofaktoren für Herzkrankheiten und Krebs gelten, lassen den IGF-1 steigen.

  Außerdem ist der IGF-1 ein Krebsmarker. Ich stelle immer wieder fest, dass dieser Tumormarker innerhalb einer Woche nach Beginn des Programms um 30 bis 50 Prozent sinkt. Die Untersuchung gibt Ihnen messbare Hinweise darauf, wie gut Ihr Körper Schlacken ausscheidet und die Langlebigkeitsgene aktiviert.

  Der Sollwert:

  Der Marker besitzt keine genau definierte optimale Bandbreite, lässt sich aber gut nutzen, um festzustellen, wie man auf das Programm »Erneuere deinen Körper« reagiert.

Ich sage meinen Schülern, dass solche vorbeugenden Maßnahmen wie der Ölwechsel beim Auto sind. Eine medizinische Behandlung entspricht dagegen dem Austausch des Motors. Unser Gesundheitssystem befasst sich wie gesagt nicht groß mit Vorbeugung. In den USA schlägt etwa eine Bypassoperation mit 50 000 bis 80 000 Dollar zu Buche und ist einer der häufigsten chirurgischen Eingriffe. Wenn eine Herzarterie verstopft ist, setzen die Chirurgen dafür eine Blutgefäßbrücke (Bypass) ein, die durch Umgehung einer Verengung oder eines Verschlusses einer Koronararterie die Durchblutung des nachfolgenden Gefäßabschnitts sicherstellt. So notwendig dieser Eingriff im Akutfall auch sein mag, ist die langfristige Erfolgsrate jedoch jämmerlich gering; denn Gefäßerkrankungen sind ein systemisches Problem und nicht auf irgendein Stück Arterie beschränkt. Im Übrigen kann man dieses Problem leicht mit guter Ernährung verhindern beziehungsweise in vielen Fällen kostengünstig und wirksam mit chelatierenden Wirkstoffen beheben.

Ich lade Sie zur bewussten Gestaltung des Langlebigkeits- und Gesundheitsexperiments ein, an dem wir alle teilnehmen. Wir können kluge Entscheidungen treffen und uns durch vorbeugende Maßnahmen und die Erfahrung der Einheit ein langes und strahlend gesundes Leben sichern.

SCHLUSSBETRACHTUNG

One Spirit Medizin und die Zukunft der Welt

Wir lassen niemals vom Entdecken
Und am Ende allen Entdeckens
Langen wir, wo wir losliefen, an
Und kennen den Ort zum ersten Mal.

T. S. Eliot

Siddhartha, der werdende Buddha, hatte viele Prüfungen zu bestehen. Kaum hatte er sich unter den Bodhi-Baum gesetzt, näherte sich auch schon der Dämonengott Mara, der Herr des Todes, schwer bewaffnet inmitten seiner kampfstarken Truppen. Der Legende nach suchten sämtliche Schutzgottheiten das Weite, doch Siddhartha blieb ungerührt. Der Dämon schleuderte Donnerkeile und schoss brennende Pfeile auf den Meditierenden ab, aber sie verwandelten sich in Blüten und fielen ihm zu Füßen. Nach etlichen Angriffen von ganz unterschiedlicher Art streckte Siddhartha die rechte Hand aus und berührte die Erde. Die Erdgöttin selbst erschien, um für seine Erleuchtung zu zeugen. Da musste sich der Dämonengott geschlagen geben.

Weiter heißt es, in der langen Nacht, an deren Ende die Erleuchtung stand, seien dem Buddha drei besondere Gaben zuteilgeworden: das göttliche Auge der allerkennenden Schau und das Wissen um alle seine früheren Leben, die Erkenntnis des Karma-Gesetzes der Kausalität und der Befreiung und schließlich die Vier Edlen Wahrheiten, die Grundtatsachen des Daseins.

Anfangs, so wird in der Überlieferung berichtet, wollte der Buddha seine Erfahrung für sich behalten, weil er annahm, die Menschheit sei noch nicht reif für seine Lehre. Doch Brahma gelang es, ihn umzustimmen, sodass er einwilligte, Menschen und Götter an den tiefen Wahrheiten teilhaben zu lassen, die er aufgefunden hatte.

Und was tun wir, nachdem wir One Spirit Medizin bekommen haben? Ziehen wir wie der Buddha umher, um zu lehren, was wir erfahren haben? Würden wir das »Kampfgebiet« lieber ganz verlassen wie Arjuna, weil es uns bedrückt, dass wir die Leiden des Lebens nicht verhindern können? Oder aber machen wir uns – so Joseph Campbell – wie die meisten von uns »selber ein falsches, im Grunde ungerechtfertigtes Bild … von der Art, man selber sei eine Ausnahmeerscheinung in der Welt, nicht schuldig wie andere, sondern bei allen unvermeidlichen Versündigungen gerechtfertigt, weil man das Gute vertrete. Solche Selbstgerechtigkeit führt zum Mißverstehen nicht nur des eigenen Selbst, sondern ebenso der Natur des Menschen und des Universums.«[94]

Die mythischen und realen Helden und Heldinnen, deren Reisen wir uns in diesem Buch vergegenwärtigt haben, rufen uns das Ziel in Erinnerung: eine Beziehung zu jenem universalen Leitprinzip zu knüpfen, das wir »der Eine Geist« oder eben »One Spirit« nennen. Danach können wir uns daranmachen, das zerrissene Gewebe unseres Lebens, unserer Gesundheit und unseres Menschseins zu reparieren. Hier ist wirklich jedes bisschen Weisheit, das wir einbringen können, höchst willkommen.

Die Welt heilen

Wie also tragen wir die Gaben in die Welt? Die globale Situation ist in vieler Hinsicht beunruhigend – politisch, wirtschaftlich, gesellschaftlich und ökologisch. Die zweite Dekade des 21. Jahrhunderts war die heißeste seit dem Beginn der Aufzeichnung meteorologischer Daten. Die Durchschnittstemperaturen der Jahre 2010 bis 2019 lagen um

0,8 Grad über dem Durchschnitt des 20. Jahrhunderts, wie die Raumfahrtbehörde NASA und die US-Wetter- und Ozeanografiebehörde NOAA mitteilten. 2007 beispielsweise verkündeten die Klimaexperten, dass die Kohlendioxidkonzentration in der Erdatmosphäre die Grenze von 350 Teilchen pro Million (ppm) nicht überschreiten darf, wenn wir irreversible Folgen vermeiden wollen. 2014 lag dieser Wert bereits über 400 ppm, und der Trend scheint ungebremst. Biologen, die einen direkten Zusammenhang zwischen dem Artensterben von Tieren und Pflanzen und der Zunahme der Treibhausgase erkennen, sehen die Welt bereits am Rande eines Massensterbens. Zu solchen Ereignissen ist es seit der Entstehung des Lebens vor rund 3,5 Milliarden Jahren fünfmal gekommen, und wir stehen jetzt wohl vor der sechsten Weltkatastrophe.

Solange wir in alten Denkstrukturen und Glaubenssätzen befangen sind, gehen wir davon aus, dass wir als Einzelne nichts tun können, um die Wale, die Erde oder die Menschheit zu retten. Es stimmt ja auch, keiner von uns kann ganz allein dem Terrorismus Einhalt gebieten, die Umweltverschmutzung rückgängig machen, das Abschmelzen der Polkappen aufhalten oder Wirtschaftskrisen abwenden. Aber wir können an uns selbst all das Kranke heilen, das unser Leben bedroht. Wir können das innere Männliche heilen und uns von Gewalt als Konfliktlösungsstrategie abwenden. Wir können das innere Weibliche heilen und Hüter der Erde werden. Und wir haben erfahren, dass wir zusammen mit dem Geist und allen anderen Menschen beständig die Welt erschaffen – und das lässt sich immer weiter verbessern.

Das Programm »Erneuere deinen Körper« macht den Organismus fähig, Giftstoffe besser auszuscheiden, denen wir durch die Luftverschmutzung, die Verunreinigung der Gewässer oder die Belastungen unserer Lebensmittel ausgesetzt sind; und das gilt auch für geistiges Gift aus ungesundem Denken und Glauben. Darüber hinaus erlaubt uns das Programm, unser Gehirn in eine bessere Verfassung zu bringen, damit es einem Bewusstsein dienen kann, das Gesundheit erzeugt. Wenn wir uns in dieser Form selbst helfen, tun wir zugleich etwas für die Erde.

Wir legen toxische Überzeugungen und räuberische Verhaltensweisen ab und werden dadurch Mitschöpfer einer nachhaltigen und gemeinschaftlichen Lebensform für alle Menschen auf dieser Erde.

Bei den Lakota gibt es den Ausdruck *Mitakuye Oyasin,* »alle meine Verwandten«, der besagt, dass wir alle miteinander verbunden sind. Wir sitzen alle im gleichen Boot. Gesundung beruht auf Gegenseitigkeit: Heile dich selbst, und du heilst die Welt; heile die Welt, und du heilst dich selbst. Wenn wir einmal beschlossen haben, für unsere persönliche Gesundheit und die der Erde und ihrer Lebewesen zu sorgen, steht die gesamte Welt des Geistes hinter uns.

Innere Harmonie

Frieden und Eintracht in der Welt beginnen bei uns, in uns. Unser Verdauungstrakt ist eine eigene kleine Welt, ein unglaublich komplexes Ökosystem, und es liegt auf der Hand, dass wir auf ein einträchtiges Zusammenleben Wert legen sollten. Zu dauerhafter Gesundheit gehört mehr als bloßes Überleben; wir müssen vielmehr in Zusammenarbeit mit den Bakterien und anderen Mikroorganismen in unserem Körper dafür sorgen, dass es uns gut geht.

Ihr Körper ist gleichsam Ihre Erde, der Boden, der Ihr Leben trägt. Ihn mit schädlichen pharmazeutischen Substanzen zu überfrachten ist kurzsichtig. Immer häufiger kommt es zu kaum noch beherrschbaren bakteriellen Infektionen, weil wir allzu sorglos mit Desinfektionsmitteln und Antibiotika umgehen, was die Mikroben zu immer weiteren Mutationen gezwungen hat. Jetzt haben wir es mit sogenannten multiresistenten Keimen zu tun, denen auch mit massiven Medikamentengaben nicht mehr beizukommen ist. Für Ihre Gesundheit und die der Erde ist es höchste Zeit, dass wir unsere Beziehungen zu allen Lebewesen überdenken, und das schließt die Mikroben unseres Körpers und die Mitochondrien in unseren Zellen ein.

Ein neuer Traum

Die abrahamitischen Religionen – also die drei monotheistischen Religionen Judentum, Christentum und Islam – stellen den Menschen von Anfang an über die Natur. In diesem Denken ist unser irdisches Zuhause nur eine Zwischenstation auf dem Weg zur ewigen Seligkeit. Wer für die Erde und ihre Lebewesen zu sorgen hat, wird nicht weiter thematisiert – in der Verantwortung des Menschen liegt es jedenfalls nicht. Viele Wissenschaftler finden es dagegen sehr wichtig, dass wir uns mehr um die Erde kümmern. Die meisten sind der Meinung, dass wir unserem Planeten zu viel aufbürden und jetzt die Aufgabe haben, ihn zu retten und endlich die einschneidenden politischen und wirtschaftlichen Maßnahmen zu ergreifen, die wir bisher zulasten späterer Generationen aufgeschoben haben.

Die Jahre, die ich bei Naturvölkern gelebt und geforscht habe, haben mich für den himmelweiten Unterschied zwischen dem indigenen Weltbild und den konventionellen wissenschaftlichen und religiösen Anschauungen des Westens sensibilisiert. Die indigenen Kulturen stellen das Wohl der Erde über alles, und hier sind alle ihre Bewohner eingeschlossen, Menschen und alles nichtmenschliche Leben. Nach dieser Anschauung haben wir die Erde nicht nur deshalb zu bewahren, weil sie unser vorübergehendes Zuhause ist, das uns von einem fernen Gott zur Verfügung gestellt wurde, sondern weil wir es mit *Mutter Erde* zu tun haben, mit unserem dauerhaften Zuhause, in dem wir wieder und wieder geboren werden.

Davon spricht auch Krishna, wenn er zu Arjuna sagt: »Wie ein Mensch abgetragene Kleidung ablegt und neue anlegt, so streift das Selbst verbrauchte Körper ab und geht in andere, neue ein. Waffen verletzen es nicht, Feuer brennt es nicht, Wasser netzt es nicht, der Wind dörrt es nicht aus. Das Selbst kann nicht verletzt, verbrannt, benetzt oder ausgetrocknet werden. Das Selbst bleibt sich immer gleich, es ist ewig, alldurchdringend, unwandelbar, unbewegt.«[95]

Die Erde ist der Himmel, den wir uns nach einer langen Reise durch das Reich des Geistes selbst schaffen. Wir müssen sie als unseren Garten Eden hegen und pflegen, sonst kommt sie womöglich zu dem Schluss, dass nichts dafür spricht, die gierigsten ihrer Kinder weiter zu unterstützen. Den größten Teil aller Mittel, die die Erde bereitstellt, haben wir für uns beansprucht und damit die übrige Natur in ernste Gefahr gebracht. Wenn wir die Erde heilen und ihr Überleben sichern möchten, müssen wir jetzt einen neuen Traum finden.

Bewusste Evolution

Aber es gibt trotz all der Verwüstung, die wir auf der Erde bereits angerichtet haben, Zeichen der Hoffnung. Rings um den Globus arbeiten die Menschen an neuen Formen im Bereich Infrastruktur, Regierung, Wirtschaft, Gesundheitswesen und Sozialfürsorge, da die alten Formen marode und nicht mehr instand zu setzen sind. Die Institutionen stellen sich – wie unser Körper und Gehirn – nach und nach auf die gegenwärtigen Bedürfnisse ein.

Kurzfristige Anpassung bedeutet für den Einzelnen und für Gruppen, dass man besser mit veränderten Umweltbedingungen zurechtkommt. In Stresszeiten oder in Zeiten globaler Krisen werden wir leicht krank, aber wir können auch ganz besonders gesund werden, wenn wir es schaffen, uns auf die rasanten Veränderungen einzustellen. Langfristige genetische Anpassung zur Verbesserung der Lebenschancen einer Spezies, also Evolution, geht dagegen mit der Fließgeschwindigkeit von Gletschern vor sich. Heute spricht allerdings manches dafür, dass für uns Menschen ein physiologischer Evolutionssprung ansteht. Im Laufe der letzten Jahrhunderte ist das menschliche Gehirn stetig kleiner geworden und hat inzwischen 10 Prozent an Volumen eingebüßt.[96] Das entspricht einer Nervenmasse von der Größe eines Tennisballs. Unter evolutionären Gesichtspunkten ist das eine drastische Veränderung und wird als frühes Symptom einer diskontinuierlichen Form der Artbildung gedeutet – eines Quantensprungs, zu dem es kommen kann, wenn eine Art vom Aussterben bedroht ist.

Wir befinden uns an einer evolutionären Schwelle. Früher haben wir unser Leben unter anderem durch das Töten anderer Arten gesichert. Im Laufe der Zeit haben wir sehr viele Arten mehr oder weniger stark dezimiert, und etliche sind sogar ganz verschwunden. Vielleicht kann ein evolutionärer Sprung unser Überleben noch sichern, aber mit den archaischen Methoden des tyrannischen Gehirns wird uns dieser Sprung kaum gelingen. Dazu brauchen wir die Kreativität, die unser höheres Gehirn uns zur Verfügung stellt.

Ein anderes Gehirn

Im Dschungel geht es laut zu, aber in der virtuellen Welt des Internets und der sozialen Medien ebenso. Die Zukunft gehört denen, die an diese virtuelle Welt angepasst sind, die im virtuellen Dschungel zu Hause sind und wissen, auf welches »Knacksen« man achten muss und welches man überhören kann.

Die junge Generation unserer Zeit ist in einer total verkabelten Welt aufgewachsen. Die Kids bedienen sich der Technologie, seit sie alt genug sind, um auf digitalen Bildschirmen mit den Fingern herumzutapsen. Heute kommunizieren wir hauptsächlich über E-Mails, Handys, Onlineforen und soziale Medien, ob es um Verabredungen mit Freunden geht oder um die Frage, wie wir Initiativen gegen die Armut in der Welt unterstützen können. Von jetzt an muss sich jede Generation so mühelos zwischen der virtuellen Welt und der Welt der Sinne bewegen können wie der Jaguar zwischen der sichtbaren und der unsichtbaren Welt.

Mutter Erde ist die Heimat der Menschheit, und uns obliegt es, uns gut um sie zu kümmern.

Schöpfung aus dem Chaos

Vor langer Zeit wurde in der unsichtbaren Welt der Plan der Schöpfung gezeichnet, glauben die Schamanen. Mutige Wesen, die Welten erträumen konnten, so wie heute im Spiele-Universum virtuelle Welten generiert werden, ordneten das Chaos zum Kosmos. Diese Erde wurde als eine Welt erträumt, die dem Leben perfekte Bedingungen bot, vor allem durch gemäßigte Temperaturschwankungen zwischen Gefrierpunkt und Siedepunkt des Wassers.

Das Leben begann in einer stofflichen Ursuppe, und heute haben wir wieder eine Art Ursuppe des schöpferischen Potenzials. Von da aus können wir das Chaos in Ordnung und Schönheit verwandeln. Eine Form des »Ordnens« ist das Heilen. Wenn wir mehr Ordnung und Harmonie im Körper schaffen, muss das Krankhafte verschwinden, und wir genesen.

Die größten Durchbrüche der modernen Neurowissenschaft liegen auf dem Gebiet der Neuroplastizität (das ist die Fähigkeit des Gehirns, aufgrund veränderter innerer und äußerer Bedingungen neue Nervenverbindungen anzulegen) und der Epigenetik (eine veränderte Form der Genexpression). Dem dritten Kapitel haben Sie entnommen, dass Sie Ihr Gehirn auch physisch von Konkurrenz und Angst auf Kooperation und Freude umstellen können. Und aus dem sechsten Kapitel wissen Sie, wie Sie mit der richtigen Ernährung Ihre Darmflora in Ordnung bringen können, was wiederum Gesundheit und Klarheit nach sich zieht und Ihre Genexpression positiv beeinflusst. Sie können sich noch in diesem Leben einen neuen Körper zulegen, die »neue Kleidung«, von der in der *Bhagavadgita* die Rede ist. Das Phänomen der Neuroplastizität und die epigenetischen Beobachtungen besagen letztlich, dass wir weder die Überzeugungen unserer Vorfahren übernehmen noch an ihren Krankheiten leiden müssen. Uns steht ein Maß an körperlicher Gesundheit und geistiger Klarheit zur Verfügung, wie wir es nie für möglich gehalten hätten, und dazu ungeahnte Weisheit. Und wir können Frieden finden.

Vielleicht ist Frieden unsere tiefste Sehnsucht. Eine berühmte Geschichte erzählt von einem Suchenden, der zu Bodhidharma kam, dem ersten Patriarchen des chinesischen Chan-Buddhismus, und ihn bat, seiner Seele Frieden zu geben. »Bring mir deine Seele, und ich werde ihr Frieden geben«, sagte Bodhidharma. Der Suchende erwiderte: »Ich habe sie überall gesucht und finde sie nicht.« Daraufhin beendete Bodhidharma das Gespräch mit den Worten: »Dein Wunsch ist erfüllt.« Der Suchende verstand und ging in Frieden davon.

Er verstand, dass die Seele, also das, was wir wahrhaft sind, nicht vom Körper zu trennen ist. Sie ist nichts, was im Außen gesucht und gefunden werden kann. Oder wie Joseph Campbell sagt: »Die, welche nicht nur wissen, daß das Immerwährende in ihnen lebt, sondern auch, daß das, was sie – und alle Dinge – wirklich sind, das Immerwährende ist, trinken den Trank der Unsterblichkeit und lauschen überall der ungehörten Musik des ewigen Einklangs.«[97]

Greifen Sie zu, pflücken Sie die Frucht vom Baum des Lebens. Sie ist in Ihrer Reichweite.

Dank

Ich danke Dr. David Perlmutter dafür, dass er mein Gehirn reparierte, als ich schon dachte, ich hätte den Verstand verloren. Dr. Mark Hyman half mir in einer Zeit, als mich die westliche Medizin bereits aufgegeben hatte, meinen Körper zu heilen und sogar gesünder zu werden als je zuvor. Meine Schamanenlehrer in den Anden heilten meine Seele, wiesen mir den Weg über den Tod hinaus und schließlich die Pfade zu uneingeschränkter Gesundheit. Diese Medizinmänner und -frauen vermittelten mir den Geschmack der Unendlichkeit.

Patricia Gift im Verlag Hay House war eine Förderin und Verbündete, wie sich ein Autor keine bessere wünschen kann, und meine Lektorinnen Sally Mason-Swaab und Nicolette Salamanca Young waren ein Geschenk des Himmels.

Aber der tiefste Dank gilt meiner Frau Marcela Lobos, dieser begnadeten Medizinfrau, die mein Herz heilte und mit Geduld und Liebe die Arbeit an diesem Buch begleitete.

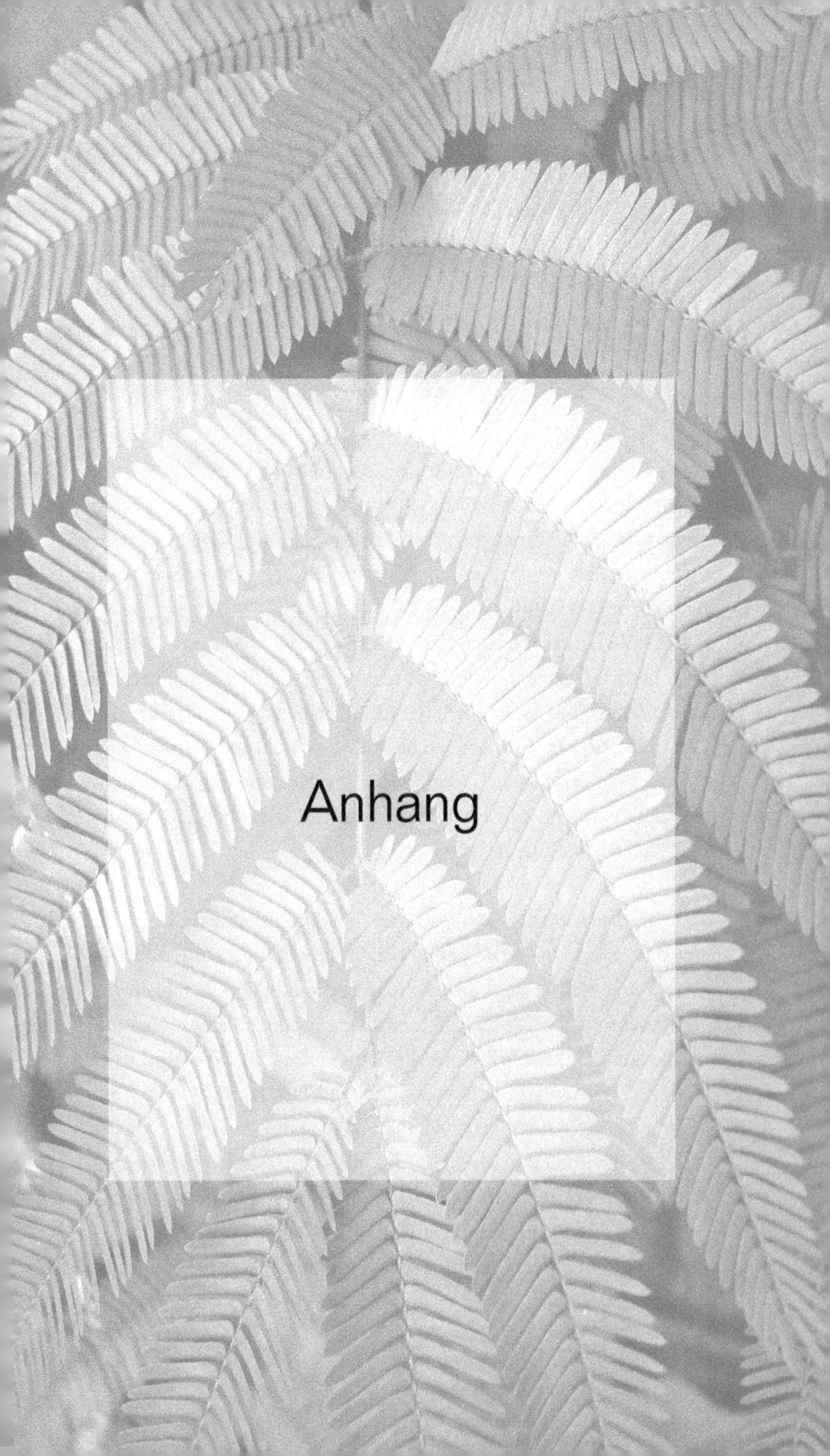

Anhang

Ihre Wellness-Oase für ein langes Leben

In unserem Gesundheitszentrum Los Lobos in Chile sind wir auch technisch mit allem ausgestattet, was die Erneuerung Ihres Körpers fördert. Ich stelle Ihnen jetzt ein paar dieser Einrichtungen vor, die Sie vielleicht selbst anschaffen möchten und die von sehr hohem gesundheitlichem Wert sind.

Nicht jeder kann es sich leisten, sein »Home Spa« mit Geräten auszustatten, die unsere Gesundheit schützen und lebensverlängernd wirken können. Falls Sie in einem Gesundheitsberuf tätig oder wie ich ein Gesundheitsfreak sind, können Sie sich aber vielleicht dennoch einmal durch den Kopf gehen lassen, ob Sie Ihre Praxis oder die heimische Wellness-Oase mit dem ein oder anderen der folgenden Einrichtungen und Geräte ausstatten möchten:

- **FIR(Ferninfrarot)-Sauna:** Daran führt eigentlich kein Weg vorbei. Diese Sauna wirkt gegen Entzündungen und Fettpolster, sie regt den Stoffwechsel an und fördert die Funktionsfähigkeit der Mitochondrien. Ich habe in meiner Praxis und zu Hause eine solche Sauna. Eine herkömmliche Sauna erhitzt nur die Hautoberfläche, während die Infrarotstrahlen der FIR-Sauna bis zu 3 Zentimeter tief eindringen und die Ausscheidung aller im Körper selbst gebildeten Schlacken oder aus der Umwelt stammenden Giftstoffe kräftig ankurbeln. Sie können kaum eine bessere Investition für Ihre Gesundheit tätigen.
- **Hypoxie-Trainer:** Unter dem Namen »Cellair« bietet die deutsche

Firma Cellgym (https://cellgym.de) Geräte an, die den Sauerstoffgehalt der über eine Atemmaske aufgenommenen Luft regelt. Im Effekt befördert das Gerät Sie alle sechs Minuten vom Meer (hoher Sauerstoffgehalt der Luft – Hyperoxie) ins Hochgebirge (geringer Sauerstoffgehalt der Luft – Hypoxie). Die Phase der Sauerstoffunterversorgung lässt geschwächte Mitochondrien in Ihrem Körper absterben. Intermittierende Hypoxie stimuliert die Nrf2-Signalübermittlung, schaltet die Langlebigkeitsgene ein und kurbelt die Produktion von Antioxidanzien in den Zellen an. Für mich ist das eine meiner sinnvollsten Anschaffungen überhaupt, weil hier die Bildung gesunder neuer Mitochondrien gefördert wird.

- **Ozontherapie:** Europäische Mediziner wenden die Ozontherapie schon seit über fünfzig Jahren an. Ozon schaltet die Nrf2-Detoxwege ein und aktiviert außerdem antioxidative Enzyme und Radikalfänger. Wir wenden die Ozontherapie rektal mit einem kleinen Katheter an. Eine 100-Milliliter-Spritze wird mit Ozongas befüllt und das Ozon im Laufe von drei Minuten infundiert. Danach folgt eine weitere 100-Milliliter-Spritze. Ich verwende Geräte und Verbrauchsmaterialien der deutschen Firma Humares (humares.de), die seit Jahrzehnten medizinisches Material fertigt. Sollten Sie selbst solch eine Apparatur für den persönlichen Gebrauch anschaffen wollen, achten Sie auf Qualität und genaue Dosierbarkeit. Jedenfalls handelt es sich um eines der wichtigsten Instrumente der Vorbeugung und Lebensverlängerung.

Anmerkungen

Einleitung: Die Gaben der One Spirit Medizin

1 Bei der sogenannten Ketose wird die Energiegewinnung des Körpers weitgehend von Zucker auf Fett umgestellt. Dabei lösen die Ketonkörper (zum Beispiel Acetoacetat, Aceton und Beta-Hydroxybutyrat), deren Konzentration infolge eines Kohlenhydratmangels ansteigt, die Glukose (Traubenzucker) als primäre Energiequelle des Organismus ab. Der Begriff »Keton« ist ein wegen des ähnlichen Aufbaus von »Aceton« hergeleitetes Kunstwort (Anm. d. Red.).

2 Roman Thaler et al.: »Anabolic and Antiresorptive Modulation of Bone Homeostasis by the Epigenetic Modulator Sulforaphane, a Naturally Occurring Isothiocyanate«, *Journal of Biological Chemistry* 291 (März 2016), S. 6754–6771.

3 Alzheimer's Association: »Risk Factors«, http://www.alz.org/alzheimers_disease_causes_risk_factors.asp (abgerufen am 27. Februar 2020); Alzheimer Forschung Initiative e. V: »Weltweit 46,8 Millionen Demenzkranke«, https://www.alzheimer-forschung.de/aktuelles/meldung/weltweit-468-millionen-demenzkranke (abgerufen am 27. Februar 2020).

4 M. Kivipelto et al.: »The Finnish Geriatric Intervention Study to Prevent Cognitive Impairment and Disability (FINGER): Study Design and Progress«, *Alzheimer's & Dementia* 9, Nr. 6 (November 2013), S. 657–665.

1. Die Medizin der Schamanen

5 Raj Chetty et al.: »The Association Between Income and Life Expectancy in the United States, 2001–2014«, *Journal of the American Medical Association* 315, Nr. 16 (26. April 2016), S. 1750–1766. Diese Zusammenhänge gelten weltweit (Anm. d. Red.), siehe zum Beispiel auch N. N.: »Lebenserwartung

in Deutschland hängt vom Einkommen ab«, *Zeit Online* (30. März 2016), https://www.zeit.de/gesellschaft/2016-03/lebenserwartung-deutschland-arm-und-reich (abgerufen am 27. Februar 2020).

2. Der Geist und die unsichtbare Welt

6 Die Epigenetik untersucht die Änderungen der Genfunktion, die nicht auf einer Veränderung der DNA-Sequenz – etwa durch Mutation oder Rekombination – beruhen und dennoch an Tochterzellen weitergegeben werden (von den griechischen Wörtern *epí* für »darauf, daneben, bei, darüber« und *génesis* für »Zeugung, Schöpfung«) (Anm. d. Red.).

7 Nach hinduistischer Auffassung befinden sich in unserem Energieleib Zentren feinstofflicher Energie, »Chakren« oder »Chakras« genannt. Als Hauptchakren werden sieben Zentren bezeichnet, die entlang der Wirbelsäule bis zum Scheitelpunkt des Kopfes liegen. *Cakrá* (Sanskrit) bedeutet »Rad, Kreis«. Medial begabte Menschen, die die Aura sehen können, beschreiben die Chakren als »Lotosblüten« in kreisender Bewegung, wodurch der Eindruck eines Rads entsteht (Anm. d. Red.).

3. Den Tyrannen stürzen

8 Wei-Yi Ong et al.: »Protective Effects of Ginseng on Neurological Disorders«, *Frontiers in Aging Neuroscience* 7, Nr. 129 (Juli 2015), https://www.frontiersin.org/articles/10.3389/fnagi.2015.00129/full. DOI: 10.3389/ fnagi.2015.00129 (abgerufen am 27. Februar 2020).

9 Jared Diamond: »The Worst Mistake in the History of the Human Race«, *Discover Magazine* (1. Mai 1999), http://discovermagazine.com/1987/may/02-the-worst-mistake-in-the-history-of-the-human-race (abgerufen am 27. Februar 2020).

10 Der glykämische Index ist ein Maß, um die Wirkung kohlenhydratreicher Lebensmittel auf den Blutzuckerspiegel zu bestimmen (vom griechischen *glykýs* für »süß«). Die den Blutzucker steigernde Wirkung von Traubenzucker dient hier als Referenzwert (100) (Anm. d. Red.).

11 Vincent J. Felitti et al.: »Relationship of Childhood Abuse and Household Dysfunction to Many of the Leading Causes in Death in Adults: The Adverse Childhood Experiences (ACE) Study«, *American Journal of Preventive Medicine* 14, Nr. 4 (Mai 1998), S. 245–258.

12 Bogdan Draganski et al.: »Temporal and Spatial Dynamics of Brain Structure Changes during Extensive Learning«, *Journal of Neuroscience* 26, Nr. 23 (7. Juni 2006), S. 6314–6317.

4. Die Entgiftung des Bauchhirns

13 Mitch Schultz: »DMT: The Spirit Molecule« (2010), https://www.youtube.com/watch?v=fwZqVqbkyLM (abgerufen am 27. Februar 2020) (deutsch: »DMT: Das Geistes-Molekül« [25. September 2018], https://www.youtube.com/watch?v=L8XEZGD-c2M [abgerufen am 27. Februar 2020]). Vgl. auch Rick Strassman: *DMT: The Spirit Molecule,* Inner Traditions, Rochester, VT, 2001 (deutsch: *Das Molekül des Bewusstseins. Zur Biologie von Nahtod-Erfahrungen und mystischen Erlebnissen,* AT Verlag, Baden/München 2004).

14 Kathrin Endt et al.: »The Microbiota Mediates Pathogen Clearance from the Gut Lumen after Non-Typhoidal *Salmonella* Diarrhea«, *PLOS Pathogens* 6, Nr. 9 (9. September 2010), https://doi.org/10.1371/journal.ppat.1001097 (abgerufen am 27. Februar 2020).

15 United States Department of Agriculture: »Profiling Food Consumption in America«, *Agriculture Fact Book, 2001–2002,* U.S. Government Printing Office, Washington, D.C., 2003, S. 20.

16 Statista: »Konsum von Zucker weltweit in den Jahren 2010/11 bis 2018/19 (in 1.000 Tonnen Rohwert)« (9. August 2019), https://de.statista.com/statistik/daten/studie/454321/umfrage/konsum-von-zucker-weltweit (abgerufen am 27. Februar 2020).

17 Owen Dyer: »Is Alzheimer's Really Just Type III Diabetes?«, *National Review of Medicine* 2, Nr. 21 (15. Dezember 2005), http://www.nationalreviewofmedicine.com/issue/2005/12_15/2_advances_medicine01_21.html (abgerufen am 27. Februar 2020).

18 Magalie Lenoir et al.: »Intense Sweetness Surpasses Cocaine Reward«, *PLoS One* 2 (1. August 2007): e698, https://journals.plos.org/plosone/article?id=10.1371/journal.pone.0000698 (abgerufen am 27. Februar 2020).

19 Kokab Namkin et al.: »*Saccharomyces Boulardii* in *Helicobacter Pylori* Eradication in Children: A Randomized Trial from Iran«, *Iranian Journal of Pediatrics* 26, Nr. 1 (Februar 2016): e3768, https://www.ncbi.nlm.nih.gov/pmc/articles/PMC4733292 (abgerufen am 27. Februar 2020).

20 Christos Costalos et al.: »Enteral Feeding of Premature Infants with *Saccha-*

romyces boulardii«, *Early Human Development* 74, Nr. 2 (November 2003), S. 89–96.

21 Lund University: »Estrogen in Birth Control Pills Has a Negative Impact on Fish«, *ScienceDaily* (4. März 2016), www.sciencedaily.com/releases/2016/03/160304092230.htm (abgerufen am 27. Februar 2020).

22 Chia-Yu Chang et al.: »Essential Fatty Acids and Human Brain«, *Acta Neurologica Taiwanica* 18, Nr. 4 (Dezember 2009), S. 231–241.

23 Roberto I. Vazquez-Padron et al.: »Intragastric and Intraperitoneal Administration of Cry1Ac Protoxin from Bacillus thuringiensis Induces Systemic and Mucosal Antibody Responses in Mice«, *Life Sciences* 64, Nr. 21 (1999), S. 1897–1912.

24 Azis Aris und Samuel Leblanc: »Maternal and Fetal Exposure to Pesticides Associated to Genetically Modified Foods in Eastern Townships of Quebec, Canada«, *Reproductive Toxicology* 31, Nr. 4 (Mai 2011), S. 528–533.

25 Alessio Fasano: »Zonulin and Its Regulation of Intestinal Barrier Function: The Biological Door to Inflammation, Autoimmunity, and Cancer«, *Physiological Reviews* 91, Nr. 1 (Januar 2011), S. 151–175.

26 Henry C. Lin: »Small Intestinal Bacterial Overgrowth: A Framework for Understanding Irritable Bowel Syndrome«, in *Journal of the American Medical Association* 292, Nr. 7 (18. August 2004), S. 852–858.

27 Els van Nood et al.: »Duodenal Infusion of Donor Feces for Recurrent *Clostridium difficile«*, in *New England Journal of Medicine* 368, Nr. 5 (31. Januar 2013), S. 407–415.

5. Die Gene des langen Lebens aktivieren

28 Abigail Carroll: *Three Squares. The Invention of the American Meal*, Basic Books, New York 2013.

29 Ioannis Delimaris: »Adverse Effects Associated with Protein Intake above the Recommended Dietary Allowance for Adults«, *ISRN Nutrition* 2013 (Juni 2013), http://downloads.hindawi.com/archive/2013/126929.pdf (abgerufen am 27. Februar 2020).

30 M. N. Corradetti und K.-L. Guan: »Upstream of the Mammalian Target of Rapamycin: Do All Roads Pass Through mTOR?«, *Oncogene* 25 (16. Oktober 2006), S. 6347–6360.

31 Luigi Fontana et al.: »Long-Term Effects of Calorie or Protein Restriction

on Serum IGF-1 and IGFBP-3 Concentration in Humans«, *Aging Cell* 7, Nr. 5 (Oktober 2008), S. 681–687.

32 Roberto Zoncu et al.: »mTOR: From Growth Signal Integration to Cancer, Diabetes and Ageing«, *Nature Reviews Molecular Cell Biology* 12, Nr. 1 (Januar 2011), S. 21–35.

33 Luigi Fontana et al.: »Decreased Consumption of Branched Chain Amino Acids Improves Metabolic Health«, *Cell Reports* 16, Nr. 2 (12. Juli 2016), S. 520–530.

34 Chia-Wei Cheng, Valter Longo et al.: »Prolonged Fasting Reduces IGF-1/PKA to Promote Hematopoietic-Stem-Cell-Based Regeneration and Reverse Immunosuppression«, *Cell Stem Cell* 13, Nr. 6 (5. Juni 2014), S. 810–823.

35 Suzanne Wu: »Fasting Triggers Stem Cell Regeneration of Damaged, Old Immune System«, *USC News* (5. Juni 2014), https://news.usc.edu/63669/fasting-triggers-stem-cell-regeneration-of-damaged-old-immune-system (abgerufen am 27. Februar 2020).

36 Marwan A. Maalouf et al.: »The Neuroprotective Properties of Calorie Restriction, the Ketogenic Diet, and Ketone Bodies«, *Brain Research Reviews* 59, Nr. 2 (März 2009), S. 293–315.

37 Penny Kris-Etherton et al.: »AHA Science Advisory: Lyon Diet Heart Study. Benefits of a Mediterranean-Style, National Cholesterol Education Program/American Heart Association Step I Dietary Pattern on Cardiovascular Disease«, *Circulation* 103, Nr. 13 (3. April 2001), S. 1823–1825.

6. Superfoods und Super-Nahrungsergänzungen

38 Hervé Vaucheret und Yves Chupeau: »Ingested Plant miRNAs Regulate Gene Expression in Animals«, *Cell Research* 22, Nr. 1 (Januar 2012), S. 3 ff.

39 Vgl. zum Beispiel sein Buch *Love and Survival: The Scientific Basis for the Healing Power of Intimacy*, HarperCollins, New York 1998 (deutsch: *Die revolutionäre Therapie: Heilen mit Liebe. Krankheiten ohne Medikamente überwinden*, Goldmann, München 2001).

40 Jo Robinson: »Breeding the Nutrition Out of Our Food«, *New York Times*, 25. Mai 2013, https://www.nytimes.com/2013/05/26/opinion/sunday/breeding-the-nutrition-out-of-our-food.html (abgerufen am 27. Februar 2020). Vgl. auch sein Buch *Eating on the Wild Side. The Missing Link to Optimum Health*, Little, Brown and Company, London 2013 (deutsch: *Knoblauch gegen Krebs*

und Blaubeeren für das Herz. Mit den richtigen Lebensmitteln das Immunsystem stärken und Krankheiten vermeiden, Riva/mvg, München 2014).

41 Kaitlyn N. Lewis et al.: »Nrf2, a Guardian of Healthspan and Gatekeeper of Species Longevity«, *Integrative and Comparative Biology* 50, Nr. 5 (November 2010), S. 829–843.

42 Britta Harbaum et al.: »Identification of Flavonoids and Hydroxycinnamic Acids in Pak Choi Varieties (*Brassica campestris* L. ssp. *chinensis* var. *communis*) by HPLC-ESI-MSn and NMR and Their Quantification by HPLCDAD«, *Journal of Agricultural and Food Chemistry* 55, Nr. 20 (3. Oktober 2007), S. 8251–8260.

43 Haitao Luo et al.: »Kaempferol Inhibits Angiogenesis and VEGF Expression through Both HIF Dependent and Independent Pathways in Human Ovarian Cancer Cells«, *Nutrition and Cancer* 61, Nr. 4 (2009), S. 554–563.

44 Morgan E. Levine, Valter Longo et al.: »Low Protein Intake Is Associated with a Major Reduction in IGF-1, Cancer, and Overall Mortality in the 65 and Younger but Not Older Population«, *Cell Metabolism* 19, Nr. 3 (März 2014), S. 407–417.

45 Für diese Information habe ich Larry Furtsch vom American Museum of Natural History zu danken.

46 Sally Fallon und Mary G. Enig: »Lacto-Fermentation«, The Weston A. Price Foundation (1. Januar 2000), http://www.westonaprice.org/food-features/lacto-fermentation (abgerufen am 27. Februar 2020).

47 Elizabeth P. Ryan et al.: »Rice Bran Fermented with *Saccharomyces boulardii* Generates Novel Metabolite Profiles with Bioactivity«, *Journal of Agricultural and Food Chemistry* 59, Nr. 5 (9. März 2011), S. 1862–1870.

48 Martha Clare Morris et al.: »Consumption of Fish and N-3 Fatty Acids and Risk of Incident Alzheimer Disease«, *Archives of Neurology* 60, Nr. 7 (Juli 2003), S. 940–946.

49 J. S. Buell et al.: »25-Hydroxyvitamin D, Dementia, and Cerebrovascular Pathology in Elders Receiving Home Services«, *Neurology* 74, Nr. 1 (5. Januar 2010), S. 18–26.

7. Die Todesuhr zurücksetzen

50 Joyce C. McCann und Bruce N. Ames: »Vitamin K, an Example of Triage Theory: Is Micronutrient Inadequacy Linked to Diseases of Aging?«, *The American Journal of Clinical Nutrition* 90, Nr. 4 (1. Oktober 2009), S. 889–907.

51 John Neustadt und Steve R. Pieczenik: »Medication-Induced Mitochondrial Damage and Disease«, *Molecular Nutrition & Food Research* 52, Nr. 7 (Juli 2008), S. 780.

52 Reiner J. Klement und Ulrike Kämmerer: »Is There a Role for Carbohydrate Restriction in the Treatment and Prevention of Cancer?«, *Nutrition & Metabolism* 8, Nr. 75 (Oktober 2011), http://www.nutritionandmetabolism.com/content/pdf/1743-7075-8-75.pdf (abgerufen am 27. Februar 2020).

53 George F. Cahill und Richard L. Veech: »Ketoacids? Good Medicine?«, *Transactions of the American Clinical and Climatological Association* 114 (2003), S. 149–163.

54 W. F. Stewart et al.: »Risk of Alzheimer's Disease and Duration of NSAID Use«, *Neurology* 48, Nr. 3 (März 1997), S. 626–632.

55 H. Chen et al.: »Nonsteroidal Anti-inflammatory Drugs and the Risk of Parkinson's Disease«, *Annals of Neurology* 58, Nr. 6 (Dezember 2005), S. 963–967.

8. Sich von Stress befreien

56 Jill Bolte Taylor: *My Stroke of Insight. A Brain Scientist's Personal Journey*, Viking Penguin, New York 2008, S. 146 (deutsch: *Mit einem Schlag*, Knaur, München 2008, S. 186).

57 Richard Horton: »Offline: What Is Medicine's 5 Sigma?«, *Lancet* 385, Nr. 9976 (11. April 2015), S. 1380.

58 Douglas Dean und John Mihalasky: *Executive ESP*, Prentice Hall, Englewood Cliffs, N. J., 1974 (deutsch: siehe auch Sheila Ostrander und Lynn Schroeder [in Zusammenarbeit mit Douglas Dean und John Mihalasky]: *Vorauswissen mit PSI. Die Programmierung wichtiger Entscheidungen und Handlungen mit Hilfe der eigenen PSI-Kräfte*, Goldmann, München 1993).

59 Daniel Kahneman: *Thinking, Fast and Slow*, Farrar, Straus and Giroux, New York 2011, S. 11 (deutsch: *Schnelles Denken, langsames Denken*, Siedler, München 2012, S. 23 f.).

60 Peter Gray: »The Decline of Play and Rise in Children's Mental Disorders«, *Psychology Today* (26. Januar 2010), http://www.psychologytoday.com/blog/freedom-learn/201001/the-decline-play-and-rise-in-childrens-mental-disorders (abgerufen am 27. Februar 2020); »Major Depression«, National Institute of Mental Health (19. Februar 2019), http://www.nimh.nih.gov/health/statistics/prevalence/major-depression-among-adults.shtml (abgerufen am 27. Februar 2020); »Any Anxiety Disorder« (November 2017), National Institute of Mental Health, http://www.nimh.nih.gov/health/statistics/prevalence/any-anxiety-disorder-among-adults.shtml (abgerufen am 27. Februar 2020).

61 Jean M. Twenge et al.: »Birth Cohort Increases in Psychopathology among Young Americans, 1938–2007: A Cross-Temporal Meta-Analysis of the MMPI«, *Clinical Psychology Review* 30, Nr. 2 (März 2010), S. 152.

62 William J. Broad: »Seeker, Doer, Giver, Ponderer«, *New York Times* (7. Juli 2014), D1.

9. Eine neue Mythologie

63 C. G. Jung: »The Concept of the Collective Unconscious«, *The Portable Jung*, hrsg. v. Joseph Campbell, Viking Penguin, New York 1971, S. 60.

11. Die Reise zum Göttlich-Weiblichen

64 Klement/Kämmerer, a. a. O. (Kapitel 7).

12. Der Weg des Wissenden

65 Stephen Mitchell: *Bhagavad Gita. A New Translation,* Three Rivers Press, New York 2000, S. 95.

66 Ebenda, S. 21.

67 Ebenda, S. 88.

13. Der Weg des Visionärs

68 Marta Alda et al.: »Zen Meditation, Length of Telomeres, and the Role of Experiential Avoidance and Compassion«, *Mindfulness* 7, Nr. 3 (Juni 2016), S. 651–659.

69 Coleman Barks und John Moyne (Übers.): *The Essential Rumi*, HarperSanFrancisco, San Francisco 1995, S. 30.

70 Thanissaro Bhikkhu (Übers.): »Nagara Sutta: The City«, *Sutta Nipata* (1997), 12:65, http://www.accesstoinsight.org/tipitaka/sn/sn12/sn12.065.than.html (abgerufen am 27. Februar 2020).

71 Chögyam Trungpa: *The Truth of Suffering and the Path of Liberation*, hrsg. v. Judith L. Lief, Shambhala Publications, Boston 2009, S. 49 (deutsch: *Buddhas Rezept für die Befreiung vom Leiden*, Windpferd, Oberstdorf 2012).

72 Dalai Lama: »10 Questions for the Dalai Lama«, *Time* (14. Juni 2010), http://content.time.com/time/magazine/article/0,9171,1993865,00.html (abgerufen am 27. Februar 2020).

14. Die Visionssuche

73 Edwin A. M. Gale: »The Rise of Childhood Type 1 Diabetes in the 20th Century«, *Diabetes* 51, Nr. 12 (Dezember 2002), S. 3353–3361.

74 Dean Ornish et al.: »Changes in Prostate Gene Expression in Men Undergoing an Intensive Nutrition and Lifestyle Intervention«, *Proceedings of the National Academy of Sciences USA* 105, Nr. 24 (Juni 2008), S. 8369–8374.

15. Die Vorbereitung

75 Liposomen sind bläschenartige Gebilde (von den griechischen Wörtern *lípos* für »Fett« und *sõma* für »Körper«). Sie schützen die Inhaltsstoffe durch eine Phospholipid-Doppelschicht und bewahren sie vor äußeren Einflüssen, sodass beim Transport in die Blutbahn weniger Inhaltsstoffe verloren gehen und über einen längeren Zeitraum an den Körper abgegeben werden können (Anm. d. Red.).

76 Johns Hopkins University Bloomberg School of Public Health: »US Autism Rate Unchanged in New CDC Report: Researchers Say It's Too Early to Tell If Rate Has Stabilized«, *ScienceDaily* (31. März 2016), www.sciencedaily.com/releases/2016/03/160331154247.htm.

77 Umwelt-Bundesamt: »Autismus/Autismus-Spektrum-Störungen« (13. Mai 2019), https://www.umweltbundesamt.de/themen/gesundheit/umweltmedizin/autismusautismus-spektrum-stoerungen (abgerufen am 27. Februar 2020).

78 Ingmar Skoog et al.: »Decreasing Prevalence of Dementia in 85-Year-Olds Examined 22 Years Apart: The Influence of Education and Stroke«, *Scientific Reports* 7, Nr. 6136 (21. Juli 2017), https://www.nature.com/articles/s41598-017-05022-8 (abgerufen am 27. Februar 2020).

79 F. B. Hu et al.: »Frequent Nut Consumption and Risk of Coronary Heart Disease in Women: Prospective Cohort Study«, *BMJ* 317, Nr. 7169 (14. November 1998), S. 1341–1345.

80 Parris M. Kidd: »Glutathione: Systemic Protectant Against Oxidative and Free Radical Damage«, *Alternative Medicine Review* 2, Nr. 3 (1997), S. 155–176.

81 Jeffrey D. Peterson et al.: »Glutathione Levels in Antigen-Presenting Cells Modulate Th1 Versus Th2 Response Patterns«, *Proceedings of the National Academy of Sciences USA* 95, Nr. 6 (17. März 1998), S. 3071–3076.

82 Jae Kwang Kim und Sang Un Park: »Current Potential Health Benefits of Sulforaphane«, *EXCLI Journal* 15 (13. Oktober 2016), S. 571–577.

83 Jess Gomez: »New Research Finds Routine Periodic Fasting Is Good for Your Health, and Your Heart«, *Intermountain Healthcare* (3. April 2011), https://intermountainhealthcare.org/news/2011/04/new-research-finds-routine-periodic-fasting-is-good-for-your-health-and-your-heart (abgerufen am 27. Februar 2020).

18. Für ein langes Leben

84 Mikhail V. Blagosklonny: »Why Human Lifespan Is Rapidly Increasing: Solving ›Longevity Riddle‹ with ›Revealed Slow Aging‹ Hypothesis«, *Aging* (Albany, N. Y.) 2, Nr. 4 (April 2010), S. 177–182.

85 Jordan Gallinetti et al.: »Amino Acid Sensing in Dietary-Restriction-Mediated Longevity: Roles of Signal-Transducing Kinases GCN2 and TOR«, *Biochemical Journal* 449, Nr. 1 (1. Januar 2013), S. 1–10.

86 Bodo C. Melnik: »Leucine Signaling in the Pathogenesis of Type 2 Diabetes and Obesity«, *World Journal of Diabetes* 3, Nr. 3 (15. März 2012), S. 38–53.

87 Klement/Kämmerer, a. a. O. (Kapitel 7).

88 Salim Yusuf et al.: »Effect of Potentially Modifiable Risk Factors Associated

with Myocardial Infarction in 52 Countries (the INTERHEART Study): Case-Control Study«, *Lancet* 364, Nr. 9438 (September 2004), S. 937–952.

89 Harvard T.H. Chan School of Public Health, The Nutrition Source: »Vegetables and Fruits« (2020), https://www.hsph.harvard.edu/nutritionsource/what-should-you-eat/vegetables-and-fruits (abgerufen am 27. Februar 2020).

90 Paul Knekt et al.: »Serum Vitamin D and the Risk of Parkinson Disease«, *Archives of Neurology* 67, Nr. 7 (Juli 2010), S. 808–811.

91 M.C. Morris et al.: »Consumption of Fish and N-3 Fatty Acids and Risk of Incident Alzheimer Disease«, *Archives of Neurology* 60, Nr. 7 (Juli 2003), S. 940–946.

92 »Burning More Calories Associated with Greater Gray Matter Volume in Brain, Reduced Alzheimer's Risk«, UPMC/University of Pittsburgh Schools of the Health Sciences (11. März 2016), http://www.upmc.com/media/NewsReleases/2016/Pages/gray-matter.aspx (abgerufen am 27. Februar 2020).

93 Penny Baron: »The 10 Most Important Blood Tests«, *Life Extension Magazine* (Mai 2006), http://www.lifeextension.com/magazine/2006/5/report_blood/Page-01 (abgerufen am 27. Februar 2020).

Schlussbetrachtung: One Spirit Medizin und die Zukunft der Welt

94 Joseph Campbell: *The Hero with a Thousand Faces,* New World Library, Novato, CA, 2008, S. 205 (deutsch: *Der Heros in tausend Gestalten,* Insel, Berlin, 6. Aufl. 2019, S. 256).

95 T. Nikhilananda: *The Bhagavad Gita,* Ramakrishna-Vivekananda Center, New York 1986, S. 77 f.

96 Jean-Louis Santini: »Are Brains Shrinking to Make Us Smarter?«, *Discovery News* (6. Februar 2011), https://phys.org/news/2011-02-brains-smarter.html (abgerufen am 27. Februar 2020).

97 Campbell, a.a.O., S. 142 (deutsch: S. 178).

Rezepte und Übungen

Rezepte

Übungen und Meditationen

Register

Q

R

S